世界中医学专业核心课程教材
（中文版）
World Textbook Series for Chinese Medicine Core Curriculum
（Chinese Version）

总主编 Chief Editor
张伯礼 世界中医药学会联合会教育指导委员会
Zhang Bo-li The Educational Instruction Committee of the WFCMS

（供中医学、针灸学和推拿学专业用）
（For Majors of Chinese Medicine，Acupuncture & Moxibustion and *Tuina*）

温 病 学

Wenbing xue
（Warm Diseases：Theory and Practice）

主　编　马　健　杨　宇
Chief Editors　Ma Jian　Yang Yu

副主编　张炳立　周语平　郭永洁　刘炽京（澳大利亚）
Associate Chief Editors　Zhang Bing-li　Zhou Yu-ping　Guo Yong-jie　Liu Chi-jing（Australia）

中国中医药出版社
·北　京·
China Press of Traditional Chinese Medicine
Beijing PRC

图书在版编目（CIP）数据

温病学 / 张伯礼，世界中医药学会联合会教育指导委员会总主编；马健，杨宇主编 .—北京：中国中医药出版社，2019.10

世界中医学专业核心课程教材

ISBN 978 – 7 – 5132 – 5707 – 7

Ⅰ . ①温… Ⅱ . ①张… ②世… ③马… ④杨… Ⅲ . ①温病学说—中医学院—教材 Ⅳ . ① R254.2

中国版本图书馆 CIP 数据核字（2019）第 191677 号

中国中医药出版社出版

北京经济技术开发区科创十三街 31 号院二区 8 号楼

邮政编码 100176

传真 010 – 64405750

山东临沂新华印刷物流集团有限责任公司印刷

各地新华书店经销

开本 787 × 1092 1/16 印张 13.5 字数 294 千字

2019 年 10 月第 1 版 2019 年 10 月第 1 次印刷

书号 ISBN 978 – 7 – 5132 – 5707 – 7

定价 108.00 元

网址 www.cptcm.com

社长热线 010–64405720

购书热线 010–89535836

维权打假 010–64405753

微信服务号 zgzyycbs

微商城网址 https://kdt.im/LIdUGr

官方微博 http://e.weibo.com/cptcm

淘宝天猫网址 http://zgzyycbs.tmall.com

如有印装质量问题请与本社出版部联系（010 – 64405510）

世界中医学专业核心课程教材

编纂翻译委员会

编纂委员会办公室

主　任

冯学瑞

副主任

阚湘苓　单宝枝　王建军　江　丰

翻译委员会

顾问团

谢竹藩　方廷钰　魏迺杰（Nigel Wiseman，英国）朱忠宝　黄月中　黄嘉陵　李照国
白效龙（Eric Brand，美国）欧阳珊婷（Shelley Ochs，美国）王　奎　摩耶·萨顿（Maya Sutton，美国）
汤姆·斯宾瑟（Tom Spencer，美国）

主译者（以首字笔画为序）

王雪敏　扎斯洛斯基·克里斯多夫（Zaslawski Christopher，澳大利亚）
布莱安·格拉肖（Brain Glashow，美国）田海河（美国）白效龙（Eric Brand，美国）
邝丽诗（Alicia Grant，英国）冯　立（Jessica Li Feng，新西兰）
托马斯·霍奇（Thomas Hodge，美国）巩昌镇（美国）朱小纾（澳大利亚）朱燕中（美国）
刘　明　汤姆·斯宾瑟（Tom Spencer，美国）汤淑兰（英国）孙　慧
劳拉·卡斯蒂略（Laura Castillo，美国）克里斯·杜威（Chris Dewey，美国）李灿东
李玲玲　李爱中（加拿大）李照国　克莉丝汀·韦斯顿（Kristin Weston，美国）
杨卫红（Angela Weihong Yang，澳大利亚）何玉信（美国）何叶博　佟　欣（美国）陈　骥
陈云慧　陈业孟（美国）范延妮　林　楠（美国）欧阳珊婷（Shelley Ochs，美国）
凯思琳·多德（Kathleen Dowd，爱尔兰）单宝枝　赵中振（中国香港）
赵吉福（美国）郝吉顺（美国）柳江华（美国）段颖哲（Azure Duan，美国）
秦济成（Ioannis Solos，希腊）莱斯利·汉密尔顿（Lesley Hamilton，美国）郭　平（中国香港）
唐聿先（Robert Yu-Sheng Tan，加拿大）黄立新（美国）梁思东（John Paul Liang，美国）韩丑萍
雷勒·尼尔森（Leil Nielsen，美国）路玉滨（美国）詹姆斯·贝尔（James Bare，美国）
摩耶·萨顿（Maya Sutton，美国）

翻译委员会办公室

主　任

单宝枝

副主任

江　丰　李玲玲

出版人

范吉平

出版项目总协调

范吉平　李秀明　李占永　单宝枝　芮立新

总责任编辑

单宝枝

中文责编（以姓氏笔画为序）

马　洁　马晓峰　王　玮　王　琳　王利广　王淑珍　田少霞　华中健　邬宁茜
刘　喆　农　艳　李占永　李艳玲　肖培新　张　岳　张　晨　张　燕　张永泰
周艳杰　单宝枝　郝胜利　耿雪岩　钱　月　徐　珊　黄　巍　韩　燕

英文责编

单宝枝　欧阳珊婷（Shelley Ochs，美国）　克里斯·杜威（Chris Dewey，美国）　陈云慧
何叶博　摩耶·萨顿（Maya Sutton，美国）　汤姆·斯宾瑟（Tom Spencer，美国）
郝吉顺（美国）　何玉信（美国）　耿雪岩

封面设计

赵晓东　中国北京兰卡电脑彩色制版有限公司

装帧设计

中国河北九易数字技术有限公司

世界中医学专业核心课程教材

《温病学》编委会

主　编

马　健（南京中医药大学）

杨　宇（成都中医药大学）

副主编

张炳立（天津中医药大学）

周语平（甘肃中医药大学）

郭永洁（上海中医药大学）

刘炽京（澳洲全国中医药针灸学会联合会）

编　委（以姓氏笔画为序）

艾　军（广西中医药大学）

朱　平（南京中医药大学

刘　林（湖北中医药大学）

刘兰林（安徽中医药大学）

杨卫红（澳大利亚皇家墨尔本理工大学）

杨爱东（上海中医药大学）

宋素花（山东中医药大学）

张文平（日本铃鹿医疗科学大学）

张晓艳（河南中医药大学）

岳冬辉（长春中医药大学）

郑旭锐（陕西中医药大学）

郑秀丽（成都中医药大学）

序

自古以来，中医药就是古丝绸之路沿线国家交流合作的重要内容。随着健康观念和生物医学模式的转变，中医药在促进健康保健及防治常见病、多发病、慢性病及重大疾病中的疗效和作用日益得到国际社会的认可和接受，中医药海外发展具有巨大潜力和广阔前景。但是中医药教育在海内外的发展并不平衡，水平也参差不齐。在此背景下，遵循世界中医药学会联合会教育指导委员会制定的《世界中医学本科（CMD 前）教育标准》，编写一套供海内外读者学习使用的中医药教材，有助于更好地推动中医药走向世界，意义重大。

在《中华人民共和国中医药法》颁布一周年之际，“世界中医学专业核心课程教材”即将付梓问世。本套教材发轫于 2008 年，两次获得国家中医药管理局国际合作专项立项支持，由张伯礼教授担任总主编，以世界中医药学会联合会教育指导委员会为平台，汇聚海内外专家，遴选海内外范本教材，进行诸章节的比较研究，取长补短，制定编写大纲，数易其稿，审定中文稿。在世界中医药学会联合会翻译专业委员会支持下，遴选了具有丰富的中医英语翻译经验、语言造诣高并熟知海外中医教育的海内外专家对此套教材进行了翻译和英文审校。十年磨一剑，细工出精品。编者们将本套教材定位于培养符合临床需求的中医师，重点阐述了国外常见且中医药确有疗效的疾病防治，有利于全面、系统、准确地向世界传播中医药学，堪称世界中医学专业核心课程教材典范之作。

欲诣扶桑，非舟莫适。本套教材的出版，有助于在世界范围培养中医药人才，有助于推进中医药海外发展，更好地服务于中医药“一带一路”建设，更好地服务于世界民众健康，必将在世界中医药教育史上产生重要影响！

国家中医药管理局国际合作司司长
王笑频
2018 年 7 月于北京

前　言

世界中医药学会联合会教育指导委员会，致力于引领和促进世界中医药教育的健康发展及世界中医药人才的规范培养。早在成立之初，就在世界中医药学会联合会领导下，组织海内外专家分析世界中医药教育未来发展趋势，提出了发展世界中医药教育的建议与对策。起草了《世界中医学本科（CMD前）教育标准（草案）》，2009年5月经世界中医药学会联合会第二届第四次理事会认真论证和审议，发布了《世界中医学本科（CMD前）教育标准》。

世界中医学教育正在快速蓬勃发展。中医药课程是实现中医药专业人才培养目标的重要基础。但各国（地区）中医学教育发展不平衡，各教育机构所开设的专业课程差异较大，且核心内容不尽统一，故有必要确定中医学专业核心课程。为使世界各国（地区）中医教育机构通过教育实践，实现中医学专业培养目标，依据《世界中医学本科（CMD前）教育标准》，结合中医学教育特点和职业需要，参考世界各国（地区）中医学教育的实际情况，世界中医药学会联合会教育指导委员会制定了《世界中医学专业核心课程》和《世界中医学专业核心课程教学大纲》，并启动"世界中医学专业核心课程教材"的编译工作。本套教材包括《中医基础理论》《中医诊断学》《中药学》《方剂学》《中医内科学》《中医妇科学》《中医儿科学》《针灸学》《推拿学》《黄帝内经选读》《伤寒论选读》《金匮要略选读》《温病学》，共13个分册。

教材编译的工作基础

2012年世界中医药学会联合会教育指导委员会成立了"世界中医学专业核心课程教材"编译指导委员会，审议了"世界中医学专业核心课程教材编译原则和要求"，与会专家对"编译原则和要求"提出了许多建设性的意见与建议。世界中医药学会联合会教育指导委员会秘书处通过综合各位专家建议，于2012—2013年在天津中医药大学资助和参与下组织开展了"世界中医学专业核心课程中外教材比较研究"；在充分分析、总结各国（地区）教材特色和优势的基础上各课程研究团队组织起草了"课程教材目录和章节样稿"，并寄发到世界各国（地区）相关专家审议，收回专家反馈意见和建议94条，涉及教材内容、语言翻译、体例格式等方面。秘书处组织专家根据研究结果对"世界中医学专业核心课程教材编译原则和要求"进行了认真修订等。以上工作为编译"世界中医学专业核心课程教材”奠定了坚实的基础。

教材的定位

当前本科教育仍是各学科专业教育的基础主体。同时“世界中医学专业核心课程教材”还应服从、服务于已发布的相关中医学专业教育标准，以及综合考虑各国（地区）中医学教育的实际情况、临床实际需要等。“世界中医学专业核心课程教材”（以下简称“教材”）的适用对象定位为世界中医学专业本科教育，同时兼顾研究生教育及中医医疗人员自修参考；教材的知识范围以满足培养胜任中医临床需要的准中医师为度，同时应具有一定的深度和广度，为知识延伸提供参考。读者对象为海外中医药院校的学员，海外中医药从业人员，来华学习的外国留学生，以及内地高校中医药英语班学员。

教材的编译原则

本套教材的编译坚持了教材的思想性，科学性，系统性，实用性，先进性，安全性，规范性，普适性等原则。

思想性。中医学历来重视思想性的传承，大医精诚、倡导仁爱，注重学生思想观念和道德品质的培养，树立为人类健康服务的仁爱思想，这是中医学医德修养的核心，也是一名合格中医师的必备品质。

科学性。教材应正确反映中医学体系内在规律，中医概念、原理、定义和论证等内容确切，符合传统文献内涵，表达简单、明确、规范，避免用带有背景知识的词句。中医学理论内涵植根于中医学理论发展史中，尊重中医学理论的传统内涵，才能正本清源，使教材体现稳定性和延续性。

系统性。系统承载中医学理论，完整构建中医学核心知识体系，突出基本理论、基本知识和基本技能。课程资源要求层次清晰，逻辑性强，循序渐进，做好课程间内容衔接，合理整合，避免交叉重复等。

实用性。教材着力服务于临床，阐释基本理论时做到理论与实践相结合，临床内容主要选择中医的优势病种，以及被广泛应用的中药、针灸、推拿等处理方法，学以致用。实用性是教材的价值所在，在进行理论讲解时注重介绍各国（地区）的常见病、多发病的临床治疗，经典课程的学习重视其临床指导作用及对学生临床思维能力的培养等。

先进性。教材注重反映中医学的发展水平，引入经过验证的，公开、公认的科学研究或教学研究的新理论、新技术、新成果等内容，展示中医学的时代性特征。如温病学课程中介绍人类防治禽流感、重症急性呼吸综合征等研究的最新情况，针灸学课程中介绍了腧穴特异性研究进展等。教材的先进性是一个学科生命力的体现。

安全性。教材对治疗方法、技术的介绍重视安全性和临床实际，要求明确适应证、禁忌证。如针灸学课程中重视介绍相关穴位适应证、安全操作等，中药学课程介绍中药相关的科学炮制、合理辨用、明确剂量、汤剂煎煮及服用方法、濒危禁用药物的替代品等，推拿学课程中介绍推拿手法的宜忌等。教材知识内容选择应以服务临床应用为基础，重视安全性，各种表达力争严谨、精确，符合各国（地区）法律要求。

规范性。教材统一使用规范术语，文字通俗易懂但不失中医本色，语言翻译做到“信、达、雅”，采用现有的国际标准中的规范表述，翻译力争达到内容的准确性与语言的本土化兼顾，同时还重视知识版权的保护。

普适性。教材服务于中医教学，内容经典，篇幅适当，外延适度，尽可能符合各国（地区）教学实际。在版式、体例、表达等方面采用国际通用编写体例，避免大段叙述并及时进行小结。重视使用知识链接的表达方式，使教材版式活泼，在增加教材知识性同时不影响主体知识，如临床课程可适量链接增加西医基础知识，推拿课程增加介绍国外的整脊疗法等。加强图例、表格等直观表达方式的应用，简化语言叙述，将抽象问题具体化。

教材的编译过程

2015 年，根据世界中医学专业核心课程教材编译人员遴选条件，各国（地区）中医药教育机构专家积极申报，共收到推荐自荐表 313 份（境外 89 份）。最终确定教材主编 28 名、副主编 64 名。参与此套教材编写的专家来自中国、美国、英国、法国、澳大利亚、加拿大、新加坡、新西兰、马来西亚、荷兰、希腊、日本、西班牙、中国香港和中国台湾等 15 个国家和地区，共计 290 人，其中 59 名境外专家中有 26 人担任主编或副主编。参加机构包括 74 所高等中医药院校及研究院（所），其中境内 34 个机构，境外 40 个机构。

2015 年召开的“世界中医学专业核心课程教材”主编会议和编写会议，明确了世界中医学专业核心课程教材总体编译要求，深入研讨和合理安排了各课程编委对相关课程教材的编写任务、分工及进度安排，明确了教学大纲、编写大纲及相关课程交叉内容的界定，以及教材编译过程中相关问题的解决办法等。之后又召开了主编进度汇报会和教材审稿会，经过 20 个月的辛勤努力，汇集世界中医教育专家智慧，具有“思想性、科学性、系统性、实用性、先进性、安全性、规范性、普适性”的第一套世界中医学专业核心课程教材中文版于 2016 年 10 月召开的定稿会上定稿。

2016 年 10 月世界中医学专业核心课程教材翻译会召开，会上聘任了世界中医学专业核心课程教材的英文版主译。

主译人员的遴选是根据世界中医学专业核心课程教材翻译人员遴选条件，经推荐和自荐，充分考虑申报者在专业领域的学术地位、影响力、权威性，以及地域的代表性，经世界中医药学会联合会教育指导委员会、世界中医药学会联合会翻译专业委员会与中国中医药出版社认真研究，确定各课程教材主译 49 人，其中博士 39 人，硕士 8 人，本科 2 人。他们来自 9 个国家（地区），其中境外主译 38 人，美国就有 24 人参与此项工作，境内主译也大多具有海外教学经历，长期从事中医专业相关英语教学和翻译，经验丰富。

这套教材的出版具有重要意义，抓住了中医药振兴发展天时地利人和的大好时机，可为服务于中医药“走出去”，促进共建共享，推动中医药为实现世界卫生组织（WHO）“人人享有基本医疗服务”的崇高目标而作出贡献。同时，该套教材的出版发行，也有利于中医药国际标准的推广和普及，也较好适应了全球范围内以“预防为主，维护健康”为重点的医疗卫生体制改革，适应了世界对中医药需求增长的形势。因此，本套教材必将有助于世界中医药人才的培养，有利于中医药在世界范围内被更广泛地认识、理解和推广应用，惠及民众，造福人类。

书将付梓，衷心感谢海内外专家学者的辛勤工作，群策群力，认真编译，保障了核心教材顺利出版发行。感谢国家中医药管理局、世界中医药学会联合会、中国中医药出版社、天津中医药大学对本书给予的大力支持和无私帮助！感谢所有作出贡献的同道朋友们！需要特别指出的是单宝枝教授为本套教材尽力颇甚，贡献尤殊！

世界中医学专业核心课程教材总主编

张伯礼

2018 年夏

编写说明

温病学是一门研究温病的发生发展规律及其诊治方法的学科。温病学的理论和诊治方法是中医学的组成部分，具有指导临床诊疗工作的作用。温病学一直为中医专业的主干课程，为必修课。本课程的教学目的，是要求学生掌握温病学的基础理论、基本知识和诊治温病的基本技能，为诊治温病和其他有关疾病奠定基础。

世界中医学专业核心课程教材《温病学》的编写，是以世界中医药学会联合会颁布的《世界中医学本科（CMD前）教育标准》《世界中医学专业核心课程》教育标准及《世界中医学专业核心课程教学大纲》为依据，借鉴中国高等中医药教育历版统编教材的成功经验，充分吸取长期在世界各国从事温病学教学，以及中国高等院校国际教育专家的建议编撰而成。本教材为海外中医药院校的学员、海外中医药从业人员、来华学习的外国留学生及中国高校中医药英语班学员温病学专业课的学习用书。

本教材共十章。第一至第六章主要介绍温病学基本知识。第七至第八章主要介绍温病病种，突出中医学“病证结合，以证为主”的特色和临床辨证施治理念。第九至第十章按类选择最具代表性的《温热论》《湿热病篇》的部分条文，以探本溯源。书末附有证候名索引和常用方剂索引。正文部分采用色块示意图形式对内容进行总结，突出重点，以便于学生记忆理解。教材的编写力求做到既保持传统温病学理论体系，又能反映温病学的现代学术发展状况；既具有较高的学术水平，又能密切结合临床实际；既突出重点，又内容精炼。

鉴于世界各地中药用药剂量有一定的差别，加之临床情况复杂多端，难以确定统一的标准剂量，同时也为了凸显前人组方用药的匠心独运，故本教材中所选用方剂的药物剂量一律沿用原著，学习者在具体运用时可因地、因时、因人、因病确定剂量。

本教材由来自中国、澳大利亚、日本、马来西亚等多国温病学专家共同编撰而成，是集体智慧的结晶。其中第一章由杨宇编写，第二章由马健编写，第三章由张炳立编写，第四章由刘兰林、郭永洁编写，第五章由杨宇、郑秀丽编写，第六章由艾军编写，第七章由岳冬辉、周语平、刘林、张炳立编写，第八章由杨爱东、郑旭锐、朱平编写，第九章由刘林、朱平编写，第十章由张晓艳、宋素花编写。马健和杨宇负责全书的统稿和定稿。来自海外的刘炽京、杨卫红、张文平对本教材的编写提出了许多宝贵意见，并对编写内容进行了精心修改。

本教材在编写过程中得到了各参编中医药院校的大力支持，在此表示真诚的感谢。南京中医药大学的王月娇、祁明明、瞿旻晔博士在协助本教材的编写方面做了许多具体工作，在此一并表示衷心的感谢！

希望各界同仁在使用本教材中发现问题后及时反馈给编委会，以便再版时修订提高，使本教材更符合学习者的学习规律、认知规律，满足海外学习者的需求。

《温病学》编委会

2016年8月

目　录

第一章

绪　论

导　学

本章主要学习温病学的概念和研究对象，温病学的形成与发展，历代著名医家对温病学的主要贡献，以及温病学的学习方法。本章是学习温病学的辨证论治理论体系的基础。

第一节　温病学的概念和研究对象

一、温病学的概念

温病学，是研究温病发生发展规律及其预防和诊治方法的一门学科，旨在阐明温病的病因、发病、病理变化、诊断方法及其预防和治疗措施。温病学理论体系对指导温病的诊治具有很强的临床实践价值，其卫气营血辨证和三焦辨证体系也是中医临床各科的基础。温病学是一门既具临床又具基础的学科，其原著《温热论》《温病条辨》等被历代医家视为中医经典著作，在中医学中占有重要地位。见图 1-1。

二、温病学的研究对象

温病学的研究对象，是外感疾病中具有温热性质的一类疾病，一般称为温病或温热病。因其发病与春、夏、秋、冬四季的气候变化密切相关，故又可称为四时温病。温病的发生和流行直接威胁着人们的健康，当今仍是临床医学的棘手难题。温病学蕴涵着

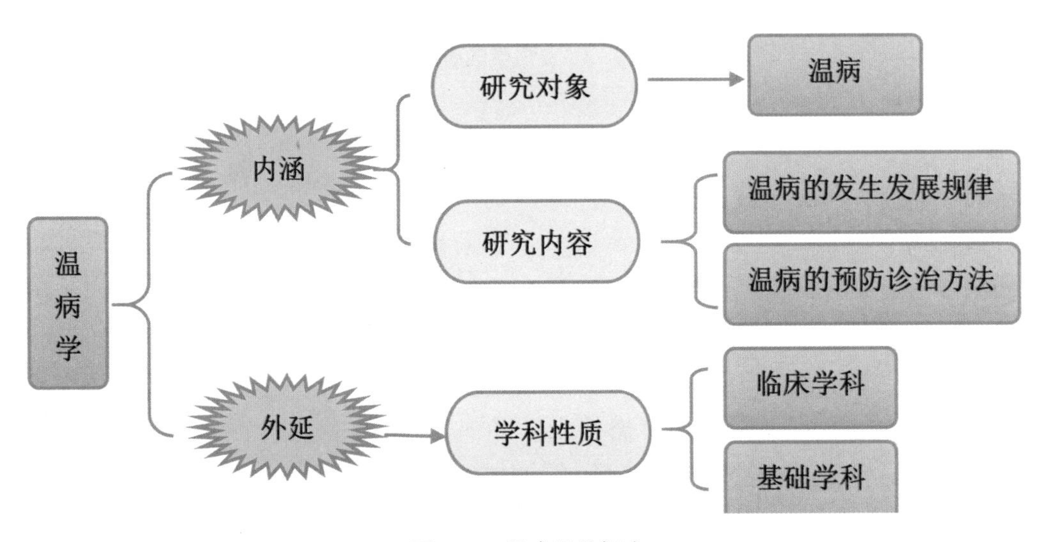

图 1-1　温病学的概念

历代医家防治温病的丰富的学术理论和经验，这些理论和经验对于防治多种传染病和感染性疾病，以及一些非感染性发热性疾病具有重要的指导意义。实践证明，广大医务工作者运用温病学的理论和经验，治疗包括急性传染病在内的急性感染性疾病及其他一些发热性疾病取得了可喜的成绩。特别是近年来，温病学理论在重症急性呼吸综合征（SARS）、人感染猪链球菌病、人感染高致病性禽流感、登革热等突发公共卫生事件中展现出的防治作用，引起了全球医学界的高度重视。今后，必将更紧密地结合多种传染病和感染性疾病防治的重大需求，积极推动温病学理论和温病防治水平的提高。见图1–2。

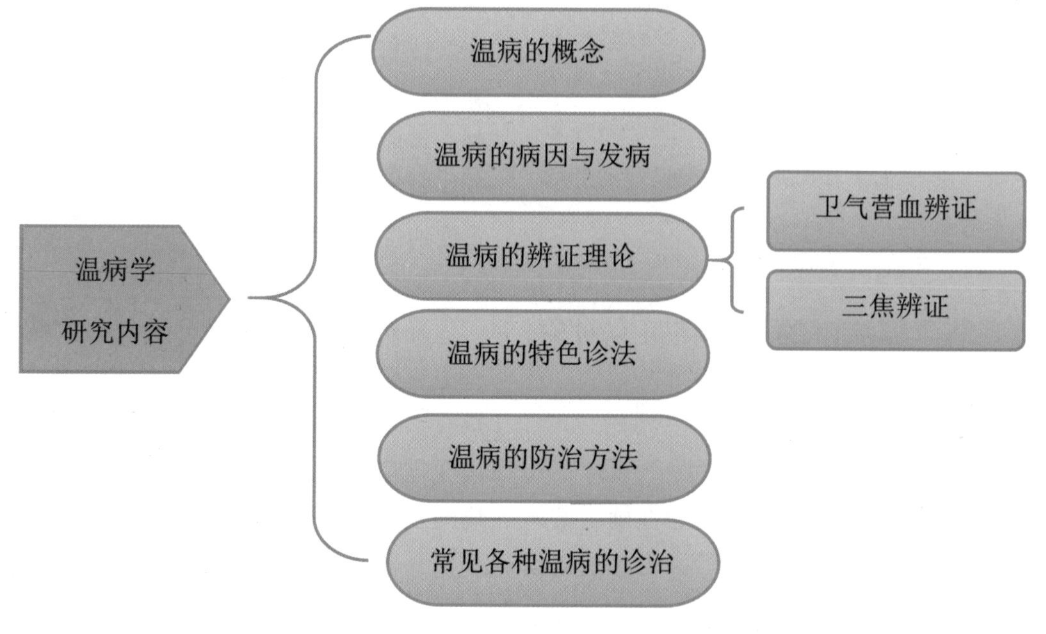

图 1–2　温病学的研究内容

第二节　温病学的形成与发展

温病学的形成与发展，主要经历了以下四个阶段。见图 1–3。

一、萌芽阶段（战国至晋唐时期）

这一阶段的主要特点：提出了温病病名；概念上，温病隶属于伤寒范畴；温病有散见的论述而无专著。

此时期《黄帝内经》《难经》《伤寒杂病论》等先后问世，中医学形成了初步的理论体系。《黄帝内经》首次提出了温病病名，多篇论述与温病关系密切，如《素问·热论》《素问·刺热》《素问·评热病论》，以及《灵枢·热病》等。另如《素问·本病论》《素问·刺法论》《素问·六元正纪大论》等，虽未以热病作篇名，但许多有关热病的论述也是研究温病的经典文献。《黄帝内经》对温病的认识，是将温病隶属于伤寒的范畴，《素问·热论》曰："今夫热病者，

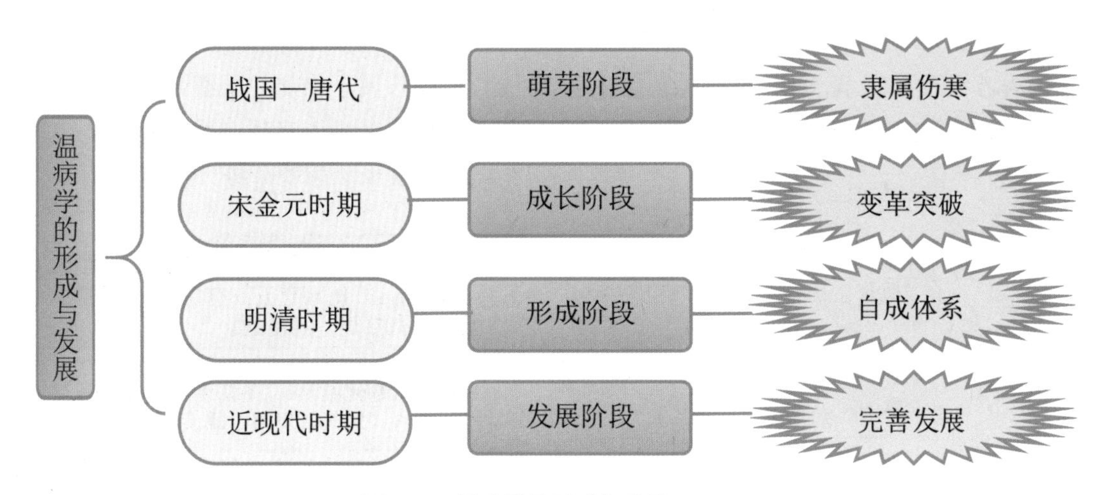

图 1–3 温病学的形成与发展

皆伤寒之类也。"《黄帝内经》除了提出温病的病名外，尚对温病的因、证、脉、治等方面有散在性的论述。如在病因方面，《素问·阴阳应象大论》提出"冬伤于寒，春必温病"的观点，此为后世温病伏邪学说的渊薮。《素问·六元正纪大论》论述了非时之气是导致温病发生与流行的因素。在脉证方面，突出了温病的温热性质，如《灵枢·论疾诊尺》有"尺肤热甚，脉盛躁者，病温也"的论述。在治疗方面，除《素问·至真要大论》提出的"热者寒之""温者清之"等普适性治疗原则外，《灵枢·热病》还提出了"泻其热而出其汗，实其阴以补其不足"之说，被后世视为治疗温病的重要原则。在预防方面，重视正气抗御邪气的作用，如《素问·刺法论（遗篇）》所说，"正气存内，邪不可干"，同时强调还应"避其毒气"。在温病的预后方面，《素问·玉版论要》提出了"病温虚甚死"的观点。

《难经·五十八难》进一步提出了"广义伤寒"和"狭义伤寒"的概念，将温病隶属于广义伤寒之中，提出"伤寒有五：有中风，有伤寒，有湿温，有热病，有温病"。

《伤寒论》在广义伤寒的范畴内论述温病，简明地描述了温病初期热象偏盛的临床特点，谓："太阳病，发热而渴，不恶寒者，为温病。"其六经辨证纲领，对温病卫气营血、三焦辨证纲领的创立，具有重要的启迪作用。《伤寒论》虽未明确提出温病的治疗方法，但所述的清热、攻下、养阴等治法及其相应方药，确可适用于温病，为温病治疗学的形成奠定了一定基础。

《伤寒论》之后至晋唐的一些医学著作，对温病的病因进行了进一步的探索。如晋代王叔和引申《黄帝内经》伏寒化温之说，提出寒邪"中而即病为伤寒，不即病者，寒毒藏于肌肤，至春变为温病，至夏变为暑病"。此外，尚有外感乖戾之气而病温的说法，如《肘后备急方》说："岁中有疠气，兼夹鬼毒相注，名曰温病。"《诸病源候论》亦说："人感乖戾之气而生病。"《肘后备急方》《备急千金要方》《外台秘要》等著作还记载了许多防治温病的方剂，如黑膏方治疗温毒发斑、葳蕤汤治疗风温、犀角地黄汤治疗温病内有瘀血之吐血证，以及《肘后备急方》所载屠苏酒预防温病交相染易，《备急千金要方》用太乙流金散烧烟熏之以辟温气的方法。

综上可见，晋唐以前对温病的认识尚浅，温病隶属于伤寒，虽有论治温病的一般原则，但方法尚不具体、全面。因此，这一阶段是温病学的萌芽阶段。见图 1–4。

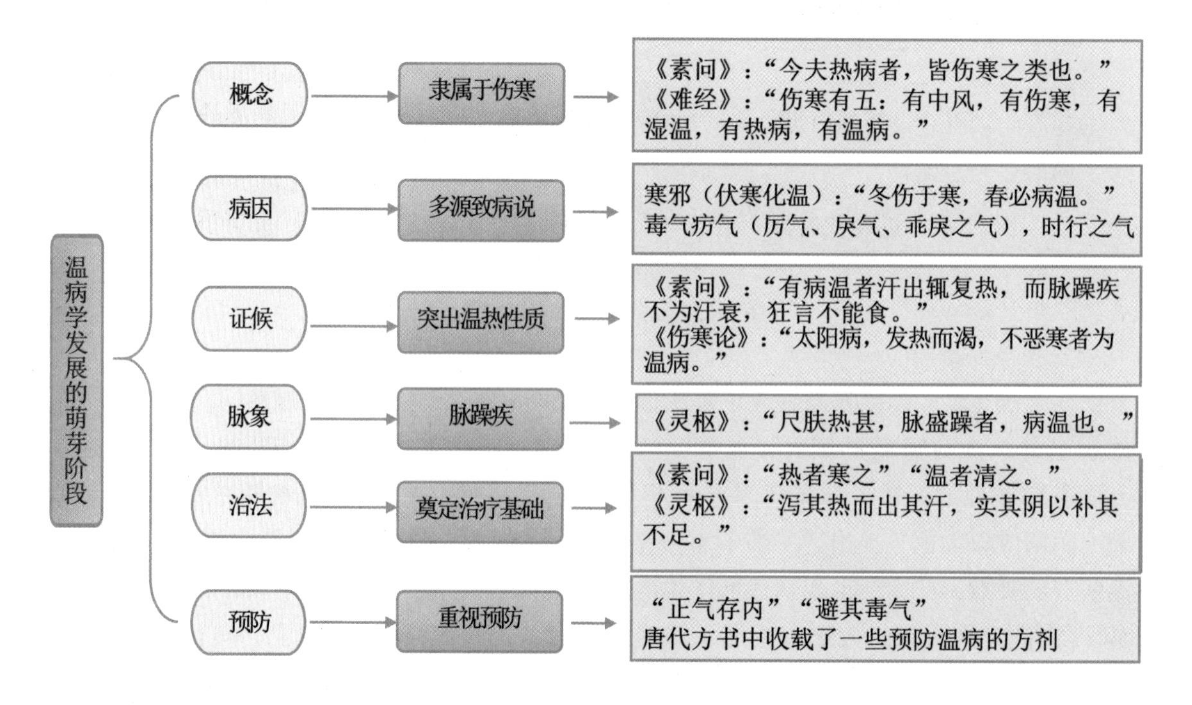

图 1–4　温病学发展的萌芽阶段

二、成长阶段（宋金元时期）

这一阶段的主要特点：注意到温病与伤寒的区别，认识到用伤寒的治法方药治疗温病的弊端；逐步从理论、治法、方药等方面进行变革，创立新说；温病逐渐从伤寒体系中分化出来。

在特别尊崇《伤寒论》的宋代，医家多用《伤寒论》的理法方药通治温病。宋代一些研究《伤寒论》的名家，如韩祗和、庞安时、朱肱等人，在深入研究《伤寒论》和临床实践中，深刻体会到温病与伤寒的区别，提出应当变通《伤寒论》治法，反对墨守经方不变。如韩祗和在《伤寒微旨论》中批评对仲景方"竟不能更张毫厘"的做法，甚至提出热病可"别立方药而不从仲景方"的主张。庞安时在《伤寒总病论》中，以桂枝汤为例，因时、因地、因人进行加减，为活用经方做出了示范。朱肱继庞安时之后在《伤寒类证活人书》中，也对运用《伤寒论》辛温解表剂治疗外感病须加寒凉清热药，发表了类似的见解。郭雍在《伤寒补亡论》提出发于春季的温病，有冬季伏寒而后发者，也有感受春季时令之邪而即发者。后世认为温病有伏邪、新感两类，实导源于此。

金元时期医学领域出现了"百家争鸣"的局面，提出了变革外感热病的理论与治疗的主张，其中重要的代表人物，便是“金元四大家”之一的刘河间。在理论上，他根据《素问・热论》，重申伤寒六经传变俱是热证，非有阴寒之证，并提出“六气皆从火化”的观点，创制了双解散、凉膈散、防风通圣散等辛散解表、寒凉清里的表里双解剂。刘河间创新论、立新法、制新方，为温病寒凉清热为主的治疗学的形成奠定了理论基础，开创了先河，使温病在摆脱伤寒体系的束缚的道路上向前推进了一大步，故后世有“伤寒宗仲景，热病崇河间”之说。

明确主张温病应从伤寒体系中分化出来的，首推元代末年的王安道。他认为，应当从概念、发病机理、治疗原则上将温病与伤寒明确区分，其《医经溯洄集》中强调“温病不得混称伤寒”，并揭示温病的发病机理是里热外达，主张温病的治疗应以清里热为主。至此，温病的认识始从伤寒体系中分化出来。故清代温病学家吴鞠通评价王安道“始能脱却伤寒，辨证温病”。

由此可见，宋至金元时期，温病学在理法方药诸方面都有重大的发展，逐渐从《伤寒论》体系中分化出来。因此，这一时期是温病学的成长阶段。见图 1–5。

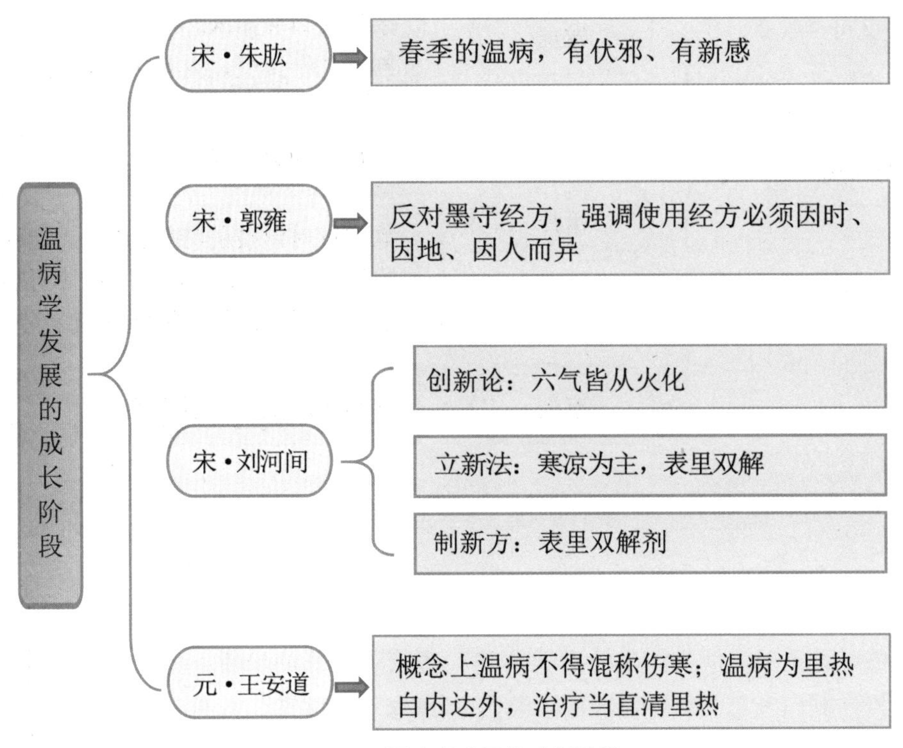

图 1–5 温病学发展的成长阶段

三、形成阶段（明清时期）

这一时期，众多的医家在总结、继承前人有关温病的理论和经验的基础上，结合各自的实践体会，对温病学的多个领域进行了开拓性的深入研究，形成了大量的温病学专著，在病因、病机、诊断方法、辨证论治诸方面形成了较为完善的理论体系，使温病学成为一门独立的学科，这一时期，可称为温病学的形成阶段。

1642年，明代医家吴又可的第一部温疫学专著——《温疫论》，明确提出温疫与伤寒有“霄壤之隔”，其性质完全不同，对温疫的病因、病机、治疗等提出了许多独特的见解。在病因方面，推论出温疫是感受杂气所致，杂气非风、非寒、非暑、非湿，故又称作异气，其中的疠气为病颇重，众人触之即病。杂气致病具有特异性，包括“偏中”性，如“人病而禽兽不病”；不同的杂气引起不同的疫病，即“各随其气而为诸病”；不同杂气的入侵部位有一定的规律性，即“专入某脏腑经络”。在病机方面，认为杂气从口鼻而入，始客于膜原，邪溃则有九种传变，大凡不出表里之间。在治疗上强调祛邪，创立疏利透达之法，并欲求针对温疫的特效药物。见图1–6。

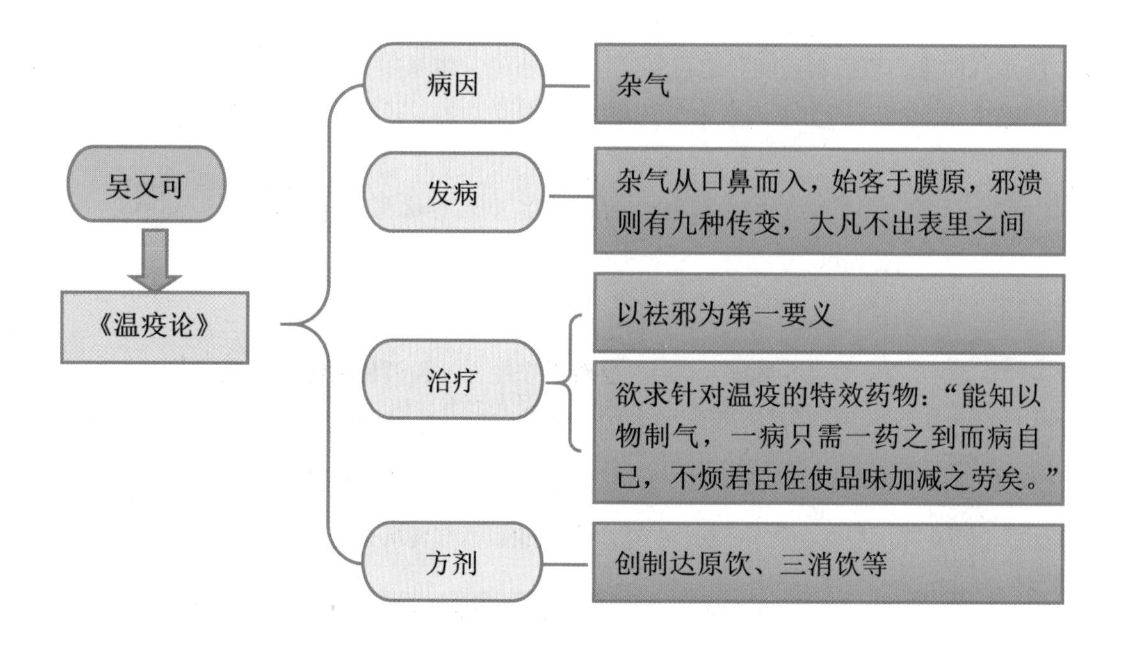

图1–6 吴又可的主要学术观点

在清代众多医家中，首推被誉为“温热大师”的叶天士对温病学作出的贡献。由叶天士口授，其门人笔录整理而成的《温热论》，为温病学理论的奠基之作。《温热论》系统阐述了温病的病因、病机、感邪途径、邪犯部位、传变规律和治疗大法等；指明新感温病病因是温邪，感邪途径从口鼻而入，首犯部位为手太阴肺，其传变有逆传和顺传两种形式；创立了卫气营血学说，以阐明温病病机变化及其辨证论治规律；丰富和发展了有关温病的诊断方法，如辨舌、验齿、辨斑疹、白痦等。此外，由其门人所辑的《临证指南医案》保留了许多叶天士治疗温病的验案，其有关论述及其辨证、立法、处方，为后世论治温病提供了范例。

薛生白，是与叶天士同时代的医家，立湿热病专论，所著《湿热病篇》对湿热病的病因、病机、辨证论治作了较全面、系统的论述，尤其对湿热之邪在上、中、下三焦的辨证、治疗和具体方药进行了条分缕析的论述，进一步充实和丰富了温病学内容。

温病学家吴鞠通以《临证指南医案》中有关温病的验案为依据，历取诸贤精妙，考之《黄帝内经》，参以心得，著成《温病条辨》，倡导三焦辨证，形成了以卫气营血、三焦为核心的温病辨证论治体系。吴鞠通总结出的一整套温病治疗方法和有效方剂，使温病的辨证与治疗臻于规范与完善。

王孟英则“以轩岐仲景之文为经，叶薛诸家之辨为纬”，旁考他书，参以经验，经纬交错，著成《温热经纬》，系统地构织出温病学体系，对19世纪60年代以前的温病学理论和证治作了较全面的整理，促进了温病学的进一步成熟和发展。至此，温病学成为一门独立学科而风行于大江南北。见图1-7。

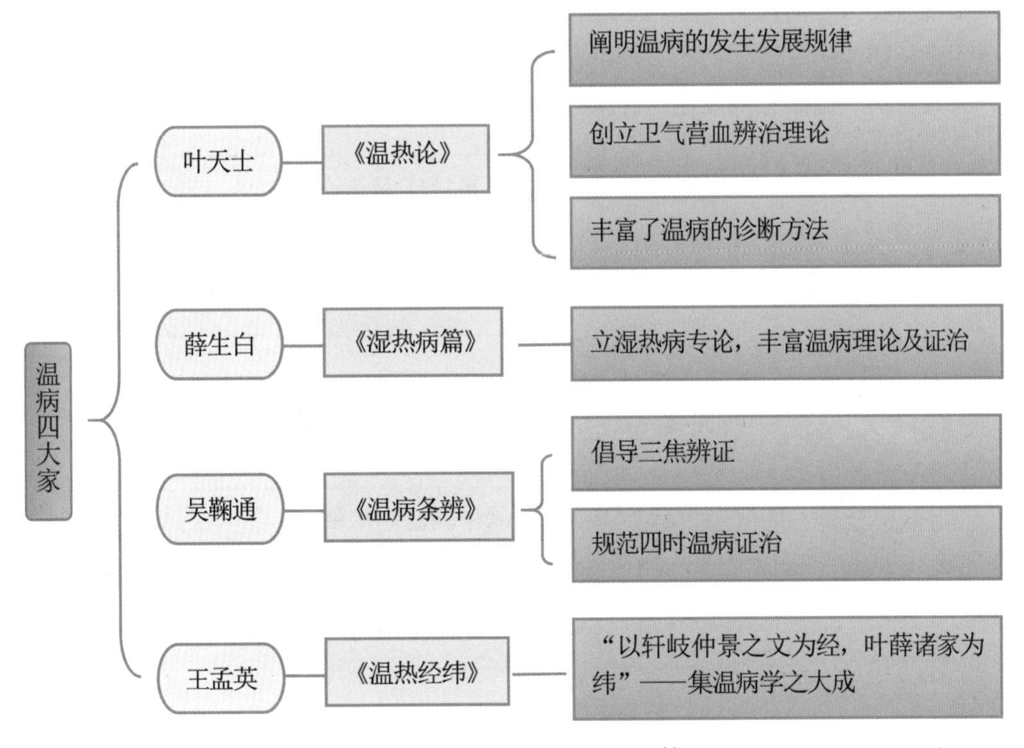

图1-7 温病四大家的主要贡献

叶天士、薛生白、吴鞠通、王孟英，被誉为温病四大医家。除此之外，清代还有许多医家从不同角度充实和发展了温病学的理论及证治体系。如清初医家喻昌（字嘉言），在《尚论篇》中提出瘟疫以三焦病变定位，以逐秽解毒为主治疗的三焦分治原则，并对秋季燥邪为病的病机和治疗作了较深入的论述，将《黄帝内经》“秋伤于湿”，修订为“秋伤于燥”，创制了治疗燥热伤肺证的清燥救肺汤。此外，清代戴天章（字麟郊）的《广温疫论》、杨璿（字栗山）的《伤寒瘟疫条辨》、余师愚的《疫疹一得》等，在吴又可《温疫论》基础上，对温疫的病因、病机、诊法和辨证论治作出了补充和发展，并创制了许多行之有效的方剂。而陈平伯（字祖恭）的《外感温病篇》、柳宝诒（字谷孙）的《温热逢源》、雷丰（字少逸）的《时病论》、俞肇源（字根初）的《通俗伤寒论》等，则从不同侧面丰富充实了温病学的内容。

四、发展阶段（近现代时期）

从鸦片战争至现代，温病学有了新的发展。绍兴名医何廉臣编著《重订广温热论》，将温疫学说与叶天士为代表的温热学说相融合，适用于一切温病之治疗。该书理论深透详明，尤其对伏气温病见解独特，各家精论兼备，古今验方验案评述精当，影响甚大。何廉臣还征集当时全国各地名医病案，严加选择，精当评述，编著《重印全国名医验案类编》。该医案涵盖了温病的主要内容，至今仍有重要参考价值。河北盐山张锡纯于温病学贡献颇多，其《医学衷中参西录》载有许多自拟的治温病的方剂，尤其对白虎汤和生石膏在温病中的运用，经验丰富，匠心独运。福建吴锡璜撰《中西温热串解》，力图以西医理论阐明中医温病有关病机和证治。江苏孟河丁泽周（字甘仁）著《喉痧证治概要》，对烂喉痧的治疗独具心得。见图 1–8。

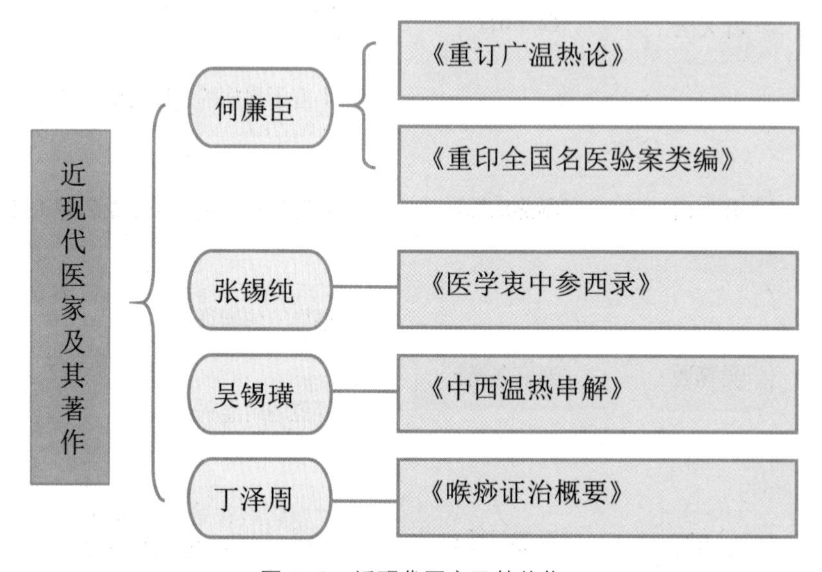

图 1–8 近现代医家及其著作

这一时期，中国各地纷纷创办中医学校、国医学院，编写温病学教材，以叶天士、薛生白、吴鞠通、王孟英诸家学术思想为主要内容，并将温病学作为主干课程，列入中医教育，培养了一批中医后继人才，促进了温病学的发展。

20 世纪 50 年代以来，温病学随着中医事业的发展而不断取得新的成就，主要表现在三个方面。

1. 临床运用方面 1954—1956 年中国部分地区乙型脑炎流行，石家庄地区用白虎汤加味治疗，取得满意疗效，被医学界认可，引起广泛关注。几十年来，大量的临床实践证明，温病学的理论和经验，除了在防治传染病、急性感染性疾病方面（如流行性感冒、麻疹、流行性乙型脑炎、流行性脑脊髓膜炎、流行性腮腺炎、白喉、肾病综合征出血热、登革热、病毒性肝炎、伤寒、钩端螺旋体病、疟疾、细菌性痢疾、血吸虫病、急性支气管炎、肺炎、败血症、急性胆道感染、急性泌尿道感染等）有其独特的功效外，在内科、妇科、外科、皮肤科、五官科等临床各科的急性感染性疾病或自身免疫病的治疗中也被广泛运用，积累了新的经验，提出了一些新的思路，创制了不少新的方药，从而丰富了温病学的内容，促进了温病学的进一步发展。

2. 理论、文献研究方面 全国各地的出版社影印、重版了不少温病学著作，并组织专家对其中的重要的古籍进行考证、点校；温病学原著的译注、类编、类解、白话解等；名老中医研究温病的专著、医案、医话等得以出版。这些对温病学的系统研究、整理，使温病学基础理论更加系统、规范、科学。此外，广泛开展学术讨论，特别是针对一些重大问题，如卫气营血辨证与三焦辨证的关系、三焦的实质问题、新感与伏邪的争论、“寒温之争”及其统一外感热病辨证纲领的研究、温毒的致病作用、温病伤阴及其养阴治疗的讨论等，活跃了学术空气，促进了温病学理论的发展。

3. 教育方面 1956 年中国设立高等中医院校，温病学被列为高等中医教育的必修课、主干课。卫生部、国家中医药管理局相继组织编写了多版本不同层次的温病学教材，使温病学的系统性、规范性和科学性逐步提高，确保了温病学教学质量。1978 年以来，部分中医院校先后招收温病学硕士和博士研究生，使学科教育水平向更高层次发展。

利用现代科学技术对温病学进行研究，也是提高温病学学术水平，发展其诊治手段的重要途径。例如运用生理学、病理学、生物化学、微生物学、免疫学、药理学、制剂学等学科的理论和方法，对温病卫气营血病理本质及其传变规律、温病舌苔舌质的变化等进行研究，取得了一定的成果；对温病中常用的清热解毒、活血化瘀、攻下通里、益气养阴、开窍固脱等治法及其方药进行了研究，生产出一大批疗效确切、质量稳定、使用方便的新药和新剂型，在治疗病毒性感染和抢救温病危重症中发挥了重要的作用。值得骄傲的是，中国女科学家屠呦呦在研究黄花蒿抗疟效果的过程中，得到了葛洪《肘后备急方》的启发，改换了提取方式，成功获得了有活性的青蒿素。青蒿素的发现，使疟疾患者的病死率显著降低，挽救了几百万患者的性命，继获得美国拉斯克医学奖后又荣获 2015 年诺贝尔生理学或医学奖，为中国的科学界争了光。在欣喜之余，我们也应该清醒地看到，面对仍然给人类带来严重威胁的感染性疾病，病原体耐药和抗生素的滥用现象仍比较突出，如何进一步加强温病的理论与临床研究，规范中医对感染性疾病的诊断、辨证、治疗的标准，提高综合抗感染的生物效应，进一步挖掘针对病原体的特异性治疗，开发更多疗效确切、能多途径给药的新制剂等，都给温病学提出了更高的要求。温病学已经进入一个全面发展的新阶段，需要继续努力，使温病学的发展更上一个台阶。

第三节 温病学的主要内容与学习方法

温病学是众多医家在防治温病方面的理论和经验的结晶，由大量的温病学专著汇集而成，因此，在学习和研究方法上，应当注意取各家之长，才能较全面和正确地掌握温病学。据此特点，本教材将各家之说择善融汇，重新进行编排、补充、订正，形成了十章。

学习温病学要遵照循序渐进的规律。本教材第一至第六章主要介绍温病学的发展简史，温病的特点、范围与分类，温病的病因与发病，温病辨证，温病的常用诊法，以及温病的治疗。学习时要求明确概念，清楚原理，并初步掌握温病诊治方法的基本要领。

第七至第八章为临床四时温病的辨治，将风温、春温、暑温、湿温、伏暑、秋燥、大头瘟、烂喉痧等主要温病病种，按温热类温病、湿热类温病两大类别进行归类讨论，以加强同类温病病种间的互参，进而介绍各温病病种的病因、病机、诊断、辨证论治等内容。学习时要在掌握各温病病种发生发展规律的基础上，对其演变过程中各种证型的理法方药能一线贯通。同时还应注意与前六章内容的联系和比较，提高运用基础理论知识指导临床病例的分析和诊断治疗的能力。

由于温病学是由大量的温病学专著汇集而成，所以本教材的第九至十章按类选释最具代表性和影响力的叶天士《温热论》、薛生白《湿热病篇》两篇温病学原著的部分条文。学习时首先要读通、读懂原文，掌握其学术思想，对其中的一些重要条文还应当精读和背诵。这样既能巩固和深化前面学习的内容，提高阅读原著的能力，也能为今后的临床实践打下扎实的理论基础。

小 结

温病学是研究温病发生发展规律及其预防和诊治方法的一门学科，既具有很强的临床实践性，又是中医临床各科的基础之一。

一部温病学发展史，也是其在伤寒体系中孕育、发展、变革，从而自成体系的历史。抓住这一脉络，能更好地明确温病学发展史中前三个阶段的总体特点与相互区别。代表医家中尤要注意明清时代主要温病学家的特殊贡献，如吴又可立杂气致病学说，创疏利透达之法；叶天士创立卫气营血学说，指导温病辨证论治；薛生白立湿热病专论，丰富温病理论及证治；吴鞠通倡导三焦辨证，规范四时温病证治；王孟英以轩岐仲景之文为经，叶薛诸家之辨为纬，系统总结温病学体系。

了解本教材各章的学习内容和学习要求，有利于制订更有针对性的学习计划和方法。

复习思考题

1. 温病学的发展形成主要分几个阶段？各个阶段的主要特征是什么？

2.《伤寒论》对温病学学术体系的形成有什么重大影响？

3. 吴又可对温疫病的病因、发病及治疗方面有哪些独特认识？

4. 清代“温病四大家”对温病学体系的形成有哪些贡献？

5. 学习温病学有什么现实意义？

第二章

温病的特点、范围与分类

导　学

通过本章的学习，明确温病学的研究对象是温病，把握温病的特点、范围和分类方法，从概念上分清温病与伤寒、温病与温疫、温病与温毒的关系，为继续学习温病的病因与发病、辨证与治疗打好基础。

温病是由外感温邪引起的，以发热为主症，具有热象明显，易化燥伤阴等特点的一类急性外感疾病。温病的病因是外界的温邪，温邪可通过多种途径侵入人体而导致发病；温病主要的临床表现是发热，各种温病在病变的不同阶段均有不同程度的发热；温病的病理特点是在病变过程中热象偏重，且很容易损伤阴液；温病不是某一种疾病，而是多种疾病的总称，属于外感疾病的范畴。临床各种具体温病的命名，主要是以发病季节、发病季节的主气及临床特点为依据。以发病季节为依据命名的有发生于春季的春温，发生于冬季的冬温；以时令主气为依据的命名的有发生于春季的风温，发生于夏季的暑温，发生于长夏季节的湿温；还有的病种如秋燥是根据发病季节结合季节主气而命名的；以临床特点为依据命名病种有：大头瘟、烂喉痧等。

第一节　温病的特点

各种温病在病因、发病、病理和临床表现方面具有共同特点，这些特点对于揭示温病的发生发展规律、掌握温病的诊断辨证方法、确立温病的防治原则和措施具有重要的意义。见图 2-1。

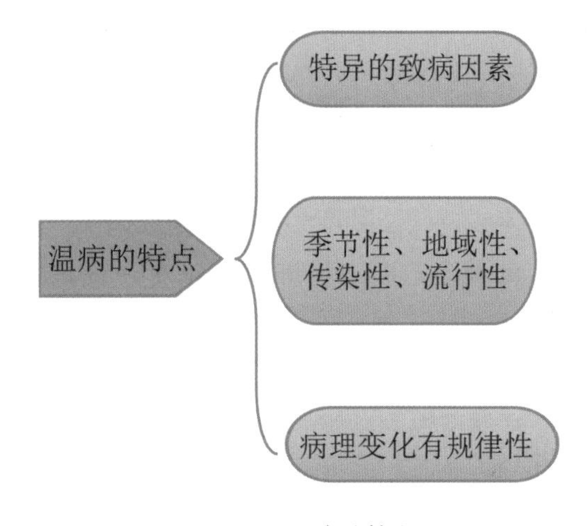

图 2-1　温病的特点

一、特异的致病因素

温病之所以不同于风寒类外感疾病，更有别于内伤杂病，重要的原因是温病有不同于其他疾病的致病因素，即温邪。温邪是存在于自然界的致病物质，通过皮毛、口鼻等途径从外而侵入人体，故与内伤杂病的病因不同；温邪具有阳热性质，所以由温邪引起的温病有发热，热象偏重，且容易伤阴等临床和病理表现，从而有别于伤寒、中风等风寒性质外感疾病。温邪包括范围较广，凡是从外界感受的，具有温热性质的病邪，均属于它的范围。除了四时六淫之邪从热而化的风热、暑热、湿热、燥热以及寒邪伏藏化热的温热病邪外，还包括了具有温热性质的“疠气”和“温毒”之邪等。

古代医家对温病的病因有多种认识，如《黄帝内经》把寒邪作为温病的病因，感受寒邪，伏藏人体，至春季而发生温病。金元时期的医家刘河间认为“六气”皆能化火，“六淫”之邪化火化热是外感疾病的主要致病原因。明代医家吴又可继承了前人关于疠气致病的病因理论，提出了“疠气”是引起温疫的原因。另外还有医家根据某些温病初起可见局部红肿溃烂或透发斑疹等热毒表现，而提出了“温毒”病因说。叶天士综合前人的认识，结合自己的临床实践和理论研究体会，在《温热论》中明确提出了“温邪”的概念，对温病的病因给予了高度的概括。

二、季节性、地域性、传染性、流行性

1. 季节性 温病的发生与季节有密切的关系。有些温病的发病有特定的季节，如春温发生于春季，暑温发生于夏季，秋燥发生于秋季等。有些温病虽四时均可发生，但以某一季节为多，如风温多见于春季，湿温多发生于秋季等。由于温病的发生具有明显的季节性，因而有“四时温病”之称。温病发生的季节性主要与两方面的因素有关，一方面不同季节由于气候条件不同，从而影响温邪的形成，如春季气候温暖多风，易形成风热病邪，故多风热为病；夏季气候酷热，暑气炎蒸，易形成暑热病邪；长夏天气虽热，但湿气亦重，易形成湿热病邪，故多湿热为病等。另一方面，不同季节不同的气候变化，可对人体的防御功能发生影响，造成人体对病邪反应性的差异。如冬春季节肺卫功能降低，容易导致风热病邪侵犯肺卫，病变以上焦为主；夏秋季节热盛湿重，人体脾胃功能呆滞，易导致湿热病邪侵犯脾胃，病变以中焦为主。由此可见温病的季节性特点，主要是由于不同季节气候变化对病邪产生、传播和对人体机能影响的结果。

2. 地域性 温病的发生和流行还常表现出地域性特点，即某种温病在某些地区较为多见，而在其他地区则少见或不见。不同地域的地理环境不同，气候条件差别很大，对温病病邪的产生和传播有一定的影响。如热带地区的雨季、亚热带及沿海地区的夏季炎热潮湿，易形成湿热病邪，所以湿热类温病易于发生。另一方面，不同地域居住的人们在生活习惯、卫生条件等方面存在着差异，也会对温病发病、流行产生影响。如有些地区人们在饮食习惯上喜吃生冷，一旦食品不洁，外邪就会乘机侵入，而导致脾胃系统的温病（多为湿热类温病）发生。又如卫生条件比较差的地区，易于滋生虱子、跳蚤等温热毒邪的传播媒介，从而为某些疫毒温病的发生、流行提供了条件。

3. 传染性 传染是指疾病通过各种途径在人群间相互感染。大多数温病具有程度不等的传染性，从而在人群中传播。古人对于温病的传染性早有认识。《黄帝内经》中就有关于疫病传染特点的具体记载。如《素问·刺法论》提出温病之邪可在人群中移易，往往不分年龄大小，并且临床表现相

似。吴又可在《温疫论》中对温疫病的传染途径作了具体描述，认为主要通过“天受”与“传染”两种方式，其所谓“天受”是指通过空气传播，“传染”则是指通过与患者的直接接触而感染。

温病的传染性是指大多数病种而言，也有少数温病并不具有传染性，如夏季中暑、小儿夏季热等。温病的传染程度强弱差异很大，有的具有强烈的传染性，有的则传染性较小，这主要取决于温邪的性质、毒力和人体对病邪的反应状态，亦即正气的强弱。虽然大多数温病具有程度不等的传染性，但并不是所有具有传染性的疾病都属于温病，如狂犬病、破伤风和部分寄生虫病等传染病因不具有“温热”的特征，故不属温病范围。

4. 流行性　流行是指疾病在人群中连续传播的情况。由于大多数温病具有传染性，所以在一定条件下，可以在人群中连续传播，造成同一时期内同一疾病在一定范围内的扩散蔓延，称为流行。“流行”在古代文献中称为“时行”“天行”。温病的流行程度强弱悬殊，有大流行、小流行和散在发生等不同情况。温病流行程度的强弱与病邪性质、致病毒力的大小以及病邪的传播条件等有关。

三、病理变化有规律性

温病大多发病较急，发展较快，病程一般不长。这是区别于内伤杂病的重要特点。温病发展过程的规律性主要表现在两个方面：一是温病的发生发展的趋势是由表入里，由浅入深，由实致虚。温病初起，大多从卫分证开始，病位较浅，病情较轻。随着病程发展，病邪内传入里，病情随之加重，出现里热实证。此后，病情进一步发展，可出现邪热更甚或正气虚衰的严重局面。二是温病发展过程的病理变化主要表现为人体卫气营血与三焦所属脏腑的功能失调和实质损害，其病理过程可用卫分证、气分证、营分证、血分证或上焦证、中焦证、下焦证来概括。一般说，温病初、中期阶段邪在卫分、气分，或上焦、中焦，病位以肺、胃、肠为主，病理损害多以机体的功能失调为主；后期阶段，病邪入营动血，深入下焦耗损肝肾阴精，则病变多以脏腑实质损害为主。但病变过程中，功能失常与实质损害每常同时存在，只是有时病变的侧重点有所不同。

四、临床表现有特殊性

温病在临床上有许多共同的表现，这些表现既是区别于其他疾病的依据，也是各种温病的共同特征。概括起来主要有如下几方面：

1. 起病急，传变快　温病的发生较为突然和急骤，病变过程中的传变较快，变化较多，甚至可见病情“一日三变”，或险情迭起。而温病后期除了造成死亡或留下后遗症外，好转及痊愈也较快，一般病程不长。温病的这一特点，表现在各种具体的病种上是有所不同的，风温、春温、暑温等温热类温病在发病、传变方面所表现出来的“急”“快”的特点非常明显；而湿温等湿热类温病与温热类温病相比则起病较缓，传变较慢，但与内伤杂病相比较，仍然具有“急”“快”的特点。

2. 发热为主症，热象偏重　发热是温病的主要见症，各种温病自始至终都有发热表现。只是不同类型温病和温病的不同阶段，发热的性质和具体表现有所不同。所谓热象偏重，不仅是指热势较高，还包括了烦渴、尿赤、舌红、苔黄等一系列“热”的征象。如温病初起邪在卫表时，即表现出发热重恶寒轻、舌边尖红、脉浮数等特点，邪热入里后则更是高热炽盛，并伴有心烦，小便黄赤短少，苔黄舌红，脉数等邪热亢盛征象。

3. 易化燥伤阴 温邪为阳热之邪，易于灼伤阴液，尤其是热邪炽盛高热不退时，很容易出现阴液损伤的表现。所以在温病过程中易于出现口渴、舌干、唇焦、齿燥、小便短少等阴液受伤的表现。在温病后期，阴伤的表现尤其明显，常常成为温病的主要病理损害。一般说，邪在上焦、中焦或卫分、气分阶段，多易损伤肺胃之津液，阴伤的程度尚轻，以口、鼻、唇、咽的干燥征象为主要表现；邪入营血或深入下焦，则阴伤程度较重，常表现为全身性的津枯液涸，肝肾阴精耗竭。

4. 易内陷生变 由于温邪传变迅速，所以病程中常因邪热炽盛，正不敌邪，致使邪热深陷，而出现一系列危重证候。如邪热深入营血可出现皮肤斑疹密布，多腔道出血等；邪热内陷心包可出现神志昏迷；邪热内陷厥阴肝经，引动肝风可出现手足抽搐等。若邪热内陷心包，正气溃败则可产生“内闭外脱”的严重后果。

第二节 温病的范围

温病属于外感疾病的范畴，外感疾病中除了风寒性质以外的疾病都属于温病的范畴。根据历代中医文献记载，温病范围是随着温病学的发展而逐步扩大的。在明清之前，温病所指范围较小，大多数医学文献都是根据《素问·热论》的认识，把温病仅看作是发生于春季的一种性质属热的外感热病。明清以后随着温病学的发展形成，温病的范围逐渐扩大，所含的病种不断增加，如清代温病学代表著作《温病条辨》提出温病包括风温、温热、温疫、温毒、暑温、湿温、秋燥、冬温、温疟九种疾病，将一年四季的多种外感热病归属于温病的范畴。本教材所论述的温病范围，就是以吴鞠通所提出的病种为主要依据，结合其他医家的见解而确定的。包括的病种有风温、春温、暑温、暑湿、湿温、秋燥、伏暑、大头瘟、烂喉痧、温疫、暑热疫、湿热疫等。当然温病所涉及的病种并不仅限于此，如内科中的湿热痢、湿热黄疸等，儿科中麻疹、水痘、百日咳、白喉等，外科中的疮疡痈肿等具有全身发热症状时均可归属温病的范畴，但现已分别按其特点归属于其他学科，故本教材不再予以论述。

西医学中的多种急性感染性疾病，如流行性脑脊髓膜炎、流行性乙型脑炎、肺炎、传染性非典型肺炎、流行性感冒、人感染高致病性禽流感、伤寒、肾综合征出血热、登革热及登革出血热、麻疹、流行性腮腺炎、传染性单核细胞增多症、钩端螺旋体病等；少数非感染性的急性发热性疾病，如中暑、夏季热等，具有温病的性质和特点，可归属温病的范畴。温病虽然与急性感染性疾病有密切的关系，但温病的病种与急性感染性疾病的病种并不完全相同，某些急性感染性疾病如狂犬病、破伤风等不具有温病的性质，不属于温病的范畴；有些温病如高温中暑、夏季热等，虽具有温病的特点，但不属于急性感染性疾病范畴。

第三节　温病的分类

温病虽然包括了多种疾病，但由于其在病变过程中具有相似的病因病理和临床表现等，故据此可以对温病进行分类。目前常用的分类方法有两种：一种是根据病证性质是否兼湿分为温热和湿热两类，另一种是根据发病初起的证候表现分为新感和伏邪两类。

一、根据病证性质分类

温病根据其病证性质是否兼湿可分为温热与湿热两大类。温热类温病包括风温、春温、暑温、秋燥、大头瘟、烂喉痧等。这类温病虽发病季节和感受的病邪不同，但都是温热性质的病邪为患，所以临床大多发病较急，发展较快，临床发热显著，易损伤津液，病情严重者可出现热邪内陷，引起昏迷、抽搐、斑疹出血的危重证候，治疗以清热保津为原则。湿热类温病有湿温、暑湿、伏暑等。这类温病的病因是湿热相兼为患，湿为阴邪，性质腻滞，缠绵难解，一般起病较缓，发展较慢，初起发热和伤津征象均不显著，治疗重在化湿清热。值得注意的是温热类温病在病变过程中有时也可兼夹湿邪为患，如暑温病可见暑热夹湿之象，但是以温热为主，兼湿为次。而湿热类温病虽为湿与热合，但在发展过程中随着湿邪化燥，热邪化火，其病证性质也可由湿热相兼转化为纯热无湿的火热之证，临床表现和病机变化也就与温热类温病殊途同归。所以虽有温热、湿热之分类，但不能把其完全对立起来，温热与湿热的区分只是相对而言的。其实际意义在于掌握温病温热、湿热的病证特点，有助于抓住温病的辨治要领，从而正确地进行辨证施治和把握其发展转归。

二、根据发病初起的证候特点分类

温病根据其发病初起是否有里热证可分为新感与伏邪两大类。新感温病是指初起病发于表，以表热证为主而无明显里热表现的一类温病，如风温、秋燥等。伏邪温病，又称伏气温病，是指初起病发于里，以里热证为主的一类温病，如春温、伏暑等。新感温病初起一般出现表证，其病机传变一般多为由表入里、由浅入深，治疗当以解表为主。伏邪温病初起以里热证为主，其病机传变有两种情况，一为病邪进一步深入，一为病邪向外透解，治疗当以清泄里热为主。区分新感与伏邪的主要意义在于区别温病发病初起的证候类型，揭示病变的浅深、病情的轻重、传变的趋势，从而有助于临床的辨证论治。见图2-2。

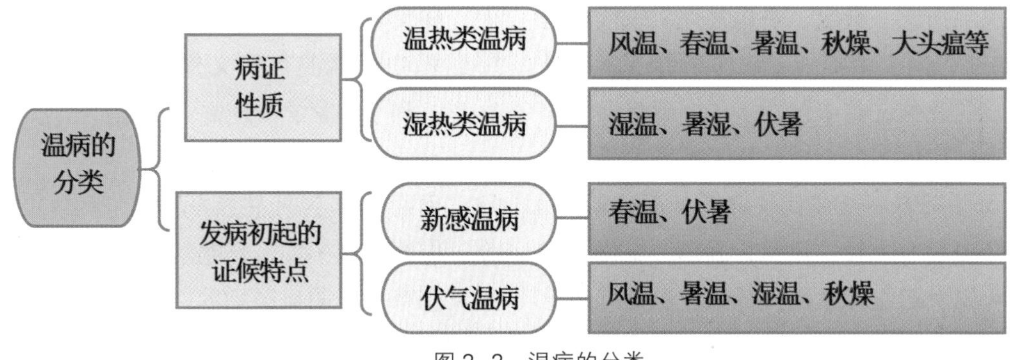

图2-2　温病的分类

第四节 温病与相关概念的区别

温病与伤寒、温疫、温毒等概念有区别，又有联系。具体分析如下：

一、温病与伤寒

温病与伤寒都是感受外邪而引起的疾病，都属于外感病的范畴，二者在概念上有密切的联系，但在病因、感邪途径、病机、证治等方面却有很大的区别。

伤寒有广义、狭义之分。广义伤寒是一切外感疾病的总称，凡由外邪引起的外感疾病都属于伤寒的范围，其中既有风寒性质的，也包括温热性质的。《素问·热论》即明确提出了所有外感热病都属于伤寒的范畴。《难经·五十八难》指出广义伤寒包括了中风、伤寒、湿温、热病、温病五种外感病。其中中风、伤寒属于风寒性质，湿温、热病、温病则属于温热性质。

由此可见，广义伤寒是一切外感热病的总称，而五种之一的伤寒，则为感受寒邪引起的外感热病，属“狭义伤寒”。

温病的范围是随着温病学的发展而逐步扩大的。在《黄帝内经》时期，温病只是专指发于春季的伏气温病，而《难经·五十八难》则把温病作为广义伤寒中的一类病证，与中风、伤寒、湿温、热病并列。宋代郭雍《伤寒补亡论》中则把温病作为春季多种外感疾病的总称，其中包括了冬季感受寒邪至春而发的伏气温病，也包括了感受春季时令之邪而发病者。至清代吴鞠通《温病条辨》明确了温病有九种：风温、温热、温疫、温毒、暑温、湿温、秋燥、冬温、温疟。由此可见，随着温病学理论的发展，温病的范围逐步扩大，目前已成为多种外感热病的总称，包括了外感热病中除了风寒性质以外的所有病种。

在晋唐以前一般都把“寒”邪作为引起外感疾病的主要病因，从而把一切外感疾病都统称为伤寒，认为“寒”虽为冬令主气，但可引起四时外感疾病。冬感寒邪即时而发的即是伤寒（狭义伤寒）；冬感寒邪伏藏体内至春、夏化热而发的则为温病、暑病。金元以后，随着对外感疾病认识地加深，开始主张寒温分论。明清以后，温病学形成独立体系，从伤寒中脱离出来，范围逐渐扩大，目前温病已经成为多种外感疾病的总称了。

温病与狭义伤寒同属外感热病，但因证、脉、治完全不同，临床必须严格鉴别。

1. 病因方面 温病是感受温邪而发病；伤寒是感受寒邪而发病。

2. 感邪途径方面 温邪多从口鼻而入，先犯手太阴肺经或中焦脾胃；寒邪多从皮毛而入，先犯足太阳膀胱经。

3 病机方面 由于温为阳邪，化热极速，易伤阴液，故病之后期易出现肺胃阴伤或肝肾阴涸之证；寒为阴邪，化热较慢，易伤阳气，故病之后期易出现太阴、少阴阳衰之证。

4. 证治方面 温病初起一般用辛凉解表，狭义的伤寒初起一般用辛温解表。下面将温病中的风温与狭义伤寒作一鉴别（表2-1），利于大家学习理解。

总之，广义伤寒是一切外感疾病的总称，而温病作为外感疾病中性质属热的一类，应当归属于广义伤寒的范畴，但温病与狭义伤寒是有明显区别的。在温病学发展的早期阶段温病与因感受寒邪引起的狭义伤

表 2-1　风温初起与伤寒初起鉴别表

	风温初起	伤寒初起
病因	风热病邪	风寒病邪
感邪途径	从口鼻而入，首犯手太阴肺经	从皮毛而入，首犯足太阳膀胱经
病机变化	风热袭卫，肺卫失宣，易化燥伤阴，传变迅速。病程中可有卫气营血演变过程。终易伤阴	风寒束表，卫阳受郁，寒邪化热入里。病程中可有六经传变过程。后期易伤阳
初起证候	发热重，恶寒轻，口微渴，咳嗽，无汗或少汗，头痛，苔薄白欠润，舌边尖红，脉浮数等	恶寒重，发热轻，头项强痛，无汗，舌苔薄白，脉浮紧等
初起治法	辛凉解表	辛温解表
代表方剂	银翘散、桑菊饮	麻黄汤、桂枝汤

寒，两者是并列关系。但随着温病理论的发展，温病的范围逐渐扩大，外感热病中的大多数病种包括在温病之内，因此它与狭义伤寒的这种并列关系也就不对称了。

二、温病与温疫

温疫是温病学中具有特定含义的疾病名称，它与温病在概念上既密切相关而又有区别。

疫是指具有强烈传染性和流行性的疾病。“疫”作为疾病名称，主要是突出疾病的传染性和流行性的特点。这类疾病在性质上亦有寒、热、湿、燥的不同，包括范围较为广泛。

温疫是指温热性质的一类疫病，是温病中具有强烈传染性并引起流行的病变。另外，在古代文献中还有“瘟疫”名称的记载，它与温疫的含义不同。“瘟”实与疫相同，是指疾病的强烈传染和流行，而不是指疾病的温热性质。所以瘟疫为一切疫病的总称，它既包括温疫，也包括寒疫、湿疫、燥疫等。

温病是所有具有温热性质外感疾病的总称，既包括了具有强烈传染性和流行性的一类温病，也包括了传染性、流行性较小及少数不具传染性的温病。温疫则是指温病中具有强烈传染性和流行性的一类，所以温疫属于温病范围。为了体现其传染和流行的特点，区别于一般温病，所以称为温疫。由此可见，温病与温疫概念的区别就在于其传染性和流行性的强弱方面。临床常见的温疫类疾病有暑热疫、湿热疫等。

三、温病与温毒

温病与温毒既有联系又有区别。

在温病学中温毒有两层含义：一是病名概念，指温病中具有独特表现的一类温病，即温毒疾患；一是病因概念，指温病中的某些致病因素，即温热毒邪。前者是疾病名称，后者则是指病因。

温毒作为病名，主要是指因感受温热毒邪引起的一类具有独特表现的急性外感热病，它除了具有一般急性温热疾病的临床表现外，还具有局部红、肿、热、痛，甚则溃烂，或肌肤密布斑疹等特征。温毒隶属于温病的范围，是温病中具有肿毒或发斑表现的一类特殊病种。临床常见的温毒疾患有大头瘟、烂喉痧等。大头瘟是感受风热时毒引起的以头面部焮赤肿痛为特征的急性外感热病，多发生于冬春季节。由于本病除全身症状外，有明显的局部肿毒特征，所以古代医家将其纳入温毒范畴。烂喉痧是指多发于冬春两季，由温热时毒引起，临床上以发病急、传变快、病情重，初起即见咽喉红肿疼痛，甚或糜烂，肌肤发出丹痧为特征，具有较强传染性的急性外感热病。因其临床有咽喉糜烂、肌肤丹痧的特征表现，故称为烂喉痧。烂喉痧所描述的疾病即为猩红热。

温毒类疾病大多发病急骤，传变迅速，火热之性明显。病变过程中常常出现高热、伤津耗阴、气滞血瘀、脏腑功能严重失调和实质损害等多种病理表现。因此，治疗时常采用清热解毒法。

小　结

温病是由外感温邪引起的，以发热为主症，具有热象明显，易化燥伤阴等特点的一类急性外感疾病。各种温病在病因、发病、病理和临床表现方面具有共同特点，包括有特异的致病因素——温邪，发病有季节性、地域性、传染性、流行性的特点。温病具有起病急、传变快、热象偏重、易化燥伤阴、易内陷生变等特点。

温病属于外感疾病的范畴，外感疾病中除了风寒性质以外的疾病都属于温病的范畴。温病根据病证是否兼湿将其分为温热和湿热两类，或根据发病初起是否兼有里热将其分为新感和伏邪两类。温病与伤寒都是感受外邪而引起的疾病，都属于外感病的范畴，从概念而言，温病属于广义伤寒范畴，与狭义伤寒是并列关系。温疫与温毒均是温病中具有特殊表现的一类疾病，属于从属关系。

复习思考题

1. 如何理解温病概念的内涵？
2. 如何把握温病的基本特征？
3. 如何理解温病的分类方法？对临床有什么指导意义？
4. 如何从概念上厘清温病与伤寒的关系？
5. 温疫与温毒在概念上各有何特定含义？其与温病有何区别与联系？

第三章

温病的病因与发病

导　学

通过本章的学习，认识温病病因的共性，以及风热病邪、暑热病邪、湿热病邪、燥热病邪、温热病邪、疠气、温毒温邪的致病特点，了解温邪的感邪途径和温病的发病类型，为温病审证求因、审因论治奠定坚实的基础。

温病的病因是温邪，这是温病有别于其他外感、内伤杂病最根本的原因。人体感受温邪后是否发病取决于正气与邪气双方力量的对比。同时，温病的发生和流行，与自然、社会因素也密切相关。温病的病因与发病条件是构成温病发生的基本要素，二者缺一不可。

第一节　温病的病因

温邪是外界致病邪气中具有温热性质的一类病邪，是各种温病病因的总称。中医病因学说是建立在“审因论治”的基础之上，对外感病病因的分析又往往要结合疾病发生季节的气候特点，对温病病因的认识也是如此。温病的病因种类主要是根据四时不同的气候变化，结合不同温病的发病和临床特点，通过取类比象，以六淫的性质来归纳。主要分为风热病邪、暑热病邪、湿热病邪、燥热病邪，以及传统称为“伏寒化温”的温热病邪，还包括温毒病邪、温热性质的疫疠病邪等。

温邪致病具有共同的特性，主要表现有：①从外感受。温邪是通过口鼻或皮毛侵袭人体引发疾病。②温热性质显著。温邪致病会出现发热及相关的热象。③致病迅速。发病较急，进展较快，变化较多。④致病与季节相关。温邪的发生及致病多与季节密切相关，因此温病的发生多有季节性。⑤有特定病位。不同的温邪各有不同的侵犯部位，如风热病邪和燥热病邪主要侵犯手太阴肺，暑热病邪主要侵犯足阳明胃，湿热病邪则多犯足太阴脾等。见图 3–1。

除了上述共同特性外，各种温邪尚有各自不同的致病特点，从临床角度而言，把握其各自的致病特点，对于掌握相应温病的发展规律，并进行诊治具有重要作用。

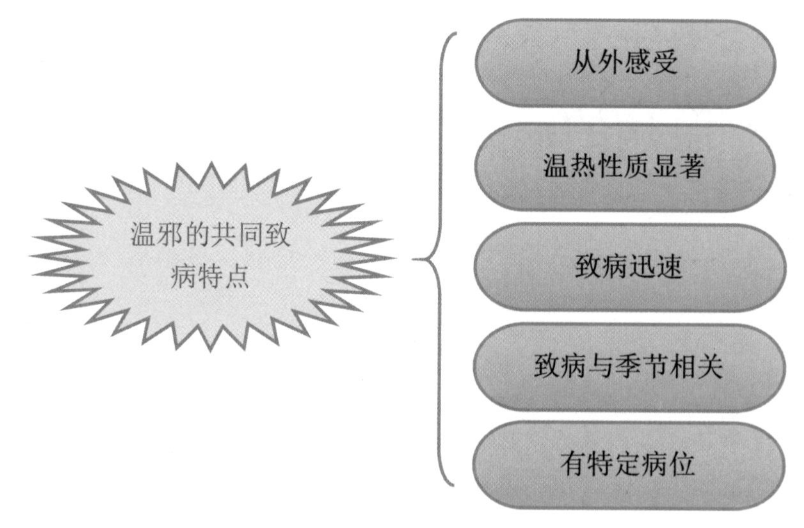

图 3-1　温邪的共同致病特点

一、风热病邪

具有风热性质的一种外感病邪称为风热病邪，感受风热病邪引起的温病为风温。春季阳气升发，气候温暖多风，故风热致病以春季为多。但冬季气候异常，应寒反暖，也易形成风热病邪而发为风温，因其发于冬季，亦称为冬温。风热病邪有以下主要致病特点（图 3-2）：

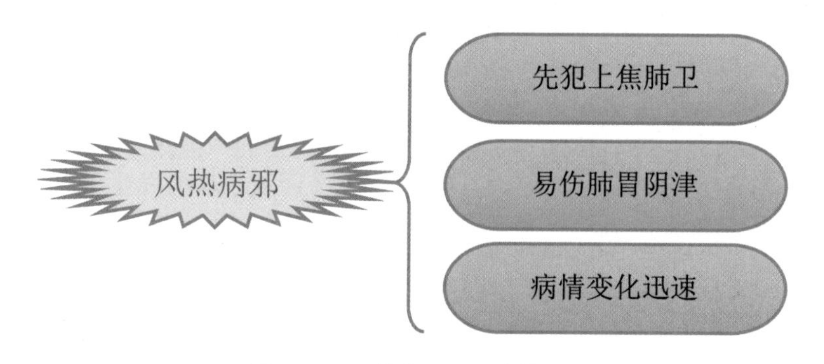

图 3-2　风热病邪的治病特点

1. 首犯肺卫　风为阳邪，具有升散、疏泄的特性，多从口鼻入侵人体，而人体肺位最高，肺开窍于鼻，外合肌表皮毛，故风热病邪通过口鼻入侵，首先侵犯肺卫。风温初起病变在上焦肺卫，临床以发热、微恶风寒、头痛、少汗、咳嗽、口微渴、苔薄白、舌边尖红、脉浮数等肺卫表热证为特点。风温病变过程中，常以肺为病变中心，多见邪热壅肺或痰热阻肺等证候。

2. 易伤肺胃阴津　风与热都属阳邪，风热相搏，致病后易化燥伤阴。因风温病变重心在肺，故风热病邪易伤肺胃阴津。致病初期即可损伤肺津，邪传入胃，则多导致肺胃阴伤，症见干咳、口渴、咽干、舌燥等。

3. 病情变化迅速　风邪具有善行数变的特点，故风热病邪致病后，变化较快。如初起邪袭肺卫，病邪可未经阳明气分而直接传入心包，出现神昏谵语、舌蹇、肢厥等“逆传心包”的危重证候；若正气未至大虚，机体抗病力强，或处治得当，则病邪消退也较快，一般病程不长。

二、暑热病邪

具有暑热性质的病邪称之为暑热病邪，夏季因感受暑热邪所致的温病称为暑温。暑为夏令主气，性属火热。暑热病邪的形成主要与夏季炎热高温的气候条件有关，故其致病有着明显的季节性。暑热病邪主要有以下致病特点（图 3–3）：

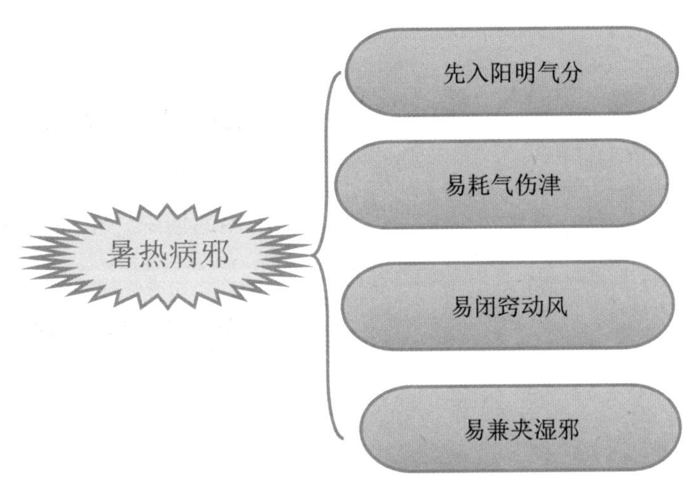

图 3–3　暑热病邪的致病特点

1. 先入阳明气分　暑为火热之气，其性酷烈，侵入人体后，传变极速，往往不拘表里，不以渐次。所以暑温初起大多即邪入气分而无卫分过程，临床以壮热、大汗出、面赤、口渴、脉洪大等暑热盛于阳明证候为主要表现。叶天士说“夏暑发自阳明”，即概括了暑热病邪的致病特点。

2. 易耗气伤津　暑热病邪属亢盛的火热之气，不仅易劫灼津液，而且易损伤元气，所以暑温病过程中易见身热、汗出、口渴、齿燥、神倦、脉虚等暑伤津气证候，甚或出现汗出不止、气短喘喝、面白肢厥、脉微细欲绝等津气欲脱的严重变化。这是暑热致病不同于一般温热之邪的特点之一。

3. 易闭窍动风　暑热属火，与心气相通，暑热病邪易内陷心包，引动肝风。同时，暑邪具有伤人急速的特点，致病后也可直中心包或直入肝经。因此，暑热病邪不仅在病程中易发生热陷心包或热盛动风，也可在致病初期即见身热昏迷、肢体抽搐等症状。

4. 易兼夹湿邪　夏暑之时天暑下迫，地湿上腾，暑热既盛，雨湿亦重，所以暑热易兼夹湿邪，这种病邪又称为暑湿病邪。暑湿病邪具有暑邪和湿邪的双重性质，但以暑热性质显著为特点，兼湿的程度各有差异。暑湿病邪的致病特点主要表现为：易阻滞气分，困阻脾胃，甚至弥漫三焦，病势缠绵难解，易耗损元气，化燥后易入心营等。感受暑湿病邪即时而发的温病称暑湿，伏至秋冬而发的温病称伏暑。

此外，在夏暑之时，因贪凉露宿，使用电风扇或空调不当，或恣食生冷，暑邪亦可兼夹寒湿，形成暑兼寒湿病邪为患，临床上以暑湿内蕴、寒邪束表为多见。

三、湿热病邪

具有湿与热双重特性的病邪称为湿热病邪，因感受湿热病邪而引起的温病称为湿温。湿热病邪四时均可产生，但以长夏季节气更为多见。因长夏之季暑气尤盛，气候炎热，且雨水较多，湿气偏重，故易致湿热为病。湿热病邪主要有以下致病特点（图3–4）：

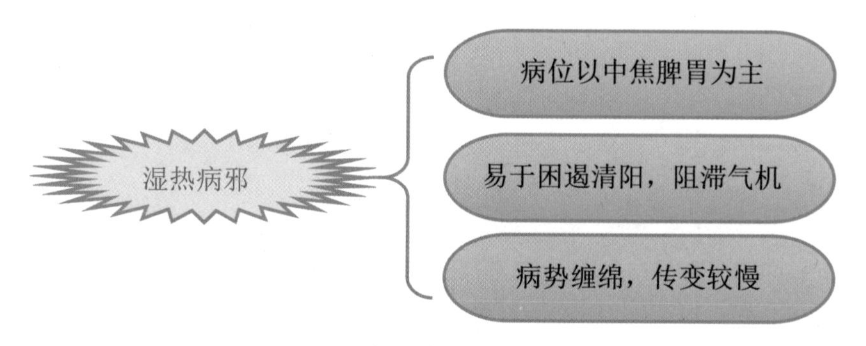

图3–4 湿热病邪的致病特点

1. 病位以脾胃为主 湿为土之气，脾胃同属中土，加之长夏季节人体脾胃功能较呆滞，多湿饮内停，湿土之气同类相召，故湿热病邪侵入人体好犯中焦脾胃，且在整个病变过程中以脾胃为病变中心。致病后引起脾失升运，胃失和降，出现脘痞、腹胀、呕恶、便溏、苔腻等湿困脾胃、运化失职的证候。

2. 易困阻清阳，阻滞气机 湿为重浊阴邪，具有困阻清阳、阻遏气机的特性。湿阻卫阳，症见身热不扬、恶寒、头身困重、神情呆钝等；湿阻脾胃气机，可见胸闷、脘痞、苔腻等症。湿困日久则易损伤阳气，甚至发生湿胜阳微的病机变化，出现畏寒、肢冷、便溏、面浮肢肿、舌苔白滑等症状。

3. 病势缠绵，传变较慢 湿属黏腻阴邪，与阳热之邪相搏，则湿热蕴蒸胶着难解。湿热病邪致病初起以湿邪的特征证候为主，之后逐渐缓慢化热化燥。所以湿温病大多病程较长，缠绵难愈，瘥后也易于复发。

四、燥热病邪

具有燥热性质的病邪称为燥热病邪，感受燥热病邪而引起的温病是秋燥中之温燥。燥为秋令主气，具有干燥的特性。其性质有属寒属热的不同，这与秋令气候的偏凉偏热有着密切关系。秋季久晴无雨，气候干燥的气候环境易形成燥热病邪，其具有温热和干燥的特性。燥热病邪主要有以下致病特点（图3–5）：

1. 病变以肺经为主 燥金之气内应于肺，燥热病邪从口鼻侵入，先犯肺经。所以秋燥病初起除有发热、微恶寒等肺卫见症外，必有咳嗽少痰、鼻干咽燥等肺燥见症，这是燥邪致病的主要特点。在秋燥病变过程

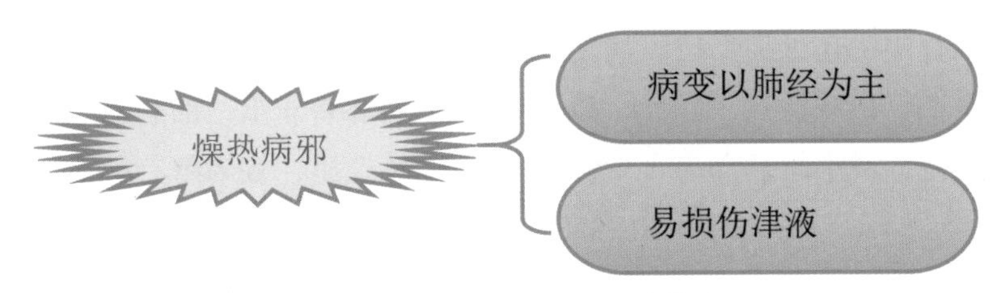

图 3-5　燥热病邪的致病特点

中，也以肺为病变中心，如肺燥阴伤，症见热甚、咳嗽气急、胸满胁痛、咽干口燥等。后期则肺胃阴伤，可见干咳少痰、口舌干燥、舌红少苔等症状。

2. 易损伤津液　燥热病邪以燥性为其特点，燥胜则干，热盛伤津，所以在病变过程中阴液耗伤更为显著，多见口渴，口鼻、唇咽及皮肤干燥，咳嗽无痰或少痰，大便干结，舌苔少津等症状。初起病在肺卫即有津液受损，继之耗伤肺胃阴液，少数严重者后期亦可损伤肝肾阴液。

五、温热病邪

历代医家根据《素问·阴阳应象大论》"冬伤于寒，春必温病"的论述，认为冬感寒邪，当时未发病，至春则内伏之寒邪化热，从内而发为温病。这种"伏寒化温"的致病因素是春季的一种温邪，因其不兼具风、暑、湿、燥等病邪的性质，而以温热性质为著，故称之为温热病邪。又因其致病有初起即见里热证的特性，所以历来视其为伏气温病。感受温热病邪引起的温病称为春温。温热病邪致病一般具有以下特点（图 3-6）：

1. 初起即见里热证　温热病邪，其性酷烈，起病急骤，自内而发，初病即见里热炽盛证候。其发于气分者，症见灼热、烦渴、尿赤、舌红苔黄而乏津液等症；发于营（血）分者，初病即见身热、斑疹、神昏，或有出血倾向、舌绛等。若由新感引发，则还可兼见表证，呈表里同病之候。

2. 易闭窍、动风、动血　由于温热病邪的温热特性突出，里热炽盛而易化火化毒，多见闭窍、动风之变而发生神昏、痉厥。郁热内炽，内迫血分损伤血络，迫血妄行，出现肌肤斑疹显露或多腔道出血等症状。

3. 易耗伤人体阴液，后期尤易致肝肾阴伤　由于温热病邪病位深而邪热重，故极易耗伤阴液。致病初起即可见烦渴、小便短

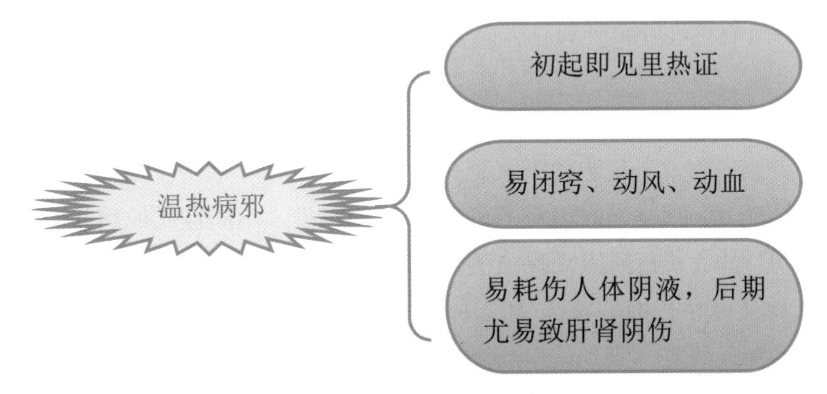

图 3-6　温热病邪的致病特点

赤、便秘等；病程中阴伤见症突出；病之后期多耗伤肝肾真阴，出现低热、颧赤、口燥咽干、脉虚、神倦，或手足蠕动、舌干绛而萎等症状。

六、温毒病邪

前人根据某些温病具有肿毒表现的临床特点提出了温毒病因概念。因其致病与时令季节相关，并能引起流行，故又称为时毒。温毒病邪并非单一的病邪，而是可以引起具有温热性质，且局部有肿毒特征的一类外感热病的病因总称，包括风热时毒、暑热时毒、湿热时毒、温热时毒等。其共同的致病特点主要有（图 3–7）：

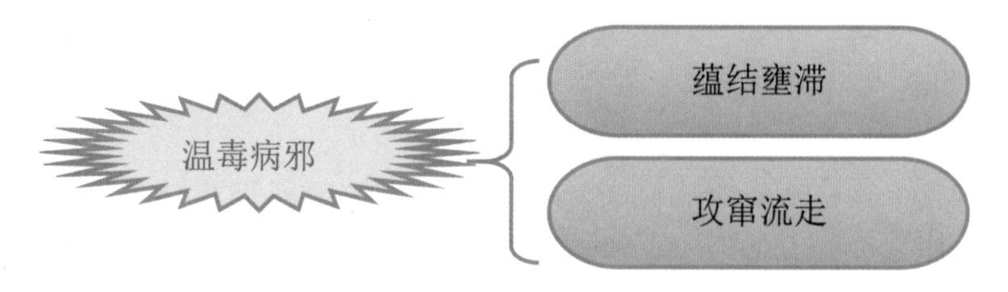

图 3–7 温毒病邪的致病特点

1. 蕴结壅滞 温毒可壅滞气血，毒瘀互结，临床除有温邪致病的一般见症外，还可见局部红、肿、热、痛，甚或溃烂的特殊征象，也就是其临床具有独特的肿毒表现。因此，把这类病因称之为“温毒”，但究其实质仍属温邪夹毒一类。

2. 攻窜流走 温热毒邪可随经脉流走攻窜，肌腠、筋骨、脏腑等部位均可受其损害。外窜肌腠，可出现皮肤丹痧、斑疹等；上冲头面，可见头颈、颜面红肿疼痛等；内攻脏腑，可致咳喘、神昏、痉厥等；还可下注宗筋、阴器，可致睾丸肿胀疼痛。

七、疠气

疠气亦称戾气，是指致病暴戾，具有强烈传染性的一类致病因素，是明代医家吴又可在前人理论基础上，根据当时温疫“延门阖户，众人相同”的大流行特点而提出的温病病因概念。吴又可在长期的临床实践中，通过反复观察和深入研究，深刻认识到温疫病的发生，非风、寒、暑、湿等六气所感，而是自然界另有一种致病物质所感，这类物质统称为杂气，而疠气是杂气中致病严重的致病因素。疠气的属性有寒热之分，属温热性质者能引起温疫的发病、传染和流行。疠气致病具有如下特点（图 3–8）：

1. 其性暴戾，致病力强 疠气致病往往无问老幼，触之即病。

2. 具有强烈的传染性，极易蔓延流行 疠气致病力极强，具有强烈的传染性，来势凶猛，在短时间内可引起疫病的大范围流行。

3. 从口鼻而入，有特异的病变定位 疠气的感邪途径以口鼻为主，即通过空气或饮食侵入人体。《温疫论》中提出感染途径既有“天受”，即空气传播，也有“传染”，即接触感染。不同性质的疠气，对脏腑经络有不同的定位倾向。湿热性质的疠气多先犯膜原，再分表里九传。燥热性质的疠气多客阳明胃腑，传布于十二经。

4. 病情严重，病势凶险 疠气侵袭人

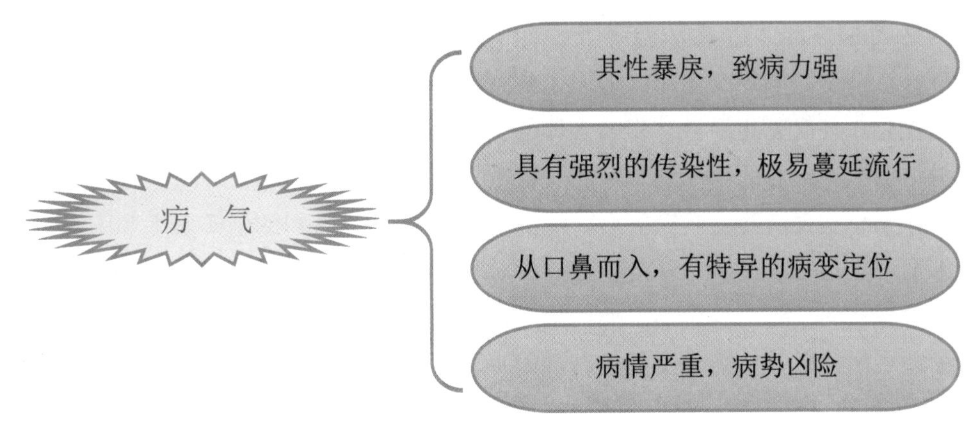

图 3-8　疠气的致病特点

体，发病迅速，传变极快，症状复杂多变，病情险恶，致死率高。如《温疫论》所说的“此一日之间而有三变”“缓者朝发夕死，急者顷刻而亡”。

疠气病因学说由明末吴又可所创，后世不少医家如戴天章、杨璿、余霖、刘奎等在其学术见解基础上加以发展，形成了温病学中一支独特的学派，即温疫学派。温疫学派这些独创性的见解，不仅突破了“百病皆生于六气”的传统观点，而且也较为准确地揭示了急性传染病的发病原因，这的确是病因学上的一大创见，是温病病因学的一大发展。然而，由于历史条件的限制，这些认识还只是根据直观现象的分析、推理而来的，有一定的局限性，尤其是在“辨证求因，审因论治”方面尚未形成有别于六淫证治的独立完整的理论体系。因而其临床意义只在于提示温病的发生和流行特点，而在指导辨证施治方面，仍不能脱离六淫体系的范围，值得今后深入研究。

第二节　温病的发病

温病发病的内容，主要包括导致发病的各种因素、感受病邪的途径及发病类型。

一、发病因素

温病的发病因素除外感温邪外，与体质因素、自然因素及社会因素等影响有关。

1. 感受温邪　温邪侵入机体而发病。这也是温病区别于其他外感疾病的基本特征。

2. 体质因素　温病的发生与人体正气不足有直接关系。温邪侵入人体能否

发病，主要取决于人体的抗病能力。如人体脏腑功能正常，正气旺盛，抗病力强，则外邪不易入侵，即《素问·刺法论（遗篇）》所说：“正气存内，邪不可干。”反之，人体正气不足，防御力低下，则外邪易侵犯人体而发生温病。

人体的体质状况与温病发病也有密切的关系。如素体阴精亏损或阳热偏胜，易感受温热类病邪而发病，而素体脾虚湿盛，或脾弱失运，易感受湿热类病邪而发病。

3. 自然因素 自然因素是温病发病的重要条件，特别是气候的变化对温病发生的影响更为重要。气候变化异常，影响人体的抗病能力，也影响温邪的形成和致病。气候反常，或在久旱、大涝等自然灾害后，温邪也易猖獗而广泛传播。此外，环境变化、地域因素等对温病的发病也有影响。如污染尘粉、刺激性气体、放射性物质及其他有毒物质等，均可降低人体防御功能，增加温邪的易感机会。

4. 社会因素 社会因素包括经济水平、健康状况、卫生习惯、卫生设施、防疫制度等都会影响人们的健康水平和防御温病的能力，对温病的发生和流行也有重要的影响。见图 3-9。

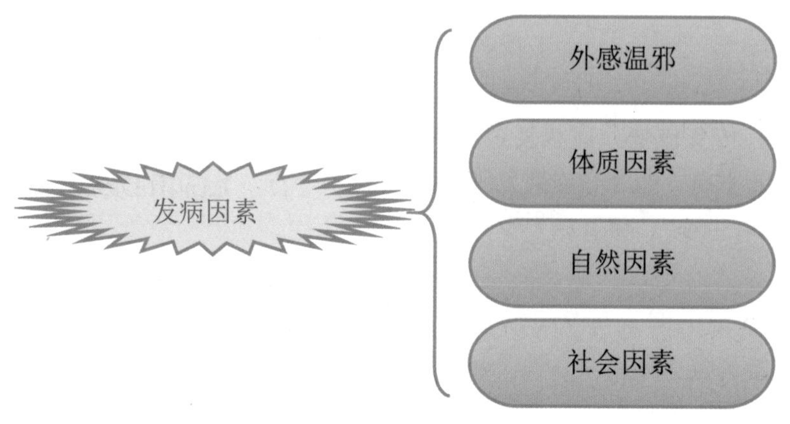

图 3-9 温病的发病因素

二、感邪途径

温邪侵犯人体的途径可从口鼻而入，也可从皮毛而入，但以口鼻而入者为多。

（一）邪从口鼻而入

从呼吸经口鼻而侵入人体的病邪，其病位多在上焦手太阴肺。如风温、秋燥等初起以肺经为病变中心的温病，其病邪即是通过呼吸经口鼻的而侵入人体的。口气通于胃，口和胃为人体摄纳饮食的重要器官，故邪从口入者大多因饮食不洁，致邪毒侵入人体。邪从口入者，其病位多以中焦脾胃为主，如湿温、湿热痢等湿热性质的温病即属于这一类型。

（二）邪从皮毛而入

通过直接接触而侵入人体的病邪，包括从皮肤侵入而发病，以及蚊虫等叮咬人体皮肤时，使人体感染病邪而发病，或接触疫水而感邪发病等。见图 3-10。

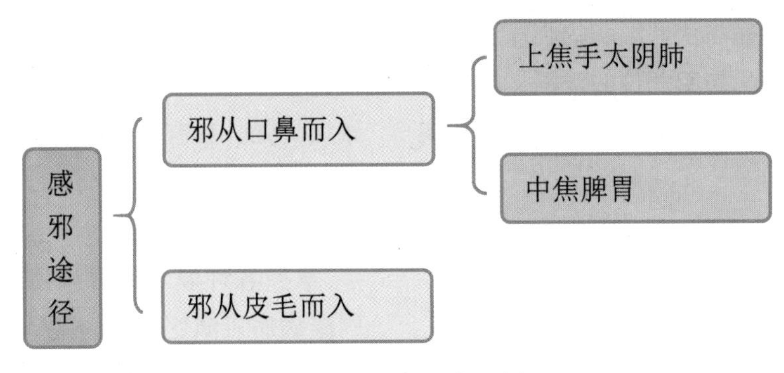

图 3-10 温病的感邪途径

三、发病类型

发病类型是指温病发病后在证候上所表现出的不同类型。温病包括多种疾病，根据其发病初起的临床表现，可将温病分为病发于表和病发于里两种类型，分别称为新感温病和伏邪温病。见图 3-11。

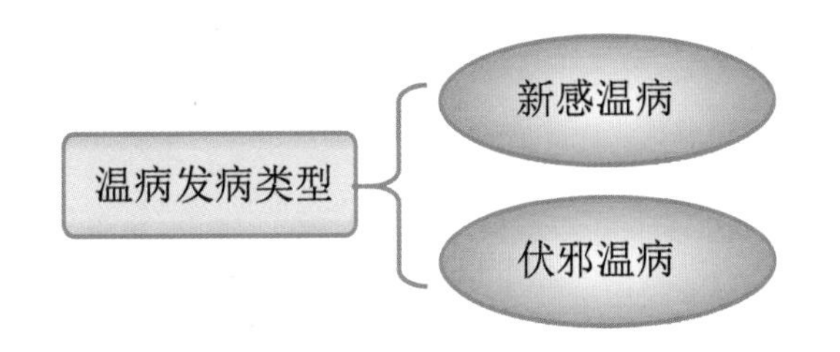

图 3-11 温病的发病类型

1. 新感温病 新感温病简称“新感”，指感受当令病邪即时发病的一类温病。

新感温病的主要特点是：初起病邪多在表，一般无里热证，以发热，恶寒，无汗或少汗，头痛，咳嗽，苔薄白，脉浮数等卫表证候为主。病机传变总的趋向是由表入里，由浅入深。一般新感温病较伏邪温病病情轻，病程短。初起的治疗以解表透邪为基本大法。

2. 伏邪温病 伏邪温病简称“伏邪”，又称伏气温病，是指感邪后未即时发病，邪气伏藏，逾时而发的温病。伏邪温病初起无表证者称为伏邪自发，而以里证为主兼表证者称为新感引发。

伏邪温病的主要特点是：初起即显现出里热证候，若无外感时令之邪引发，一般无表证。由于感邪轻重和人体正气强弱的不同，伏邪或发于气分，或发于营分。发病初起即见身灼热，烦躁，口渴，尿赤，舌红等症；或见身热夜甚，心烦，时有谵语或斑点隐隐，舌绛等症。病机传变趋向，如伏邪由里达表，则病情好转；如伏邪内陷深入，则病情加重。伏邪温病病情较重，病程较长。初起治疗以清泄里热为主。

新感温病与伏邪温病的区别，见表 3-1。

表 3-1 新感温病与伏邪温病比较表

	新感温病	伏邪温病
发病	感邪即发	感邪后，邪气伏藏，逾时而发
证候特点	初起见肺卫表证	初起见里热证
病机传变	由表入里，由浅入深	由里达表，或内陷深入，
病势	病情轻，病程短	病情重，病程长
初起治疗	解表透邪为主	清泄里热为主
代表病种	风温、暑温、秋燥、湿温等	春温、伏暑等

区分新感温病与伏邪温病的临床意义主要在于：判断温病初起病位的浅深，认识病情的轻重，推断传变趋向，为确定治疗方案提供依据。

小　结

温邪是外界致病邪气中具有温热性质的一类病邪，是各种温病病因的总称。具有从外感受、温热性质显著、致病迅速、有特定病位，以及致病与季节相关等共同的特性。

温邪包括风热病邪、暑热病邪、湿热病邪、燥热病邪、温热病邪、温毒病邪，以及疠气，各种不同的温邪又具有各自不同的致病特点，如风热病邪致病先犯上焦肺卫、易化燥伤阴、变化迅速；暑热病邪致病多先入阳明气分，易损伤津气，易入厥阴、闭窍动风，易兼夹湿邪；湿热病邪致病病位以中焦脾胃为主，易困遏清阳、阻滞气机，病势缠绵、传变较慢；燥热病邪致病病位以肺经为主、易致津液干燥；温热病邪的致病特点是初起即见里热证，易闭窍动风动血，易耗伤人体阴液，后期尤易致肝肾阴伤；温毒病邪致病则易蕴结壅滞、攻窜流走；疠气特点为其性暴戾，致病力强，具有强烈的传染性，极易蔓延流行，从口鼻而入，有特异的病变定位，病情严重，病势凶险。

掌握各种温邪的致病特点，是认识不同温病病机演变规律的基础，是临床辨证求因、指导临床立法用药的依据。

温病的发生与感受温邪、体质因素、自然因素及社会因素相关。感邪途径分为邪从口鼻而入和邪从皮毛而入。区分新感温病与伏气温病更应重视其临床意义。

复习思考题

1. 简述温邪的内涵。
2. 学习温病病因有何临床意义？
3. 温邪有哪些共性？
4. 风热病邪、暑热病邪、湿热病邪、燥热病邪、温热病邪的主要致病特点有哪些？
5. 试述新感温病和伏气温病的区别。

第四章

温病的辨证

导　学

通过学习温病卫气营血辨证和三焦辨证的理论渊源、证候表现、病理变化、传变规律等内容，掌握温病学独特的辨证方法，为全面掌握温病的临床辨证论治体系奠定基础。长期的临床实践证明，卫气营血辨证和三焦辨证是指导温病辨治行之有效的纲领，是温病学理论的精髓，必须熟练掌握，灵活运用。

温病的辨证是以卫气营血辨证和三焦辨证理论为指导，又称之为温病的辨证纲领。这是历代医家在长期的临床实践中总结出来的，是对温病病理变化及证候反映的客观认识。认为整个温病的过程就是温邪入侵机体而导致卫气营血和三焦所属脏腑的功能失调及实质损害，并产生一系列的证候变化的过程。临床上只要掌握了这些证候特点，就能正确地进行辨证施治。

第一节　卫气营血辨证

卫气营血辨证理论是由清代温病学家叶天士所创立。叶天士依据温病病机演变的规律性和病程发展的阶段性特点，结合《黄帝内经》及历代医家有关营卫气血生理的论述，以及自己丰富的实践体会，创立了卫气营血辨证理论，阐明了温病的病理变化、证候类型，以及温病病变的浅深层次、病变过程的先后阶段，确定了证候类型及病变性质，以指导温病的治疗。

中医认为，营卫气血由水谷化生，是维持人体生命活动的精微物质。卫，主要指卫气的温养分肉、抵御外邪的功能；气，是脏腑生理活动的动力及整体防御机能的体现；营与血功能相似，对全身及脏腑起着营养和滋润的作用。卫敷布于肌表，气充养全身，卫气行于脉外；营行于脉中，化气为血，营养人体。可见，卫气营血辨证是以卫气营血的生理功能为基础，用卫气营血的表里层次来概括温病病变的浅深层次及病情的轻重程度，进而确立了卫气营血各阶段的治则，从而使该理论有效地指导了温病的辨证论治。见图 4–1。

一、卫气营血的病机与证候

（一）卫分证

卫分证是指温邪初犯人体，引起卫气功能失调而出现的证候类型。其主要临床表现为：发热，微恶风寒，头痛，无汗或少汗，咳嗽，口微渴，舌苔薄白，舌边尖红赤，脉浮数。其辨证要点为：发热，微恶风寒，口微渴。不同种类的温邪（如风热病邪、燥热病邪、湿热病邪等），入侵卫分所产生的临

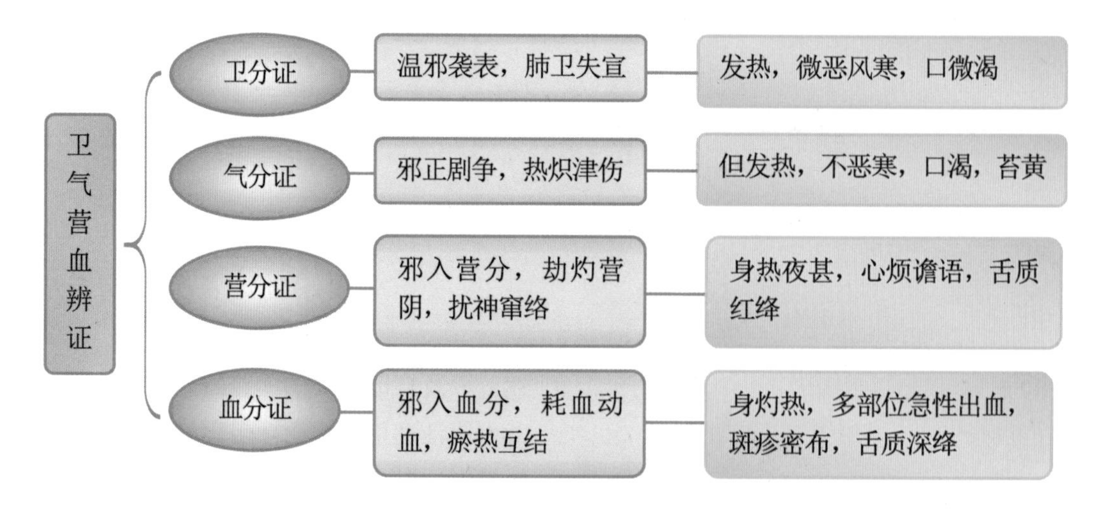

图4–1 卫气营血辨证

床特点尚有差异。

温邪从口鼻而入，首先侵犯肺卫。卫外阳气为温邪所郁而失温养之职，出现恶寒；卫气受遏，与邪抗争，则见发热；因卫阳为温邪郁遏，故虽有恶寒，但较短暂或轻微，而以发热为主；卫气郁遏，腠理开合失司，则无汗或少汗；肺卫相通，卫气受郁则肺气失宣而咳嗽；邪热上扰清空则头痛；热邪伤津则口渴；舌苔薄白，舌边尖红赤，脉浮数为温邪在表之征象。因此，卫分证的病机特点可概括为：温邪袭表，肺卫失宣。

卫分证病变层次表浅，病情一般较轻，持续时间较短，治疗及时、准确，邪可从表而解。若感邪较重，或治疗失误，病邪可迅速从卫分进入气分。体质虚弱的患者，如心之气阴素虚者，温邪也可由肺卫逆传心包，出现危重证候。

（二）气分证

气分证是指温邪入里，未传入营血分，影响人体气的生理功能所出现的一类证候类型。病变涉及范围较广，包括肺、胃、脾、肠、胆、膜原、胸膈等，因此，气分证的临床表现随病变部位、证候类型的不同而有差异。气分证症状虽然复杂多样，但有其共同特点，多见壮热、不恶寒、反恶热、汗多、渴欲冷饮、尿赤、舌红、苔黄、脉数有力等临床表现。其辨证要点为：但发热，不恶寒，口渴，苔黄。

气分证的形成，一是卫分温邪不解而传入；二是某些温邪径犯气分；三是某些伏气温病，伏邪始从气分发出；四是营分邪热转出气分。温邪进入气分，激起正气抗邪。邪正剧争、热炽津伤，是气分证的基本病机变化。气分证病变广泛，临床类型较多，其中热盛阳明的临床表现和病机最具代表性。阳明为十二经脉之海，多气多血，抗邪力强，邪入阳明，正气奋起抗邪，邪正剧争，里热蒸迫，外而肌腠，内而脏腑，均受其熏灼，故见壮热；温邪在里不在表，故但见发热而不恶寒；里热炽盛，迫津外泄，故见多汗；热炽津伤而口渴喜凉饮，苔黄而燥；气分热盛则见脉洪大。热盛阳明的病理特点可概括为：邪正剧争，里热蒸迫，热盛津伤。

湿热病邪（包括暑湿病邪）深入气分，

病机变化较复杂，涉及的主要病变部位有：脾、胃、膜原、胆腑、肠腑等，证候类型不同，临床表现各异。其共有的症状是：发热，脘腹痞满，苔腻。发热类型随湿、热孰轻孰重而异，湿重热轻者，热为湿遏而见身热不扬；热重湿轻者，湿热交蒸而见身热汗出，热虽盛而不为汗衰。湿热郁阻气机，故见脘腹痞满；苔腻为湿热在气分的征象，其邪初入气分，湿多热少，以白腻苔为主，随着湿邪化热，则苔色由白变黄，至转化成湿热俱盛或热重湿轻，则舌苔变为黄腻或黄浊，甚至黄燥兼腻。由此可见，身热汗出、脘腹痞满、苔腻为气分湿热证的基本表现。腻苔是判断气分有无湿热内阻的标志。

邪在气分，邪气既盛而正气未至大衰，邪正相持，病邪羁留。此时正气若能奋起抗邪，或经及时、正确的治疗，可使邪退病愈；反之，此时若正气不支，或失治、误治，温邪因而鸱张，可由气分深入营分甚至血分，病情趋于危重恶化。

（三）营分证

营分证是指温邪深入营分，劫灼营阴，扰神窜络而出现的证候类型。其主要临床表现为：身热夜甚，口干不甚渴饮，心烦不寐，时有谵语，斑点隐隐，舌质红绛，脉细数。其中以身热夜甚，心烦谵语，舌质红绛为邪入营分的辨证要点。

营分证的形成，一是气分邪热失于清泄，或为气分湿热化燥化火，传入营分；二是肺卫之邪乘心营之虚，径陷心营；三是伏邪始自营分发出；四是某些温邪直犯心营。温邪深入营分，则营阴耗伤，故见身热夜甚、脉细数；营热蒸腾，则口干反不甚渴饮；心主血属营，营阴受热，扰及心神，则见不同程度的神志异常，轻则心烦不寐，甚则时有谵语；营分受邪，热窜血络，则见斑点隐隐。故营分证的病理特点可概括为：营热阴伤，扰神窜络。

湿热病邪只有在气分化燥化火后方可传入营分。湿热化燥化火过程中，易出现邪热虽已进入营分，气分湿邪尚待燥化的气营同病表现，既有身热夜甚、时有谵语、斑点隐隐、舌质红绛、脉细数等营热阴伤症状，又有舌苔垢腻，或脘痞、胸闷等气分湿阻征象。

营分病变介于气分与血分之间，温邪既可外转气分，又可内传血分。一般而言，温邪初入营分，营阴未至大伤，犹可透热转气；邪热久炽营分，营阴劫灼较甚，或失治、误治，其邪则深传血分，病情加重转危。

（四）血分证

血分证是指温邪深入血分，引起耗血动血，瘀热互结所出现的证候类型。其主要临床表现为：身热夜甚，躁扰不安，或神昏谵狂，吐血，衄血，便血，尿血，肌肤斑疹密布，舌质深绛。其辨证要点为：身灼热，多部位急性出血，斑疹密布，舌质深绛。

血分证的形成，一是营分邪热未能透转气分而羁留，进而深传血分；二是卫分或气分邪热未解，直接传入血分；三是伏邪始自血分发出。血分证的病机变化，始于血热炽盛。由于血热炽盛，灼伤血络，迫血妄行，形成多脏腑、多部位、多窍道急性出血，如呕血、吐血、咯血、衄血、便血、尿血、阴道出血、斑疹等；由于血热炽盛，血为热搏，瘀热互结，炼血耗血，于脉络内形成广泛瘀血，阻滞血液环周流行。症见唇甲青紫，斑疹紫黑，舌质深绛等。瘀热互结进一步加重出血，出血又进而加重瘀血的形成，如此形成恶性循环。心及血脉均与神志活动变化密切相关，《灵枢·本神》说："心藏脉，脉舍神。"脉络瘀热内阻，逼扰心神，则见严重神志异常，如躁扰不安、神昏谵狂等。因此，血分证的病机特点可概括为：热毒入血，动血耗血，瘀热互结。

血分证病情严重凶险，若救治及时，可使血分邪热渐衰，正气渐复，病情可望缓解。血分热毒极盛者，血脉、脏腑严重损伤，可因血脉瘀阻，脏气衰竭，或急性失血，气随血脱而死亡。

二、卫气营血证候的相互传变

人体卫气营血四者之间有着不可分割的密切关系。卫与气以躯体脏腑生理功能活动为主，营与血是营养全身的物质，故卫、气属阳，营、血属阴。卫与气虽同是指功能活动，但其作用范围有表里之分，卫主表而气主里，故卫是气的浅层。营与血同源于水谷之精微，但营为血中之气，故营为血之浅层。叶天士说："卫之后方言气，营之后方言血。"就是从卫气营血的生理、病理方面，概括了温病病邪入侵的浅深层次、病情变化的轻重，以及其相互间的传变。总的来说，病在卫分浅于气分，而病在血分则深于营分。具体而言，邪在卫分，病位最浅，属表证，持续时间较短，病情最轻；邪在气分为病已入里，邪势转盛，病位深入一层，其病变多影响脏腑的功能活动，病情较邪在卫分为重，但此时正气尚盛，御邪力量较强，如治疗及时，每易驱邪外出，使疾病趋向好转或痊愈；邪热深入营分、血分，不仅营血耗伤，而且心神亦受影响，病情最为深重。

卫气营血这种浅、深、轻、重的四个层次的变化，一般可作为疾病发展过程的传变顺序。因为温邪多从卫分开始，而后向里传变，即由卫到气，进而内陷营血，这种发展变化，为温病传变的一般规律。但由于感邪性质有差异、患者体质有强弱、治疗是否及时恰当，都会影响上述传变规律，因而也不是固定不变的。在临床上有不传和特殊传变两种情况。所谓不传，是指邪犯卫分，经治疗后邪从外解而病愈；所谓特殊传变是指病发于里，即开始就见气分或营血分病变，而后转出气分，逐渐趋向好转、痊愈。这种初起即见里证的温病，往往反复性大，病情较重。此外，也有气分未罢而内陷营血者，有卫气同病者，更有外透而复内陷者。这是温病病程发展特殊传变中的又一不同形式。

掌握温病的发展变化规律，关键是要抓住卫气营血各个阶段的证候特点。认清这些证候特点，不仅有助于掌握其病变部位的浅深，病情发展及病机传变的变化，而且能够据此确定治疗方法。叶天士所说的"在卫汗之，到气才可清气，入营犹可透热转气，入血直须凉血散血"就是针对卫气营血病变所确立的治则。

第二节　三焦辨证

三焦辨证为清代温病学家吴鞠通所倡导。吴鞠通依据《黄帝内经》《难经》对三焦部位的论述，在继承前人特别是叶天士成就的基础上，结合自己对温病的实践体会，创立了三焦辨证体系。

三焦概念首载于《黄帝内经》，将人体划分为上、中、下三部，并论述了三焦的功能。至汉代，开始涉及三焦的病理变化。到了金元时期，对三焦病机研究日臻深入，如金元四大家之一的刘完素，从多方面论述了外感疾病、内伤杂病的三焦病机变化，还将三焦病变作为外感热病的分期，即上焦为初期，中焦为中期，下焦为后期，如他在《素问病机气宜保命集》中称斑疹“首尾不可下者，首曰上焦，尾曰下焦”。首曰上焦者，指疾病初期病位在上焦；尾曰下焦者，指疾病后期病位在下焦。时至清代，喻嘉言强调温疫的三焦病变定位，他在《尚论篇·详以瘟疫以破大惑》中说：“然从鼻从口所入之邪，必先注中焦，以次分布上下”“此三焦定位之邪也”，并提出三焦分治原则。温病学家叶天士在创立卫气营血理论、阐明温病病机的同时，亦认为“温热须究三焦”。吴鞠通在继承前人特别是叶天士成就的基础上，结合自己的临床实践，创立了三焦辨证体系，系统论述了四时温病三焦所属脏腑的病机变化、辨证纲领、传变规律，以及三焦病证的治疗大法和方药。因此，三焦辨证理论，起源于《黄帝内经》《难经》，发展于温病学派，完善于吴鞠通。

三焦辨证与脏腑辨证，在辨别脏腑病机变化、确定病变部位、病变性质和证候类型等方面，具有相似之处，但三焦辨证还能用于说明温病的发生、发展及传变规律，预测疾病的发展趋向，判断温病的预后。

一、三焦的病机与证候

（一）上焦证

上焦证主要包括手太阴肺和手厥阴心包的病变，常见证候类型有（图 4–2）：

1. 邪袭肺卫　肺合皮毛而统卫，开窍于鼻。温邪从口鼻而入，首先犯肺，则肺卫同时受邪。其病理特点为：卫受邪郁，肺气失宣。主要症状有发热，微恶风寒，咳嗽，头痛，口微渴，舌边尖红赤，舌苔薄白欠润，脉浮数等。温邪入侵，卫气奋起抗邪，郁而不宣，故发热；肺气失宣，卫气不布，肌肤失于温煦，故微恶风寒；肺受邪乘，清肃失司，故咳嗽；邪热伤津，故口微渴。其辨证要点为：发热，微恶风寒，咳嗽。

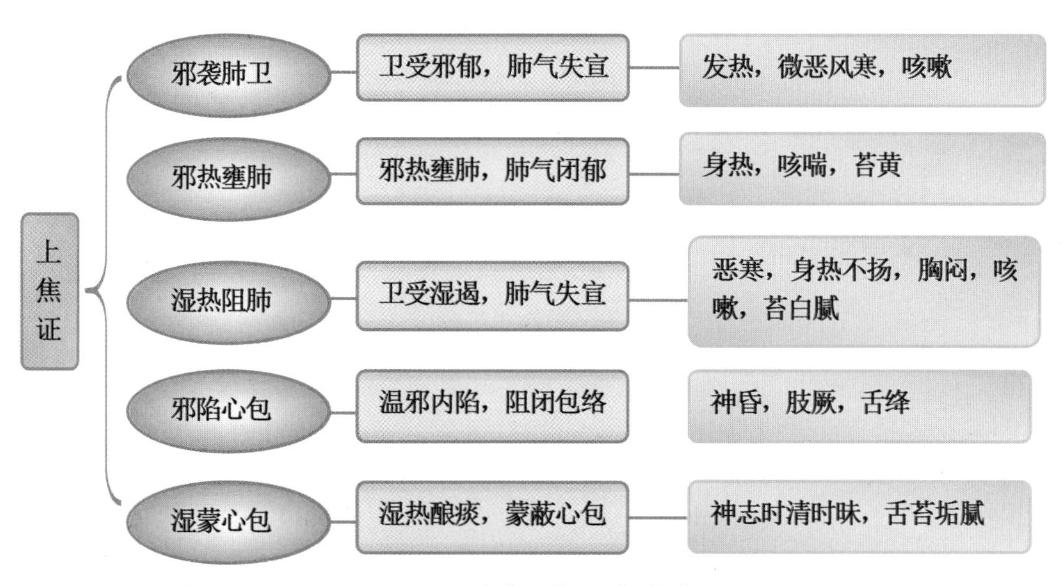

图 4–2　上焦证常见证候类型

2. 邪热壅肺 邪袭肺卫不解，温邪自表入里，肺热亢盛，可致邪热壅肺，肺气闭郁。症见身热，汗出，咳喘，口渴，苔黄，脉数等。温邪自肺卫传入气分，故身热而无恶寒；里热迫津外泄，故汗出；液为热耗，津为汗伤，故口渴；肺气闭郁，故咳喘；苔黄脉数为气分热盛征象。其辨证要点为：身热，咳喘，苔黄。

3. 湿热阻肺 湿热病邪或暑湿病邪犯肺，卫受湿遏，肺气失宣。症见恶寒，身热不扬，胸闷，咳嗽，咽痛，苔白腻，脉濡缓等。湿郁卫表则恶寒；热为湿遏则身热不扬；湿热阻肺，宣降失司，则胸闷、咳嗽、咽痛；舌苔白腻，脉濡缓，为湿重热轻之征。其辨证要点为：恶寒，身热不扬，胸闷，咳嗽，苔白腻。

4. 邪陷心包 温邪内陷，阻闭包络。症见身灼热，神昏，肢厥，舌謇，舌绛等。邪陷心包的途径，一是肺病逆传，心包受邪；二是由表入里，渐次传于心包；三是邪热直中，径入心包。热陷心包，扰乱神明，可出现严重的神志异常，如神昏谵语，甚则昏愦不语；心窍为邪热所阻，气血运行郁滞，四肢失于温煦，故身灼热，四肢厥冷不温，但一般冷不过肘膝；心主血属营，邪乘心包，营血受病，故舌质红绛。其辨证要点为：神昏，肢厥，舌绛。

5. 湿蒙心包 气分湿热酿蒸痰浊，蒙蔽心包。症见身热，神志昏蒙，时清时昧，舌苔垢腻，舌质红或绛等。痰湿蔽窍，心神受扰，故神志昏蒙，时清时昧，较邪陷心包的神昏谵语为轻；如邪在气分，未入营血则舌质红；如湿遏热伏或气营病，可见舌绛；气分湿邪内阻，故舌苔垢腻，其湿重于热者为白苔厚腻，热重于湿者为黄腻苔。其辨证要点为：神志时清时昧，舌苔垢腻。

上焦温病一般为起病初期，感邪轻者，正气奋起抗邪，可使邪从表解；阴精素亏而感邪重者，温邪可迅速从肺卫演变为肺热壅盛，若使肺气大伤，甚者可导致化源欲绝而危及生命；或患者心气阴素虚，肺卫温邪内陷心包，甚者因内闭外脱而死亡。故吴鞠通指出，温病死证，“在上焦有二：一曰肺之化源绝者死；二曰心神内闭，内闭外脱者死”。

（二）中焦证

中焦证主要包括足阳明胃、手阳明大肠、足太阴脾的病变，常见的证候类型有（图 4–3）：

1. 阳明热炽 邪热入胃，里热蒸迫。足阳明胃为十二经气血之海，多气多血，五脏六腑皆从其禀受。阳明气旺，正气奋起抗邪，里热蒸迫，则外而肌肉，内而脏腑，无不受其熏灼。症见身体壮热，大汗，心烦，面赤，口渴引饮，舌红苔黄燥，脉洪大而数等。阳明热盛而尚未里结成实，这种病机变化称为“无形热盛”。其辨证要点为：壮热，大汗，渴饮，脉洪大而数。

2. 阳明热结 阳明热结又称阳明腑实或热结肠腑，邪热结聚与糟粕相搏，耗伤阴液，肠道传导失司。症见日晡潮热，大便秘结，或热结旁流，腹部硬满疼痛，舌苔黄灰黑而燥，脉沉实有力。阳明气旺于申酉之时，与邪剧争，故日晡发热更甚；热结津伤传导功能失职，故大便秘结，或因热迫津液从燥结旁流而至纯利稀水；肠道燥热与糟粕相搏，阻碍气机，故腹部硬满疼痛；腑实而津液大伤，则舌苔可呈黄灰黑而干燥；脉沉

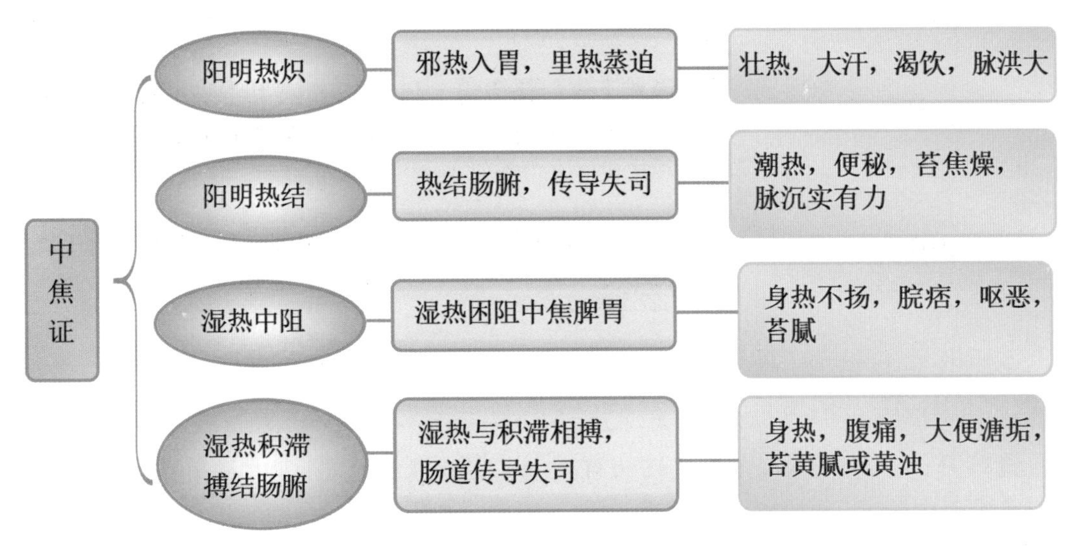

图4-3　中焦证常见证候类型

实有力为肠腑热结征象。其辨证要点为：潮热，便秘，苔焦燥，脉沉实有力。

3. 湿热中阻　湿热病邪困阻中焦脾胃。湿热困阻中焦因湿与热偏重程度的差别而临床表现各异。湿重于热者，病变偏重于脾，脾为湿困，气机郁阻。症见身热不扬，胸脘痞满，泛恶欲呕，舌苔白腻，或白苔满布，或白多黄少等。热处湿中，热为湿遏，故身热不扬；湿阻气机，故胸闷脘痞；脾失健运，胃失和降，故泛恶欲呕；舌苔白腻，或白苔满布，或白多黄少，均系湿重热轻征象。湿渐化热，或热重湿轻者，症见发热持续不退，且不为汗解，烦躁不安，脘腹痞满，恶心欲呕，舌苔黄腻或黄浊。里热偏盛，故发热较盛而持续不退；湿热相蒸，故热势不为汗出而解；中焦湿热互结，脾胃气机受阻，升降失衡，故脘腹痞满，恶心呕吐；舌苔黄腻或黄浊，为热重湿轻征象。湿热中阻的辨证要点为：身热不扬，脘痞，呕恶，苔腻。

4. 湿热积滞搏结肠腑　湿热与肠道积滞糟粕相搏，肠道传导失司。症见身热，烦躁，汗出不解，呕恶，脘腹胀满疼痛，大便溏垢不爽，如败酱，如藕泥，舌苔黄腻或黄浊，脉滑数等。湿热交蒸则身热，汗出不解，烦躁；湿热积滞搏结肠道，气机不通，传导失司，故脘腹胀满疼痛，大便溏垢不爽，如败酱，如藕泥；苔黄腻或黄浊，脉滑数，均为湿热并重之象。其辨证要点为：身热，腹痛，大便溏垢，苔黄腻或黄浊。

中焦温病一般为温病中期或极期，邪虽盛而正气尚未大伤。但若燥热内结耗竭阴液，或中焦湿热秽浊偏盛，弥漫上下，阻塞机窍，皆系危证。如吴鞠通所说，中焦温病死证有二："一曰阳明太实，土克水者死；二曰脾郁发黄，黄极则诸窍为闭，秽浊塞窍者死"。

（三）下焦证

下焦证主要包括足少阴肾和足厥阴肝的病变，常见的证候类型有（图4-4）：

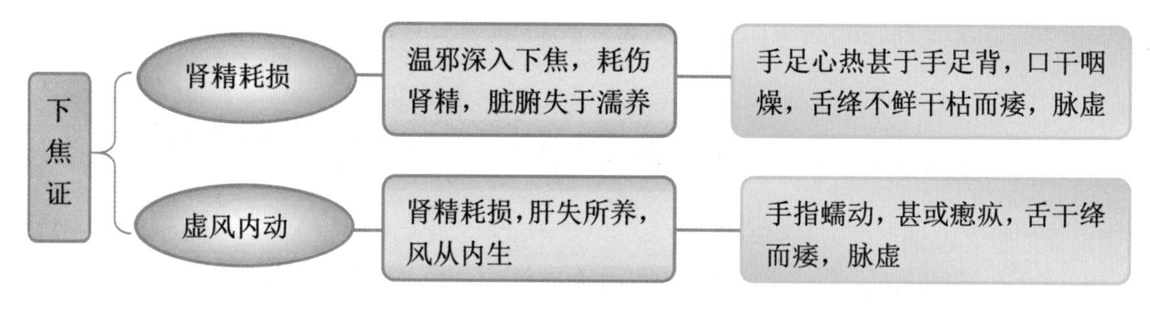

图 4-4 下焦证常见证候类型

1. 肾精耗损 温邪深入下焦，耗伤肾精，脏腑失于濡养。症见低热持续不退，手足心热甚于手足背，神疲委顿，消瘦无力，口燥咽干，耳聋，舌绛不鲜干枯而萎，脉虚等。肾精耗损，虚阳上亢，则现阴虚内热之征，如持续低热、入夜较甚，手足心热甚于手足背；真阴枯涸，脏腑形质失于濡养，则神疲，消瘦无力，脉虚；精亏不能上奉清窍，则见耳聋，口燥咽干，舌绛不鲜干枯而萎。其辨证要点为：手足心热甚于手足背，口干咽燥，舌绛不鲜干枯而萎，脉虚。

2. 虚风内动 肾精耗损，肝失所养，风从内生。症见神倦，肢厥，耳聋，五心烦热，心中憺憺大动，手指蠕动甚或瘛疭，舌干绛而萎，脉虚。

虚风内动是在肾精虚损的病理基础上发展而成，故有肾精虚损的基本表现，如神倦，肢厥，耳聋，五心烦热，舌干绛而萎，脉虚等；同时，肝为风木之脏，赖肾水而滋养，当肾水受劫，肝失涵养，筋失濡润，则风从内生，可见手指蠕动，甚或瘛疭；此外，肾水枯竭，不能上济心阴，则见心中憺憺大动。其辨证要点为：手指蠕动，甚或瘛疭，舌干绛而萎，脉虚。

下焦温病多系病程晚期的邪少虚多之证。其正气渐复者，如正能抵邪，尚可逐渐痊愈。若阴精耗竭，阳气失于依附，则致阴竭阳脱而亡。

二、三焦证候的相互传变

三焦所属脏腑的病理变化和证候表现，标志着温病发展的不同阶段。通过对三焦证候变化的分析与判断，可以把握病情的演变，有助于治法的选择与确立。

（一）一般传变

对于大多数病发于表的温病而言，上焦手太阴肺的病变，多为病程初期阶段；中焦足阳明胃的病变，多为中期或极期阶段；下焦足少阴肾的病变，多为病程后期阶段。吴鞠通说：“凡病温者，始于上焦，在手太阴”“上焦病不治，则传中焦，胃与脾也；中焦病不治，即传下焦，肝与肾也。始上焦，终下焦”。指出了温病的始发部位，以及病程发展阶段和传变的一般规律。

（二）特殊传变

由于病邪性质不同，患者的体质类型有异，温病的发生，不一定皆始于手太阴肺。如湿温初起，病变重心则在足太阴脾，而兼邪郁肌表；暑温发病即可见中焦阳明热盛；暑风、暑厥，起病即呈足厥阴肝、手厥阴心包见证。正如王孟英说："夫温热究三焦者，非谓病必上焦始，而渐及中下也。伏气自内而发，则病起于下者有之；胃为藏垢纳污之所，湿温疫毒，病起于中者有之；暑邪夹湿者，亦犯中焦。又暑属火，而心为火脏，同气相求，邪极易犯，虽始上焦，亦不能必其在手太阴一经也。"同理，所谓"始上焦，终下焦"，仅是温病病程阶段和传变的一般规律而言。人体是一个有机的整体，邪之所感，随处可传，故上焦、中焦、下焦的病变不能截然划分，有时相互交错，相互重迭。

在温病的传变中，还有顺传与逆传之分：顺传是指温邪初起，病邪始犯上焦手太阴肺卫，传至中焦阳明胃腑的发展过程。王孟英说："自肺之胃腑，病机欲出而下行，故曰顺。"顺传的特点是病情渐进性发展，正气逐邪外出，病情趋于缓解，预后较好。逆传则是指肺卫之邪内陷心包的病机演变，又称为逆传心包。临床表现主要为初病有恶寒发热等肺卫见证，甚或寒战高热，旋即发生神昏肢厥。逆传的特点是病情突变，来势凶猛，病情危重，预后较差。

第三节　卫气营血与三焦辨证的关系及临床应用

卫气营血辨证与三焦辨证所揭示的病机变化和证候表现，既有联系，又有区别。如上焦手太阴肺的某些证候类型，相当于邪在卫分，但邪热壅肺而无表证者，则属于气分范畴。邪陷上焦心包的病变，虽属于营分范围，但其病机变化又与营分病变不完全相同，前者为邪热内陷，包络阻闭，扰乱神明，出现严重的神志异常；后者则是营热阴伤，心神被扰，神志异常不严重。中焦足阳明胃、手阳明大肠、足太阴脾的病变属于气分范围，但气分病变范围不限于这些脏腑，凡邪不在卫分，又未深入营血的病证，皆属于气分范围。下焦肝肾的病变与邪在血分，其病理变化和证候表现明显有别，前者为邪热久羁，深入下焦，耗损肝肾真阴，其证属虚；后者病变以血热炽盛、迫血妄行、瘀热互结为主，其证属实，或实中有虚。

卫气营血辨证和三焦辨证都是用以分析温病病理变化，明确病变部位，归纳证候类型，掌握病程阶段和传变规律，从而确立治法，指导温病的治疗。两种辨证方法又各有侧重，互有短长。一般而言，卫气营血辨证长于辨析病变的阶段、浅深、轻重，三焦辨证长于辨别病变的部位、性质和证候类型，故在临床上，多先以卫气营血辨证确定病变的浅深层次和发展趋势，再用三焦辨证确定病变部位和性质。只有将两种辨证方法相辅运用，如同经纬交错，才能更全面地指导温病的辨证论治。

小　结

卫气营血辨证和三焦辨证理论为温病的辨证纲领。卫气营血辨证概括了温病病邪入侵的浅深层次、病变证情轻重及其相互传变。邪在卫分，病位最浅，属表证，持续时间较短，病情最轻；邪在气分为病已入里，邪势转盛，病位深入一层，其病变多影响脏腑的功能活动，病情较邪在卫分为重，但此时正气尚盛，御邪力量较强，如治疗及时，每易驱邪外出，使疾病趋向好转或痊愈；邪热深入营分、血分，不仅营血耗伤，而且心神亦受影响，病情最为深重。

三焦辨证则是通过观察分析温病证候变化，明确病变部位，预测疾病的发展趋向，判断温病的预后。对于大多数病发于表的温病而言，上焦手太阴肺的病变，多为病程初期阶段；中焦足阳明胃的病变，多为中期或极期阶段；下焦足少阴肾的病变，多为病程后期阶段。吴鞠通说："始上焦，终下焦。"指出了温病的始发部位，以及病程发展阶段和传变的一般规律。当然，温病的病机变化多端，病情传变也复杂多变，临床还当具体问题具体分析。

卫气营血辨证和三焦辨证都是用以分析温病病理变化，明确病变部位，归纳证候类型，掌握病程阶段和传变规律，从而指导温病的治疗。但两种辨证方法又各有侧重，卫气营血辨证长于辨析病变的阶段、浅深、轻重，三焦辨证长于辨别病变的部位、性质和证候类型，故在临床上，多先以卫气营血辨证确定病变的浅深层次和发展趋势，再用三焦辨证确定病变部位和性质。只有将两种辨证方法相辅运用，如同经纬交错，才能更全面地指导温病的辨证论治。

复习思考题

1. 温病辨证理论中的卫气营血与《黄帝内经》中所论述的营卫气血在概念上有何联系和区别？

2. 卫分证、气分证、营分证、血分证的含义是什么？各自的病理特点、证候表现及辨证要点是什么？

3. 上焦证、中焦证、下焦证各有哪些证型？其病理特点、证候表现及辨证要点各是什么？

4. 如何辨别证候由卫入气、由气入营、由营入血？

5. 卫气营血辨证和三焦辨证在临床上如何相辅运用？

第五章

温病常用诊法

导　学

通过学习温病辨舌、辨斑疹、辨白㾦，以及发热、口渴、汗出异常、神志异常、痉证、厥脱等温病常见症状的辨识方法，掌握上述温病常见症状和体征及其临床意义，为温病的诊断和辨证提供临床依据。

根据温病的临床特点，温病的常用诊法主要包括两类，一类是温病的特色诊法，如辨舌验齿、辨斑疹白㾦；一类是辨常见症状，如辨发热、口渴、汗出异常、二便异常、神志异常、痉、厥、脱、出血等。见图5-1。

第一节　温病特色诊法

温病有别于内科杂病，其临床表现有特殊性，如舌苔、舌质、齿龈、斑疹、白㾦等随病情的发展而有动态变化，故形成了辨

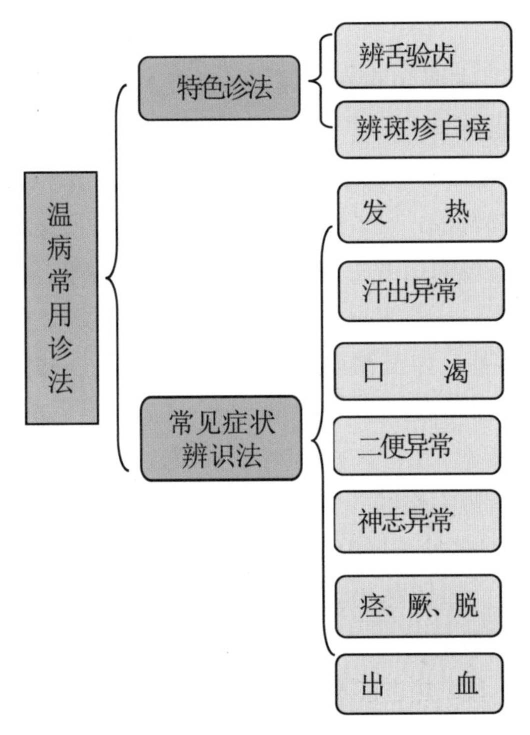

图5-1　温病常用诊法

舌验齿、辨斑疹白痦等独具特色的温病诊断方法。

一、辨舌

辨舌，又称舌诊，是通过观察舌象的变化来判断病证的性质，历来为温病学家所重视。因为舌与心、肝、肾、脾、膀胱、三焦等脏腑通过许多经络相通，使舌与全身各脏腑关系密切，舌犹如内脏的一面镜子；同时，人体气血津液的盈亏情况也可以从舌象上反映出来。由于温病的发展变化较快，而舌象对病情的反应较敏感，能较及时地反映病情的变化，所以舌诊对温病的诊断尤为重要，故有“杂病重脉，温病重舌”之说。

温病辨舌主要包括辨舌苔、辨舌质、辨舌态三个方面，分述如下。

（一）辨舌苔

辨舌苔，主要观察舌苔的色泽、润燥、厚薄等。温病舌苔的变化，主要反映卫分和气分的病变。

1. 白苔 诊察白苔，主要是观察其厚、薄、润、燥等方面的变化。

一般来说，薄而白者主表，病属卫分，可见于温病初起，病变尚轻浅；苔若已呈黄色，则病邪多已入气分。厚而白者主里，病属气分，多见于湿热为患，一般表现为白而腻；白而润者主津伤不甚，如呈浊腻，则提示湿痰秽浊为患；白而燥者则提示津液已伤。

（1）苔薄白欠润，舌边尖略红 多为温病初起邪在卫分的征象，多见于风温初起，风热病邪袭于肺卫之证，即风热表证。风寒表证也可见薄白苔，但质地润泽，舌色正常，且恶寒较甚而无汗，与风热表证不同。

（2）苔薄白而干，舌边尖红 提示温邪在卫表而津伤较甚，多见于素体阴亏而外感风热者，亦可见于燥热病邪初犯肺卫者。

（3）苔白厚而黏腻 其苔白厚布满全舌，垢腻润泽，为湿热相搏于气分，多见于湿温病湿重于热阶段，湿阻气分而湿浊偏盛的病证。苔白厚腻，口中发甜，伴有舌上黏涎附着，口吐浊厚涎沫者，为湿浊中阻之象，可见于湿邪困脾、浊邪上泛之证，又名脾瘅。

（4）苔白厚而干燥 白苔较厚，色白而干燥，舌质多偏红，为脾湿未化而胃津已伤的征象；也可见于胃燥气伤、气不化液之证，即胃津不足不能上承，而肺气又受伤，气不能化液，故舌苔白厚而干燥。

（5）苔白腻而舌质红绛 苔白而垢腻，舌质红绛，一般属气分病变，为湿遏热伏之征象，是湿热病邪在气分，湿邪阻遏而致热邪内郁不能外达所致；此外，热邪已入营分而又兼有湿邪未化者，也可见到此种舌象，应结合全身表现进行鉴别。

（6）白苔滑腻厚如积粉而舌质紫绛 舌上苔如白粉堆积，满布无隙，滑润黏腻，刮之不尽，舌质呈紫绛色，为湿热秽浊郁闭膜原的特有舌象，属湿遏热伏所致，其病变一般虽仍在气分，但传变甚快，病多凶险，多见于湿热性质的温疫病。

（7）白苔如碱状 舌上苔垢白厚粗浊而板滞，状如石碱，为温病胃有宿滞，夹秽浊郁伏之征象，多见于湿热类温病。

（8）白砂苔 又名水晶苔，其舌苔白而干硬如砂皮，扪之糙涩，为邪热迅速化燥入胃，苔未及转黄而津液已大伤所致，多属里热实结之证。

（9）白霉苔 表现为满舌生白衣，或蔓

延到颊颚等处，或如霉状，或生糜点，或如饭粒样附着，或如豆腐渣样，刮之易去，为秽浊之气上泛，胃气衰败之征象，预后多数不良。如小儿有上述表现，而非出现在温病中，多属鹅口疮，不与白霉苔同例。

总之，白苔薄者主表，厚者主里。润者主津未伤，燥者主津已伤；厚浊黏腻者主湿痰秽浊，干硬粗糙者主里热实结。在温病过程中见白苔者，一般病情多较轻，预后也较好。但也有例外者，如白苔中的白砂苔、白霉苔为危重病证的表现，而苔白如积粉又见紫绛舌质者，主温疫凶险之证。对这些特殊的白苔表现，在诊断病情和判断预后时应予注意。见图 5–2。

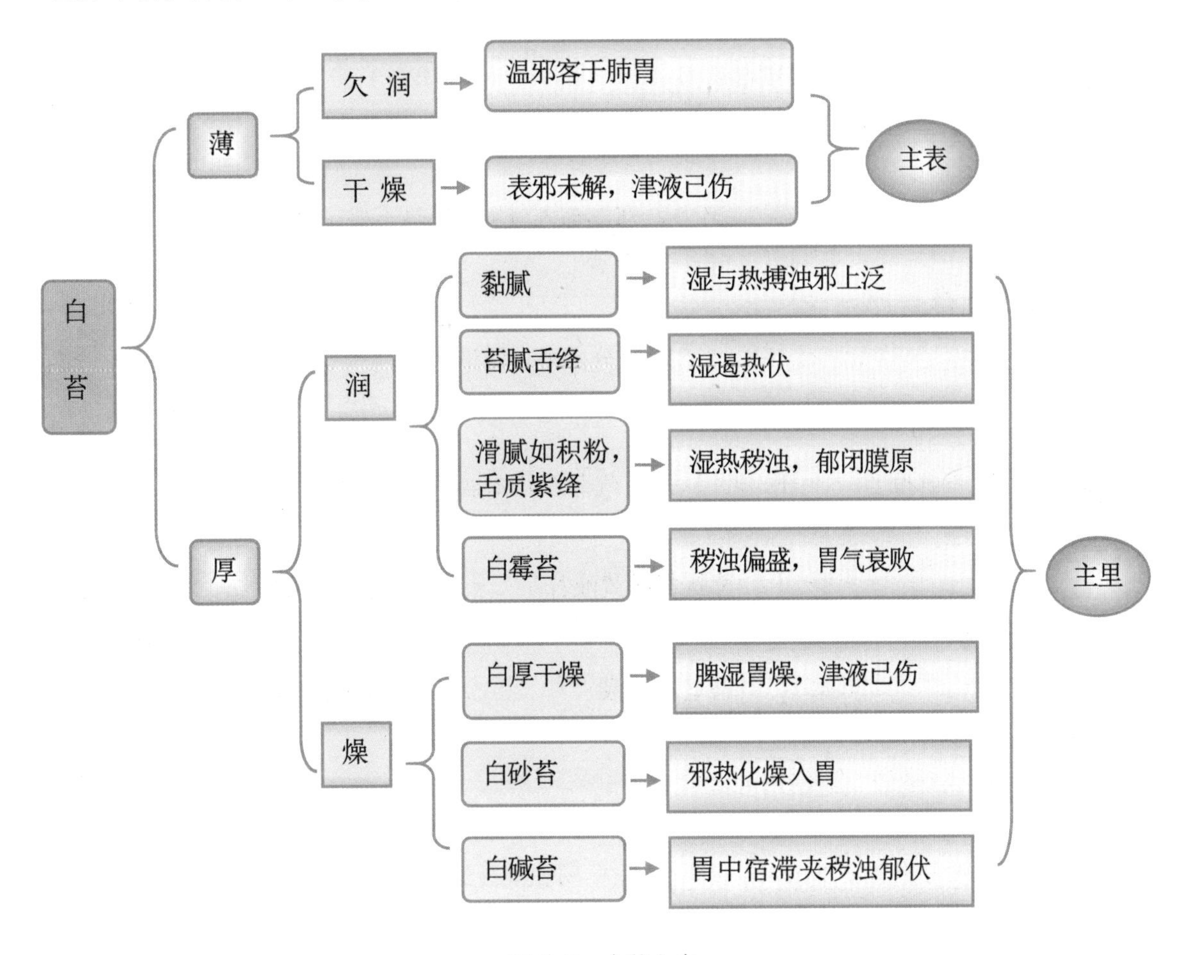

图 5–2　白苔主病

2. 黄苔　多从白苔转化而来，一般是邪热深入气分、里热已盛的重要标志。在临床上，黄苔也有厚、薄、润、燥之分，同时还应观察是否兼有白苔，并与舌质相结合加以判断。

（1）薄黄苔　苔黄而色淡，苔质较薄。其有润燥之别：苔薄黄而不燥者，为邪热初入气分，里热不盛，津伤不甚；苔薄黄而干燥者，为气分热盛，津液已伤。

（2）黄白相兼苔　黄苔微带白色或有部

分白苔未转黄色。其有厚薄之分：若苔较薄而干燥，说明邪热已入气分，但表邪尚未尽解；若苔黄白相兼而较厚腻，多是气分湿热开始化热所致。

（3）苔黄干燥　满舌苔色黄而干燥，不甚厚，舌质较红。其为气分邪热炽盛，津液受伤的征象，可见于热盛阳明证。

（4）苔老黄燥裂　苔色深黄，或如沉香色，或如金黄色，苔焦燥，甚则起芒刺，苔有裂纹。其多为阳明腑实、津液受伤之征象，同时可伴有腹部胀满疼痛，大便不通或热结旁流等症状。

（5）黄腻苔或黄浊苔　黄苔满布而细腻润泽，或黄而垢浊。其为气分湿热内蕴之征象，多见于湿热类温病湿热并重、热重于湿及湿热蕴毒之证。

总之，黄苔主里、实、热证，为邪在气分的征象。薄者病势较轻浅，厚者病势较深重；润泽者津伤不甚，干燥者津液已伤；浊腻者，多提示湿热内蕴。见图5–3。

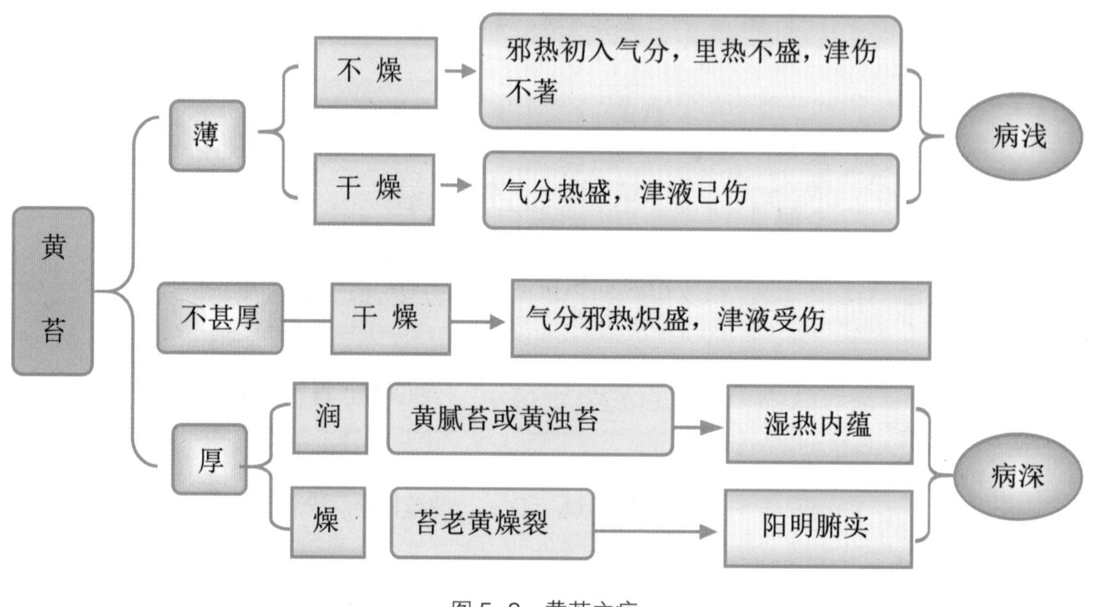

图5–3　黄苔主病

3. 灰苔　灰苔根据其润燥的不同分两类：灰而燥者，多从黄燥苔转化而来，主实热之证，属热盛阴伤；灰而润滑者，多从白腻苔或黄腻苔转化而来，主痰湿或阳虚之证。

（1）灰燥苔　苔色灰而质厚干燥，甚或焦燥起刺。为阳明腑实而阴液大伤之征象。

（2）灰腻苔　苔灰而腻，润泽多黏液。为温病兼夹痰湿内阻的征象，多伴有胸痞脘闷、渴喜热饮，或吐痰浊涎沫等症状。

（3）灰滑苔　灰苔满布，光滑多津。为温病后期阳虚有寒之征象，多伴有舌质淡、肢冷、脉细或吐泻等症。湿温病因湿邪戕伤阳气而演变为寒湿之证时，可见此舌苔。

总之，灰苔所反映的病理变化，有寒、热、虚、实及痰湿等区别，临床须根据苔的润燥及全身证候加以辨别。见图5–4。

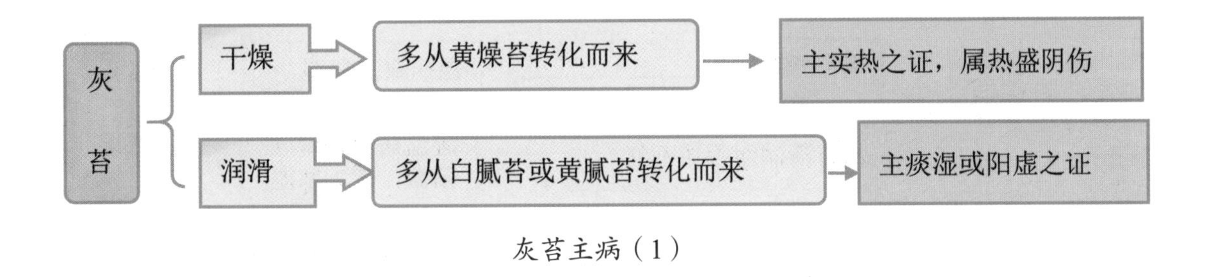

灰苔主病（1）

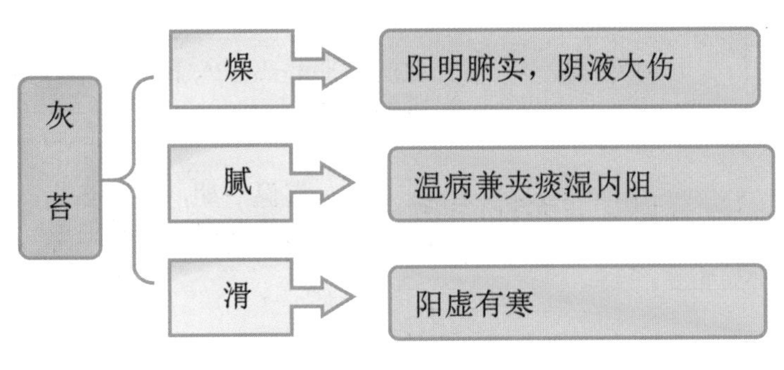

灰苔主病（2）

图 5–4　灰苔主病

4. 黑苔　温病过程中出现黑苔，大多由黄苔或灰苔发展而来，往往是病情危重的标志。根据其所表现的厚、薄、润、燥不同，所主病证有虚、实、寒、热之分。

（1）苔焦燥起刺，质地干涩苍老　苔黑而干，中心较厚，焦燥起刺，扪之糙涩无津。为阳明腑实、肾阴耗竭之征象。多由黄燥苔或灰燥苔发展转化而来，即原有热结肠腑证，因下不及时，应下失下而致阴液耗竭的危重病证。

（2）黑苔薄而干燥或焦枯　苔黑干薄无津，燥而无芒刺，或舌体枯萎，绛而不鲜。为温病后期邪热深入下焦而肾阴耗竭的征象。若见此苔且舌质红，兼有心中烦不得卧者，为真阴欲竭而壮火复炽所致，即所谓"津枯火炽"。

（3）遍舌黑润　舌遍体黑润而无明显苔垢。为温病兼夹痰湿之征象。每见于胸膈素有痰饮内伏而复感温邪者，多伴有发热、胸闷、渴喜热饮等症状。

（4）舌苔干黑，舌质淡白无华　湿温病热入营血，灼伤阴络，大量便血，导致气随血脱时可见此种舌象。由于病变发展迅速，原有邪热亢盛而产生的黑苔仍在，但舌质因气随血脱已变为淡白无华。

（5）黑苔滑润而舌淡不红　舌苔色黑而润滑多津，舌淡不红。为湿温病后期湿盛阳微，转化为寒湿之证的征象，可伴有下利、肢厥、脉细微等症状，与灰滑苔主病相似。

综上所述，黑苔多主重危病证，但也有寒、热、虚、实之别，除了邪热极盛和真阴耗竭证外，痰浊及寒湿证也可见到黑苔，其主要区别之点在于辨苔之润燥，即燥者主热盛或阴伤，润者多主痰浊或寒湿，同时还要结合全身表现进行综合分析。见图 5–5。

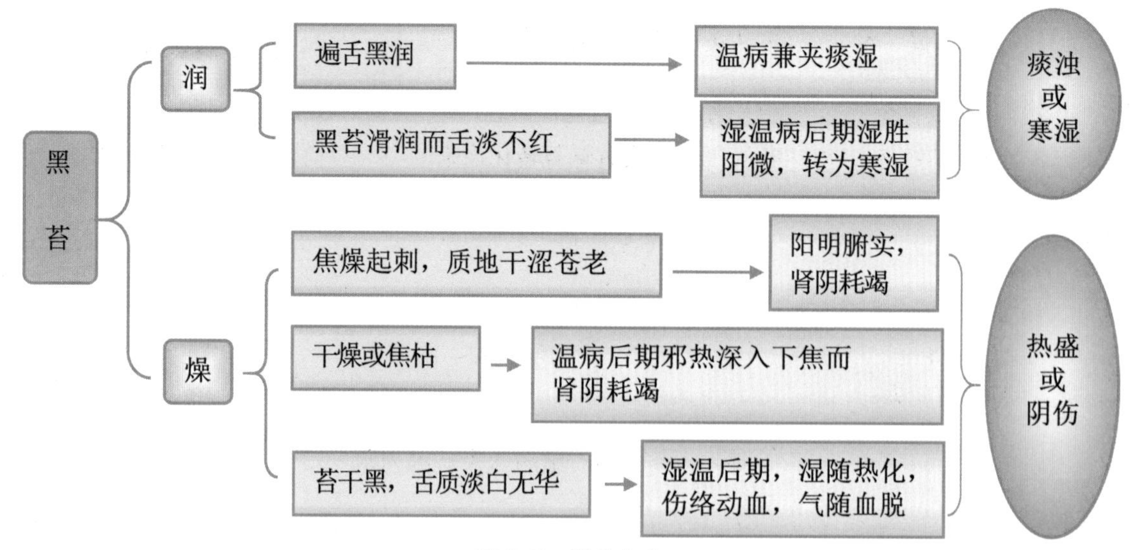

图 5-5 黑苔主病

（二）辨舌质

舌诊除了辨舌苔外，还要辨舌质。舌为心之苗，心主血属营，所以通过对舌体的色泽、形态等方面的观察，可以辨别热入营血的病候。

1. 红舌 红舌是指比正常人舌色更红的舌象，一般为邪热渐入营分的征象。温病邪在卫分、气分，多为舌边尖红，有苔垢。热入营分后，则全舌发红而无苔垢。

（1）舌尖红赤起刺 舌红而尖部尤甚，且有红刺。为心火上炎之征象，多为红绛舌的早期。

（2）舌红有裂纹或红点 舌红中有裂纹如人字形，或舌中生有红点。为心营热毒炽盛之征象。

（3）舌质光红柔嫩 望之似乎潮润，扪之却干燥无津，多为邪热初退而津液未复之征象。

（4）舌淡红而干，其色不荣 比正常舌色更淡，干而乏津，失于荣润。多见于温病后期邪热已退而气阴未复的病证。

综上所述，温病过程中见红舌的诊断意义有虚实之别：如红色鲜明、质糙生刺、生点或有裂纹，多为邪热亢盛，或邪热入于心营之象，其证属实；如其色光红柔嫩，则为阴液亏虚之象，其证属虚。如色淡红而不

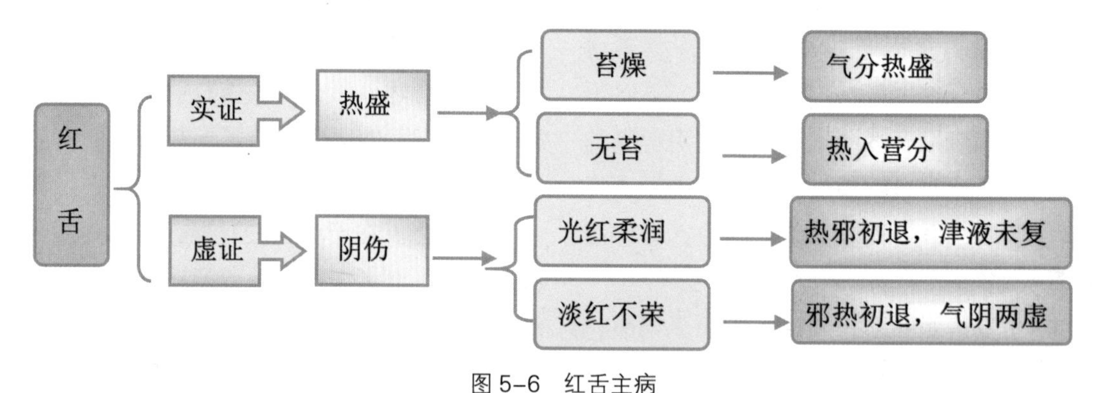

图 5-6 红舌主病

荣，则标志气阴不足。见图 5-6。

2. 绛舌　绛指深红色，绛舌多由红舌发展而来，其反映的病变与红舌基本相同，只是病变的程度更为深重。

（1）纯绛鲜泽　舌质绛而鲜明光泽，苔垢。多为热入心包之征象。

（2）舌绛而干燥　舌绛无苔，舌面干燥无津。为邪热入营，营阴耗伤之征象。

（3）舌绛有红点　舌绛且舌面上有大红点，为心火炽盛，热毒乘心之征象。

（4）舌绛有黄白苔　为邪热初传入营分，但气分之邪尚未尽解之征象。

（5）舌绛有黏腻苔垢　为热在营血而兼夹痰湿或秽浊之气的征象。

（6）舌绛光亮如镜　舌绛无苔，干燥无津，光亮如镜，又称镜面舌。为胃阴衰亡的征象。

（7）舌绛不鲜，干枯而痿　舌色绛而晦暗，舌体干枯而痿软。为肾阴耗竭之征象，预后较差，多见于温病后期。

总之，温病过程中见绛舌大多为邪热入营之征象，表明病情较为深重。绛舌也有虚实之分，色鲜绛者多主实证，属营热炽盛，营阴耗伤，见于病之极期；色绛光亮，或绛而干枯不荣主虚证，为胃阴衰亡或肾阴耗竭，见于病之后期。见图 5-7。

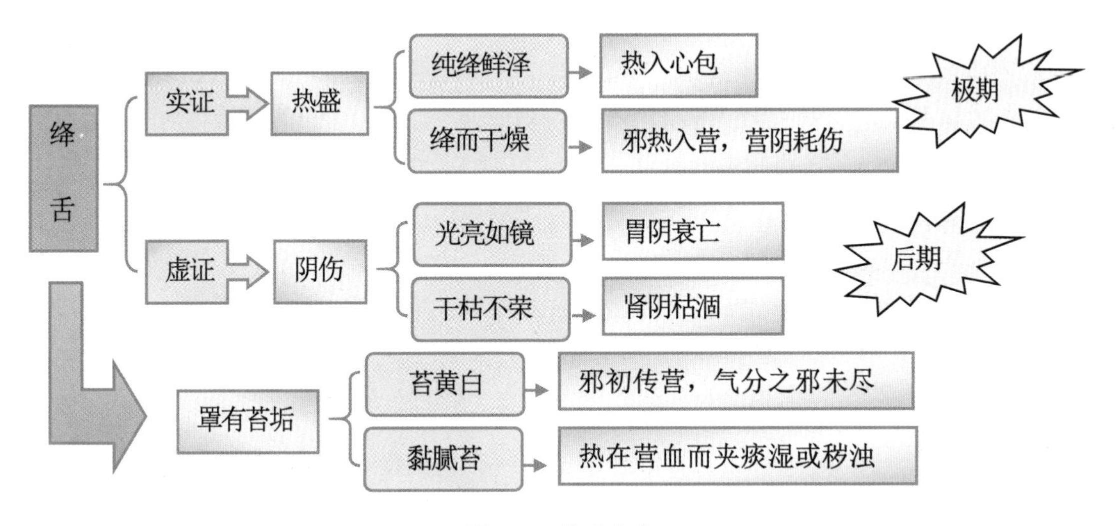

图 5-7　绛舌主病

3. 紫舌　紫舌比绛舌的色泽更深而且瘀暗。在温病过程中出现的紫舌大多是从绛舌发展而来，所以反映的病情更为深重。紫舌常为营血热毒炽盛的征象，也有因阴竭或素有瘀血而成紫舌者。

（1）舌焦紫起刺　舌体紫红且有点状颗粒突起于舌面，状如杨梅，又称杨梅舌。为血分热毒极盛之征象。

（2）舌紫晦而干　舌色紫而晦暗，干而枯萎，状如猪肝，又称猪肝舌。为肝肾阴竭之征象。温病见此种舌象，主病情危重，预后多不良。

（3）舌紫而瘀暗，扪之潮湿　为内有瘀血之征象。常见于素有瘀伤宿血，而又感受温邪者，临床上可伴有胸胁或腹部刺痛等症状。

总之，紫舌所反映的病候有虚实之别，焦紫起刺为血分热毒极盛，紫而瘀暗为温病夹瘀，属实证；紫晦而干为肝肾阴竭，属虚证。见图 5-8。

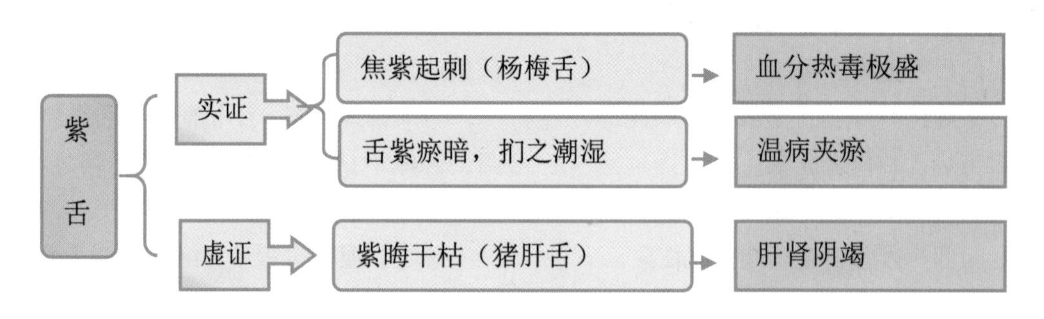

图 5-8 紫舌主病

（三）辨舌态

舌态即舌体的形态与运动，其变化可以反映出病情的变化和邪正的虚实状况，对温病的辨证具有重要的参考价值。见图 5-9。

（1）舌体强硬　舌体强硬，转动不利，言语不清。为气液不足，络脉失养所致。为动风痉厥之兆。

（2）舌体短缩　舌体短缩，不能伸出口外。为内风扰动，痰浊内阻舌根之征象。多见于痉厥之时。

（3）舌卷囊缩　舌体卷曲，兼阴囊陷缩。为病已深入厥阴的危重征象。

（4）舌体痿软　舌体痿弱乏力，不能伸缩或伸不过齿。为肝肾阴液将竭的征象。

（5）舌斜舌颤　舌体歪斜或发生颤抖。为肝风内动之征象。

（6）舌体胀大　舌体明显肿大。若兼黄腻苔垢满布者，系湿热蕴毒上泛于舌的征

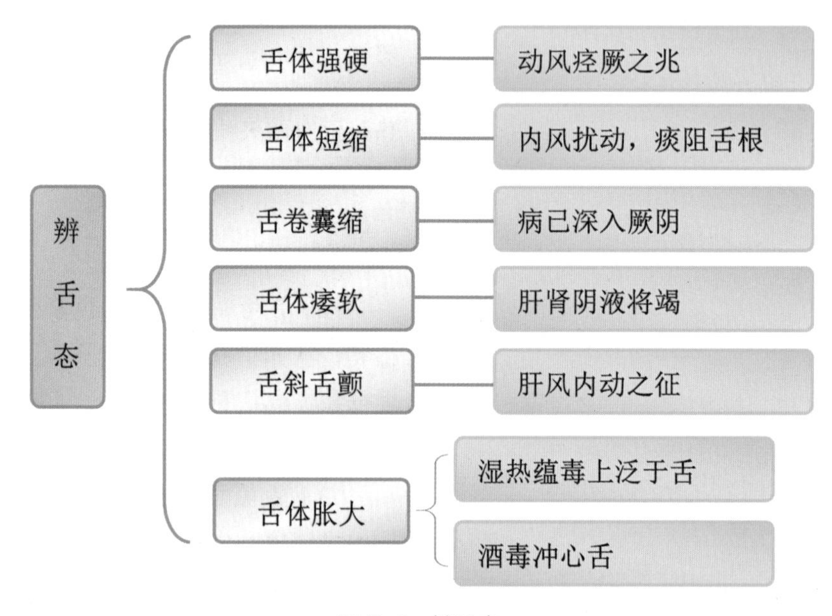

图 5-9 辨舌态

象。若舌体肿大，其色紫晦者，为酒毒冲心之征象。

（四）温病舌诊要点

温病的舌诊除了要熟悉舌苔、舌质、舌态的表现和所主的病证外，还应该注意以下两点。

1. 舌苔舌质互参　舌苔与舌质所反映的邪正状况各有侧重，苔多反映病邪之性质及其进退，而舌质多反映正气之盈亏盛衰。一般情况下，二者的变化是统一的，可以互补，如舌红而苔黄燥，反映气分热甚而阴伤。但也有二者的表现与所反映的情况不一致，如舌质红绛而苔却表现为白滑腻，其病变既可为气分湿热遏伏之象；也可能是邪热已入营分，而气分湿浊之邪未尽之象。因而在舌诊时必须把舌苔与舌质的变化结合起来分析。

2. 注重舌象的动态变化　在温病发展过程中，舌苔、舌质往往有较快的变化，因而不能静态地观察舌象，而应注意舌象的动态变化，这有助于把握病势的发展和邪正的进退。如舌苔从薄白苔变黄，或再转为灰黑，表示病邪从表入里，邪势渐甚；如舌苔、舌质由润转燥，提示津液渐伤，或湿邪已经化燥。如舌苔从厚浊变薄，或由板滞而转松散，多为病邪消退之象。如原有红绛舌经治疗后转为一般红色，标志病情减轻；如原有苔垢突然退净而舌面光剥，提示胃液耗亡，预后多不良。

二、验齿

验齿是温病学诊法中的一种独特诊法，主要是通过诊察牙齿的润燥、齿缝流血和齿龈等情况，来判断热邪的轻重、病变部位、津液存亡。见图 5–10。

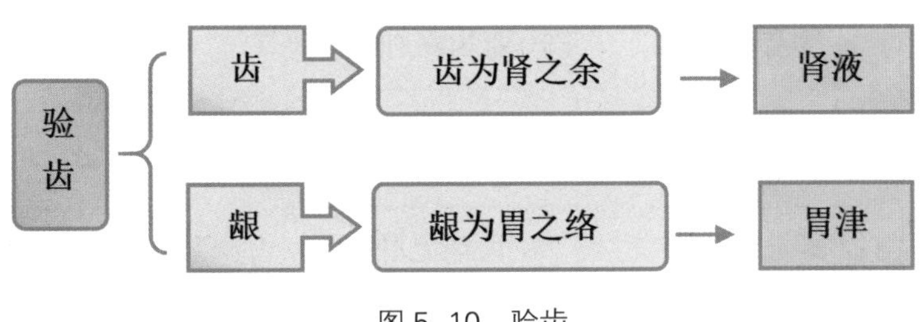

图 5–10　验齿

1. 牙齿润燥　牙齿的润泽与干燥情况主要是通过观察门齿而了解。临床上根据齿燥的程度和光泽的变化，可以帮助判断其病理变化的轻重浅深。见图 5–11。

（1）光燥如石　齿面干燥，但仍有光泽。多为胃热津伤，肾阴未竭，病情尚轻。这种齿燥常见于热盛阴伤之证，但亦可见于温病初起，此时多伴有恶寒无汗等卫表症状，属于卫阳郁闭，表气不通，津液一时不能上布所致。

（2）燥如枯骨　齿面枯燥晦暗而无光泽，状如枯骨。为肾阴枯竭，不能上承于齿的征象，多属预后不良。

（3）齿燥色黑　齿面干燥无津，其色焦黑。为邪热深入下焦，肝肾阴伤，虚风渐动之征象。

在临床上，牙齿的润燥与多种因素有关，如口腔护理是否得当，直接影响到牙齿的润燥。而高热昏迷病人如张口呼吸，牙齿极易干燥。所以对齿燥的辨察应结合全身症

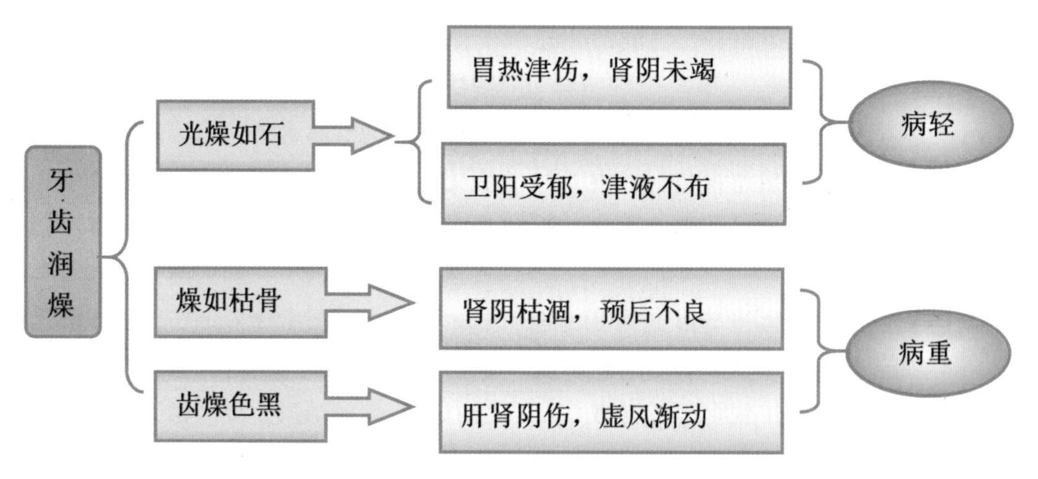

图 5-11 牙齿的润燥

状和其他一些因素进行综合分析。

2. 齿缝流血 齿缝流血总属邪火动血所致，有虚实之分。因于胃者属实，因于肾者属虚。见图 5-12。

（1）齿缝流血兼齿龈肿痛 齿缝流血，色鲜红而量较多，同时伴有齿龈肿痛，且多见口中秽臭之气较重。多由胃火上冲而致，其证属实。

（2）齿缝流血而齿龈无肿痛 血从齿龈处渗出，无齿龈肿痛。多由肾火上炎所致，其证属虚，预后较差。

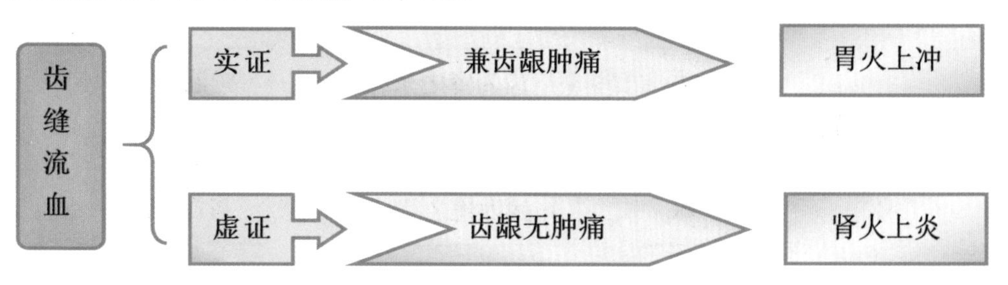

图 5-12 齿缝流血

3. 齿龈结瓣 齿龈结瓣是指在温病过程中牙龈之间所结的血瓣，亦为邪热动血所致，但也有虚实之别，实者属胃，虚者属肾。见图 5-13。

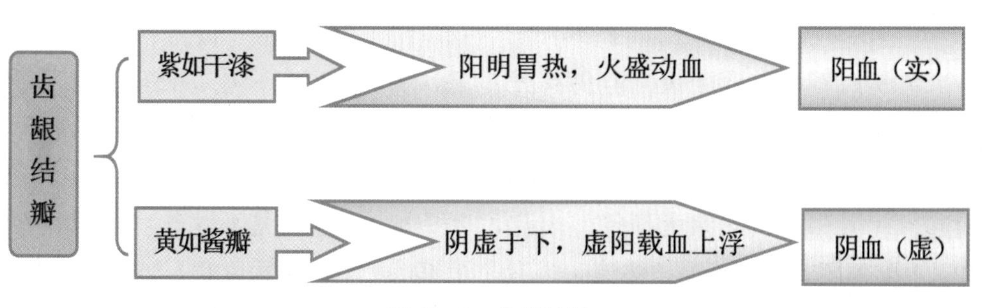

图 5-13 齿龈结瓣

（1）齿龈结瓣紫如干漆　其血瓣色紫，甚则如干漆状。为阳明胃热亢盛动血所致，又称为阳血，其证属实。

（2）齿龈结瓣黄如酱瓣　其血瓣色黄如酱瓣状。为阴虚于下而虚阳载血上浮所致，又称为阴血，其证属虚。

三、辨斑疹

斑疹是温病过程中在肌肤上出现的红色皮疹。观察斑疹的色泽、形态、分布等并结合全身表现，有助于了解感邪的轻重、病变的浅深、气血津液的盛衰、病势的进退及预后的顺逆等情况，对于温病的辨证及指导临床治疗有重要的意义，受到温病学家的高度重视。

（一）斑疹的形态

斑的特征为皮疹点大成片，平摊于皮肤，有触目之形，而无碍手之质，压之色不退，消退后不脱屑。

疹的特征为皮疹点小呈琐碎小粒，形如粟米，突出于皮肤之上，抚之碍手，压之而色退，消后每有脱屑。

另有一种丹痧，与疹相类似，其表现为肌肤潮红，上面密布细小如针尖状之痧点，高出于皮肤，抚之碍手，压之退色，特点是疹点之间皮肤亦发红。疹与丹痧在消退时常有皮肤脱屑，尤以丹痧为甚。

现代临床上对斑与疹的辨别，更注意压之是否退色：疹是压之色可暂退的皮疹，属充血性皮疹；斑则压之不退色，属出血性皮疹。斑与疹也可同时出现，称为“夹斑带疹”。斑与疹的鉴别见表 5–1。

表 5–1　斑疹形态鉴别表

鉴别点	斑	疹
形状大小	点大成片	点小呈琐碎粒，形如粟米
是否高出皮肤	平摊于皮肤，不高出皮面	突出于皮肤之上
抚之是否碍手	有触目之形，而无碍手之质	抚之碍手
压之是否退色	压之色不退	压之色可退
消后是否脱屑	消后不脱屑	消后每有脱屑

（二）斑疹的分布

斑多先起于胸腹，继而分布于四肢。疹的外发因病的不同而有多种形式，如麻疹，一般先起自上腭、口腔，继而布于耳后、头面及背部，再布于胸腹四肢，3 ～ 4 日内，以手足心见疹为出齐；丹痧则多先见于颈项，渐及胸、背、腹部及四肢，一日之内即可蔓延全身。

（三）斑疹的成因

斑疹皆为热邪波及营血的征象。但二者的成因不同，斑多为阳明热炽，内迫营血，血从肌肉外渍而形成；疹多为邪热郁肺，内窜营络，血从肌肤血络外出所成。故清代医家陆子贤说：“斑为阳明热毒，疹为太阴风热。”见图 5–14。

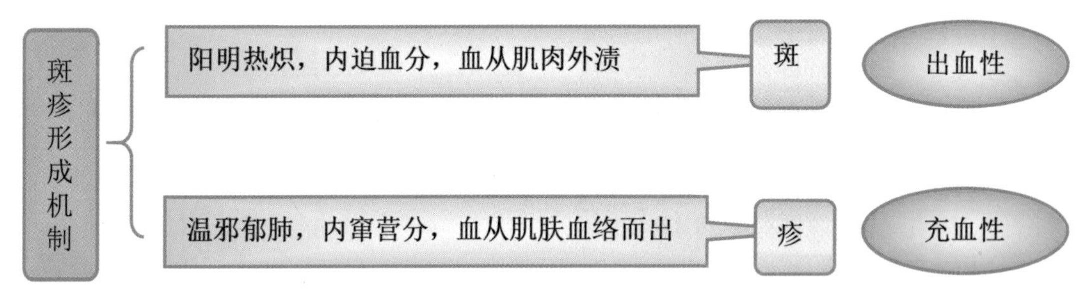

图 5-14 斑疹的形成机制

（四）斑疹透发前的征兆

斑疹欲透未透之际，往往可出现一些先兆症状。如在发斑前可见身壮热，烦躁不安，舌红绛，手足发冷，闷瞀，耳聋，脉伏等症状；在出疹前每见发热，烦躁，面红目赤，胸闷，咳嗽等症状。此时即应认真观察病人面部、耳后、颈项、胸腹、胁肋、腰背、四肢及口腔、咽喉内有无斑疹隐现，以及早发现斑疹。见图 5-15。

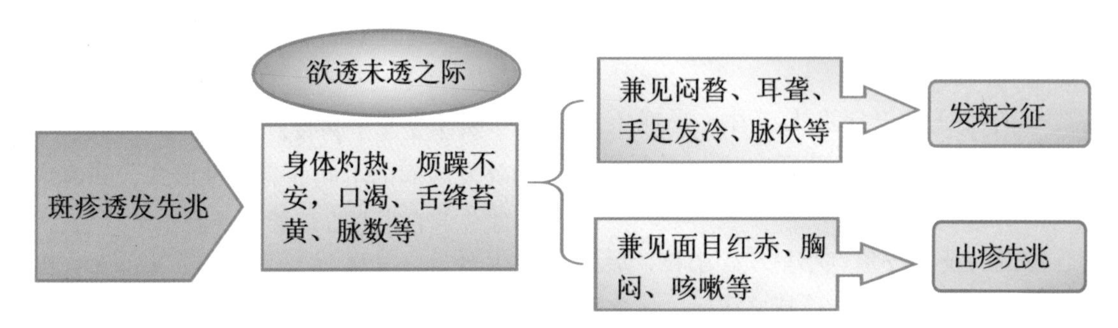

图 5-15 斑疹透发先兆

（五）斑疹辨察要点

温病过程中出现斑疹，既是邪热波及或深入营血的重要标志，也说明邪热有外透之机，如叶天士所说："斑疹皆是邪气外露之象。"要诊察斑疹透发时病情的顺逆，主要从斑疹的色泽、形态、分布等加以分析，从而判断邪正盛衰消长情况，为确定治疗方法和判断预后提供依据。斑疹的诊察要点主要有以下五个方面（图 5-16）：

1. 观察色泽 斑疹的色泽往往可以反映出邪正虚实状态和病情的顺逆。其辨别要点是：斑疹色泽红活荣润者为顺，标志着邪热壅滞不甚，血行较畅，正气尚盛，邪热有外透之机；如斑疹色艳红如胭脂，提示血热炽盛；如斑疹色紫赤如鸡冠花，为营血热毒深重的表现；如斑疹色紫黑，多属火毒极盛的重险之象。斑色黑而光亮者，提示热毒虽亢盛，但气血尚充，治疗得法，尚可救治；如斑色黑而隐隐，四旁赤色，为火郁内伏，但气血尚活，可用大剂清凉透发的方药治疗，也有转为红色而成可救者；若黑色而晦暗，属元气衰败而热毒锢结之象，救治较难，预后甚差。

综上可见，斑疹色泽愈深，其病情越

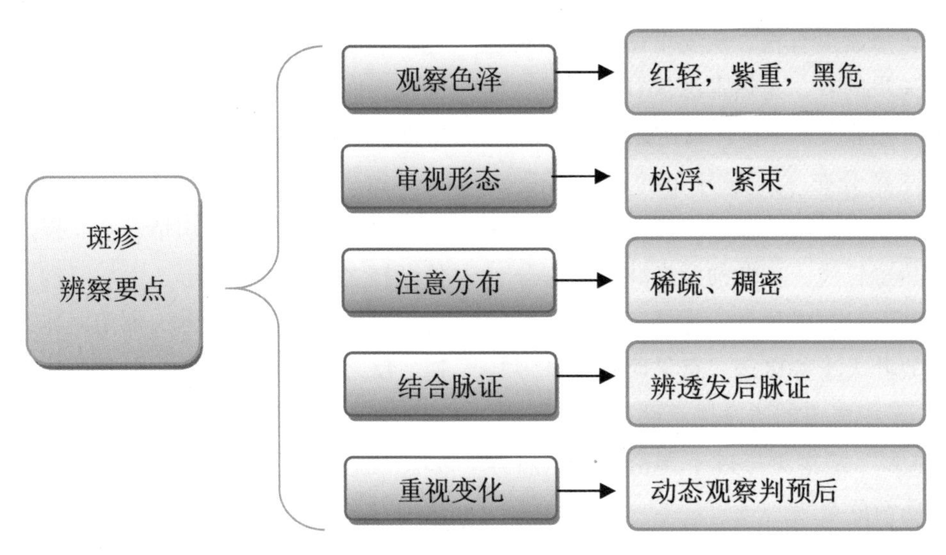

图 5-16 斑疹辨察要点

重，正如雷少逸所说："红轻，紫重，黑危。"但也必须结合临床的其他见症作综合分析。见图 5-17。

2. 审视形态 斑疹的形态与病情轻重以及预后有一定的关系。斑疹松浮色鲜，如洒于皮面者，为邪毒外泄，预后大多良好，属

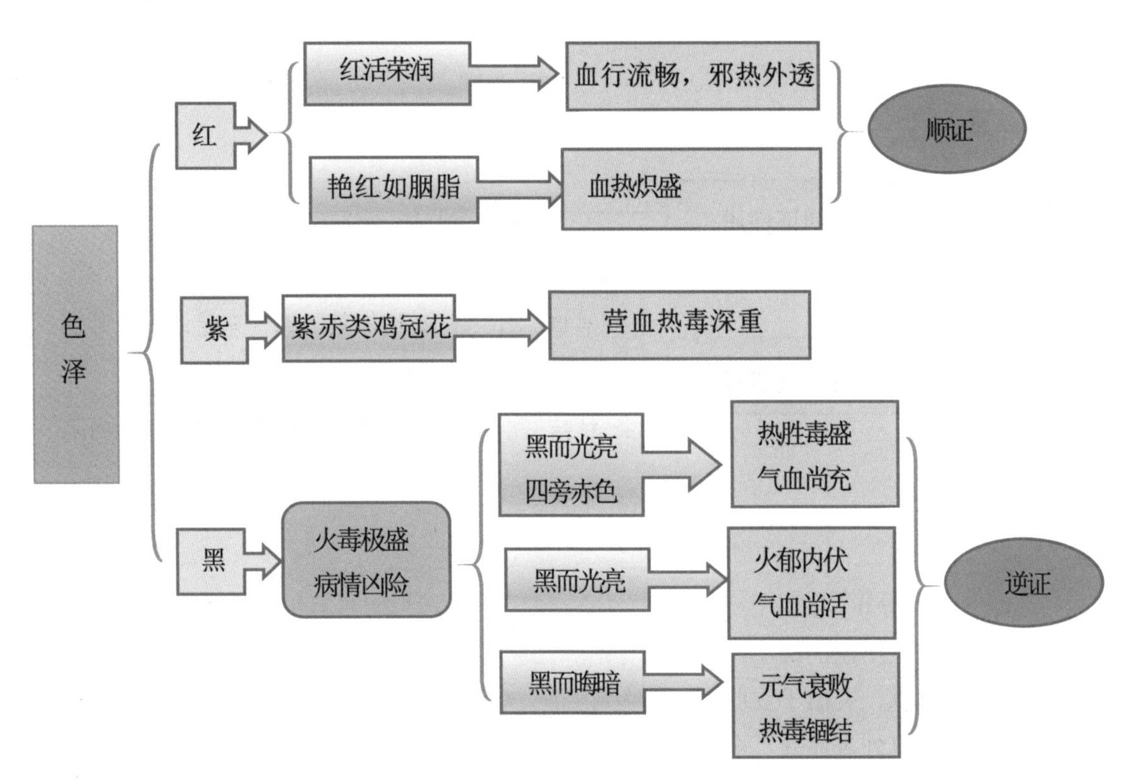

图 5-17 斑疹的色泽与病情轻重

顺证；斑疹紧束有根，从皮里钻出，如履透针，如矢贯的者，为热毒深伏有根，锢结难出之象，预后大多不良，属逆证。

3. 注意分布 斑疹分布的疏密可反映邪毒的轻重与正气的盛衰。斑疹分布稀疏均匀，为热毒轻浅，一般预后良好；斑疹分布稠密，甚至融合成片者，为热毒深重，预后不佳。故叶天士称斑疹“宜见而不宜见多”。“宜见”是指斑疹的透发提示邪热得以外透；“不宜见多”是指斑疹过于稠密，提示热毒深重，病情危重。

4. 结合脉症 诊察斑疹时应结合脉症分析，有助于正确辨证。斑疹透发，热势下降，神情清爽，为邪热外达，外解里和之象；斑疹发出，热势不减或反升，或斑疹甫出即隐，病势反而加重，伴见神志昏愦、四肢厥冷、脉微或伏者，为正不胜邪，毒火内闭的凶兆，其证属逆，预后多不良。

5. 重视变化 在温病过程中，斑疹的色泽、形态、分布与全身症状都是随着病情的发展而发生动态的变化，从这一变化可以推断出邪正的消长、病机的进退、病情的顺逆。如斑疹色泽由红变紫，甚至变为紫黑，提示热毒逐渐加重，病情转重，反之则为病情渐轻之象；如斑疹形态由松浮而变得紧束有根，为热毒渐深，毒火郁闭之兆，病情属逆，反之则为热毒外达之象；斑疹分布由稀疏朗润而转为融合成片，为热毒转盛之象；如急现急隐，或甫出即隐，则为正不胜邪，热毒内陷之兆。

四、辨白痦

白痦是在湿热类温病发展过程中，皮肤上出现的细小白色疱疹，内含少量浆液。诊察白痦对于辨别邪正的盛衰有一定的参考价值，自叶天士《温热论》中提出辨白痦的诊断方法以后，一直受到温病学家的重视。见图 5–18。

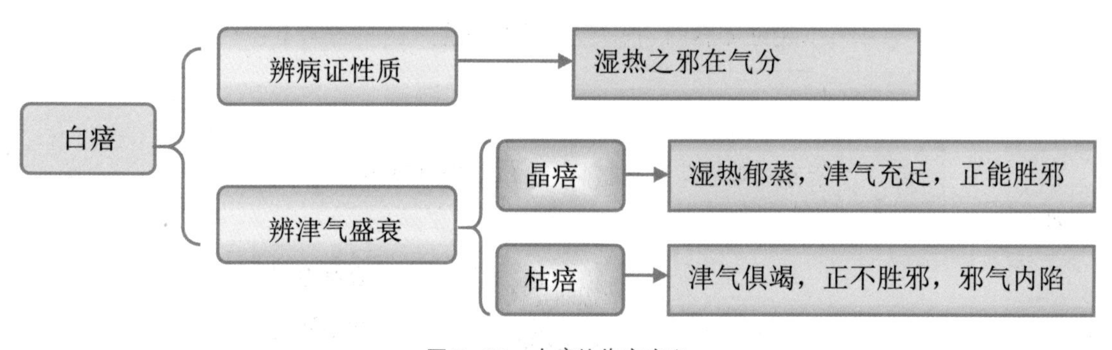

图 5–18 白痦的临床意义

（一）形态和分布

白痦是皮肤上出现的细小白色疱疹，形如粟米，色如珍珠，突出于皮肤，一般内含有透明浆液，所以外观晶莹。白痦一般多分布于颈、胸、腹部，四肢较少见，头面部更少见，在消退时可有细小的皮屑脱落。

（二）成因

白痦为湿热郁阻气分，失于开泄，蕴蒸于肌表所致。其虽发生于肌表，病变部位并不在卫分而在气分。

（三）临床特点

白痦常见于湿热类温病邪在气分留连，湿热之邪蕴酿日久者，一般不见于病之初起。当湿热久蕴气分，白痦每随发热与出汗而透发，但因湿热之邪性质黏腻滞着，非一次能够透尽，所以常随着身热增高，汗出而透发一批白痦，如此反复，可透发多次。一般在透发之前，每因湿热郁蒸而有胸闷不舒等症。既透之后，由于病邪有外达之机，则胸闷等症状也暂时得缓解。

（四）诊断意义

1. 辨病证性质　在温病过程中如见到白痦透发，即是诊断湿热之邪在气分的重要依据，多见于湿温、暑湿、伏暑等湿热类疾病，尤其对这些病证误用滋腻之品，或失于轻清开泄时更为多见。

2. 辨津气盛衰　通过对白痦色泽、形态的观察，有助于判断患者津气的盛衰。如白痦晶莹饱绽，颗粒清楚明亮，称为“晶痦”，在白痦透发后，每见热势递减、神情清爽，为津气充足，正能胜邪，邪却外达之佳象；如白痦空壳无浆，如枯骨之色，称为“枯痦”，每并见身热不退、神志昏迷等症，属津气衰竭，正不胜邪，邪气内陷的危险征象。

第二节　常见症状辨识法

温病患者出现复杂多样的临床症状，是各种温邪导致卫气营血和三焦所属脏腑生理功能异常或脏腑实质性损害的外在表现。因此，仔细询问、观察，认真比较、鉴别温病中出现的常见症状，是分析病因病机、准确辨证的一个重要环节。

一、发热

发热是各种温病必具的症状。一般而言，凡口腔温度超过 37.3℃，腋下温度超过 37.0℃，或肛门温度超过 37.6℃者，即属发热。温病的发热是由于感受温邪后，机体对温邪的一种全身性的反应，为正气抗邪、邪正相争的表现。如正能胜邪则热退而邪却；正邪俱盛，则热势持续；发热过甚，可耗气伤津，甚至导致阴竭阳脱而危及生命。

温病发热有虚实之分。一般而言，温病初期，正气较盛，病变尚轻浅，多属实证发热。温病中期，正盛邪实，邪正剧争，证虽属实，但阴液已有耗伤，其阴伤较甚者，为虚实相兼之证。温病后期，邪热久羁，耗损阴津，多属虚证发热，其中有余邪未尽者，为虚多邪少之证，或由阴虚而引起的虚热，热势较低。

温病卫气营血各阶段皆可见发热，但其发热表现及伴见症状各不相同，发生的病机也各异，因而对发热的诊断有助于判别病邪之性质、病变之浅深、病情之轻重及其病势之进退。见图 5–19。

1. 发热恶寒　发热的同时伴有全身恶寒，为温病初起，邪在肺卫，卫气被郁之象。多伴有口微渴，舌边尖红，脉浮数等症。

2. 寒热往来　发热与恶寒交替，往来或起伏如疟状，反复发作。为邪郁半表半里，邪正抗争，枢机不利的表现。温病过程中，湿热阻于膜原或少阳三焦、暑湿郁于少阳等证，均可见此热型。

3. 壮热　热势壮盛，多表现为但恶热而不恶寒，伴有汗多、脉洪等症。系邪盛而津气亦足，邪正剧争，里热蒸迫之象。阳明热

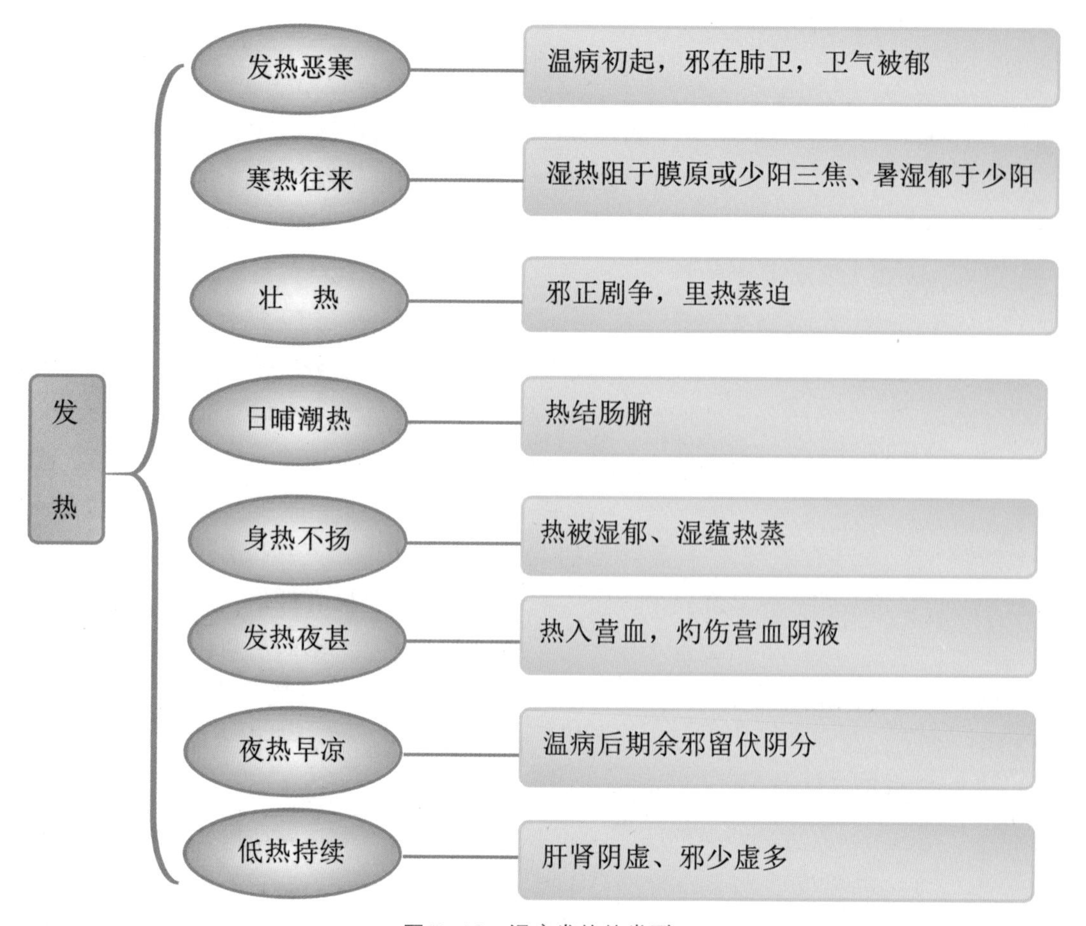

图 5-19 温病发热的类型

盛证多见典型之壮热。

4. 日晡潮热 发热于午后益甚。日晡，即申时，相当于下午 3~5 时。日晡潮热多为热结肠腑所致。

5. 身热不扬 身虽热而热象不显，如初扪体表，不觉明显之热，扪久始觉灼手。此系热被湿郁、湿蕴热蒸所致，多见于湿温病湿重于热之证。

6. 发热夜甚 发热入夜更甚，且多灼热无汗，为热入营血、灼伤营血阴液的表现。

7. 夜热早凉 至夜发热，天明则热退，多伴见热退无汗、能食形瘦等症。系温病后期余邪留伏阴分之象。

8. 低热持续 热势低微，持续不退，手足心热甚于手足背，多见于温病后期。为肝肾阴虚，邪少虚多之候。

二、汗出异常

汗液为水谷精微所化生，在正常情况下，出汗是一种生理现象，具有润泽肌肤、调和营卫、发散多余阳热而调节体温、排除有害物质等作用。所谓汗出异常，是指当有汗而无汗，或不当出汗而出汗，或汗出过多等异常的出汗症状。在温病过程中，由于感受外邪而致腠理开阖失司，或阳热亢盛而迫津外泄，或津液亏损而致汗源不足等原因，可出现各种汗出异常的表现。临床上通过对温病过程中汗出异常的辨察，有助于了解邪热的轻重浅深和津液正气的盛衰。见图 5-20。

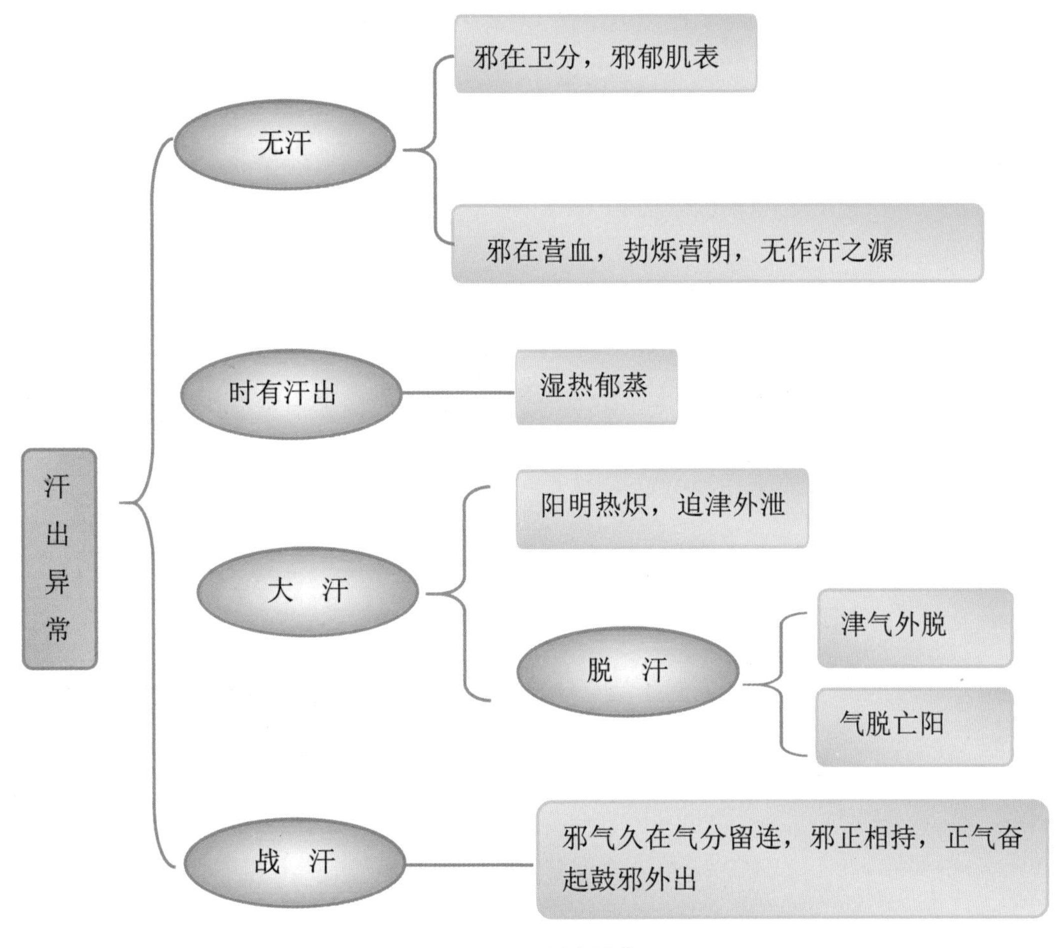

图 5-20　汗出异常

1. 无汗　皮肤干涩不润，无明显汗液。若见于温病初起，伴有发热、恶寒、头痛、苔薄白等症状。为邪在卫分，邪郁肌表，闭塞腠理所致。若见于温病极期，伴有身热夜甚、烦躁、舌绛、脉细数等症状，为邪在营血，劫烁营阴，津液不足，无作汗之源之象。

2. 时有汗出　汗随热势起伏而时出。一般表现为热盛而汗出，汗出热减，继而复热。本症多为湿热郁蒸之象，多见于湿温、暑湿等湿热类温病。

3. 大汗　全身大量汗出，主证有虚实之分。若伴有壮热，大渴，脉洪大等症状者，为阳明气分热炽，蒸腾内外，迫津外泄之象。如上述证候再兼见背微恶寒，脉洪大而芤等，为热盛阳明而兼有气阴受伤之象。在温病过程中出现骤然大汗，淋漓不止，并见体温骤降，气短神疲，甚则喘喝欲脱，唇干齿燥，舌红少津，脉散大等症状，则是津气外脱的亡阴征象。若突然冷汗淋漓不止，并见肤冷肢厥，面色苍白或青惨，神情委顿，语声低微或倦卧不语，舌淡无华，脉微欲绝等症状，为气脱亡阳征象。后二种汗出情况也可称为“脱汗”。

4. 战汗 温病病情持续难解，患者突发全身战栗，继而汗出，汗后大多病情趋缓，多系邪气留连气分，邪正相持，正气奋起鼓邪外出所致。温病后期，津气受伤，余邪留伏，经适当治疗或调养，津气恢复而奋起驱邪，也可见战汗。战汗欲作，常有四肢厥冷，爪甲青紫，脉象沉伏等先兆。战汗以后，邪退正虚，脉静身凉，病情向愈；若正不胜邪，亦可见虽经战汗而热不退者；若阳气随汗外脱，则见肤冷汗出，烦躁不安，脉象急疾等症，须高度重视，及时抢救。此外，有全身战栗而无汗出者，多因中气亏虚，不能升发托邪所致，预后甚差。见图5-21。

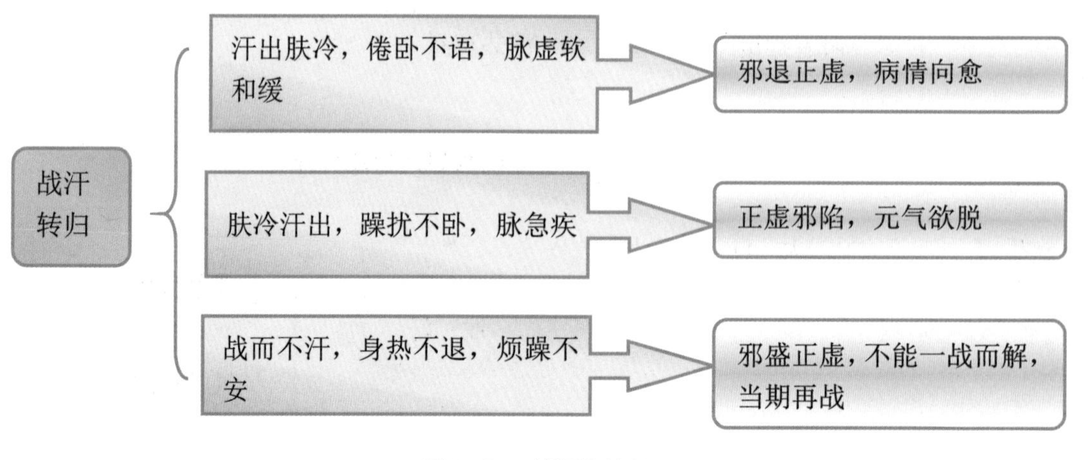

图5-21 战汗的转归

三、口渴

口渴是温病的常见症状之一，多由津液不足和津液不布所致。在临床上主要通过对口渴程度、喜饮或不喜饮、渴喜热饮或渴喜冷饮等情况的观察，再结合其他症状进行辨察，有助于判断热势盛衰、津伤程度，以及津液不能正常敷布的原因。见图5-22。

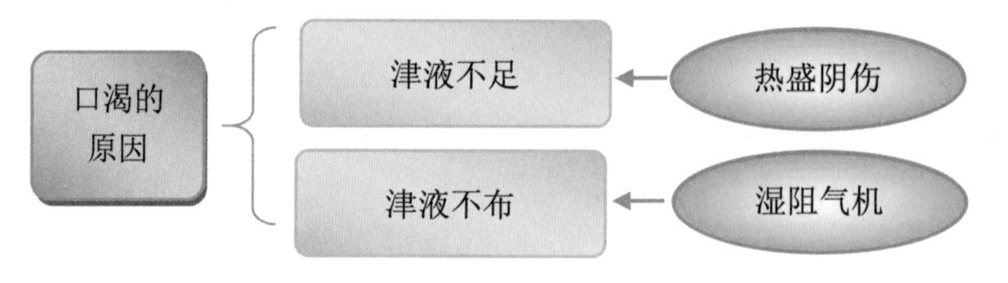

图5-22 温病发生口渴的原因

1. 口微渴　口渴程度较轻。多见于温病初起邪在卫分阶段。温邪伤津则口渴，但邪在卫分，热势不高，伤津不甚，故口渴不甚。

2. 口渴欲饮　邪入气分，津伤较重，往往表现为口大渴而喜凉饮，特别是在阳明热盛，胃津大伤时，口渴更为突出，并见壮热、汗多等症。

3. 口渴不欲饮或渴喜热饮　为湿热郁滞气机，津液不得敷布所致。湿温病过程中，湿重于热者，多见此象，并可见身热不扬、胸脘痞满、舌苔白腻等症。

4. 口苦而渴　多为邪热化火，津液受伤之象。主要见于胆火内炽或里热亢盛而化火、热毒炽盛之证，同时可伴见心烦、尿赤、脉弦数等症状。

四、口味异常

口味异常是指患者口中有异常的味觉或气味，温病中出现口味的异常，多与湿热的轻重、津液的耗伤有关。

1. 口淡乏味　多见于湿热性温病的初起，为湿邪中阻之象，多伴苔白腻，胸脘痞满等症。也可见于温病后期胃中津液受伤者。

2. 口腻无味　为湿邪困脾，湿邪偏盛，多见于湿热类温病。

3. 口甜　若口中发甜，吐出浊厚涎沫，为脾瘅病。系脾虚不运，水谷停聚，与湿热相搏所致。因水谷之气与湿热之邪盈满上泛，故口甜。

4. 口苦　口中有明显的苦味，多为热郁胆腑，热毒内蒸，胆火上扰所致，见于邪郁内发，里热炽盛之证。温病中邪热化火也每见口苦，并可伴有心烦，尿黄赤，舌红苔黄等表现。

5. 口臭　口中秽气喷人，每因胃热极盛所致，多见于温病邪热亢盛于阳明而化火者。

五、呕恶

呕恶指呕吐与泛恶，是胃失和降的表现，在温病过程中主要由邪热、痰饮或食滞等因素犯胃而引起胃气上逆所致。

1. 恶心呕吐　呕吐的同时伴有明显的恶心，其中轻者仅表现为心中泛恶欲吐，甚则表现为恶心而呕吐。如发生于温病的初起，多属温邪侵袭于表而影响胃气和降，一般呕恶程度较轻。如发生于湿热类温病中，多由湿热之邪干于中焦，导致胃气上逆所致，一般泛恶较明显，有的还会有明显的呕吐。其中湿重于热者，可伴有脘痞腹胀、苔白腻等症状；湿热俱盛或热重于湿者，可伴有心烦脘痞、苔黄腻或黄浊等症状。呕吐而兼见小便不通，多为湿浊阻于下焦，泌别失司，浊气上逆所致，为湿温中的重症。

2. 呕吐酸腐　指呕吐物有明显的酸腐馊味，多属伤食停滞之象，可见于温病兼食滞者，同时可伴有腹胀疼痛、嗳气厌食等症状。

3. 呕吐如喷　指呕吐频繁而呈喷射状，且发生急骤，恶心不明显。多为肝经火盛引动肝风犯于胃所致，同时可伴见高热、烦渴、头痛、项强、抽搐等症状，可见于春温病热毒炽盛者，病情较为危急。

4. 干呕气逆　指干呕而不吐，仅表现为气逆作哕。如见于病之早期，发生于夏秋者，猝然腹中绞痛，欲吐不得吐，欲泻不得泻，烦躁闷乱，甚则面色青惨，四肢厥冷，头汗淋漓，脉象沉伏等，属干霍乱之危证，当引起重视。如频频干呕，气逆作哕见于湿热类温病过程中，为胃阴受劫，胆火上逆，多兼见口大渴，胸闷欲绝，脉细数，舌光如镜等症。如见于温病后期，伴见口干，舌光红者，属胃阴大伤而胃气上逆之象。

5. 呕吐清水、痰涎 指呕吐物为酸苦清水或清稀痰涎。多属湿热内留，胆胃失和，饮停气逆之象。每见于湿温、伏暑等湿热类温病中。

六、二便异常

在温病过程中，由于各种原因，经常出现大便或小便在性状、颜色、次数、便量等方面的异常。

（一）小便异常

1. 小便涩少 温病发生小便涩少多由热盛津伤，以致无源作尿而致，同时伴有小便颜色的加深。如小便黄赤短少，伴见高热、汗多、烦渴等症，常见于温病热入气分，汗出愈多小便愈黄赤短少。如热结小肠，下移膀胱时可发生小便涩少，并有尿时灼热，尿道作痛和尿频等症状。如湿热蕴下，亦可见排尿涩少，并有尿频、尿急、尿痛。另外，湿浊阻于下焦而膀胱气化失司，亦可发生小便不畅。

2. 小便不通 本症多由小便涩少进一步发展而成，既可见于温热证，也可见于湿热证。如热盛阴伤严重者，或属热结火腑，津液枯涸者，可出现尿量极少，甚至尿闭，多并见心烦、舌干红、少汗等热盛津液大伤之症。如属湿浊阻于下焦导致膀胱不利而小便不通者，当有浊邪在下的其他见症，如湿温湿浊蒙上，泌别失职，小便不通，多伴见热蒸头胀、呕逆神迷、舌苔白腻等证。

（二）大便异常

1. 大便秘结 大便不通而伴潮热、谵语、腹满疼痛、舌苔黄厚焦燥者，为热结肠腑之阳明腑实证。如大便秘结而腹不胀满疼痛，不发热，舌红口干者，属津枯肠燥的“无水舟停”之证。如大便不通而少腹硬痛、神识如蒙、苔垢腻，为湿阻肠道、气机痹阻、传导功能失常所致。

2. 大便溏泻 为大便形状稀溏、次数增加。如大便泄泻稀便，其气臭秽，伴肛门灼热，身热口渴者，为肠热下利，发生于风温病中，为肺热下移大肠所致。如腹泻稀水而无粪，其气臭秽异常，并伴有腹满硬痛、苔黄燥起刺者，为热结肠腑所致的热结旁流。如大便溏薄，泻而不爽，色如败酱，状如藕泥，并伴见胸腹灼热，恶心呕吐，苔腻者，属湿热与肠道积滞相结，搏结于肠腑，多见于湿温、伏暑等病。

七、神志异常

心主藏神，温病中凡邪热扰心，或心窍闭阻，皆可出现神志异常。由于病邪性质有别，邪气所在部位有异，扰神和闭窍程度不同，神志异常有多种表现，故应注意鉴别。见图 5–23。

1. 烦躁不安 表现为心中烦乱，并可有身体及手足躁扰，但神志尚清。心为热扰而不宁谓之烦，身为热动而不安谓之躁，由于二者常常兼见，故烦躁并称。温病邪热在气分和营分都可出现烦躁，尤以热入营血分更为多见，常是昏谵的前兆。此外，温病后期，肾阴已亏，心火仍炽，亦可见心烦不寐。

2. 神志昏蒙 表情淡漠，神呆寡言，意识模糊，呈朦胧状态，神志时清时昧，似醒

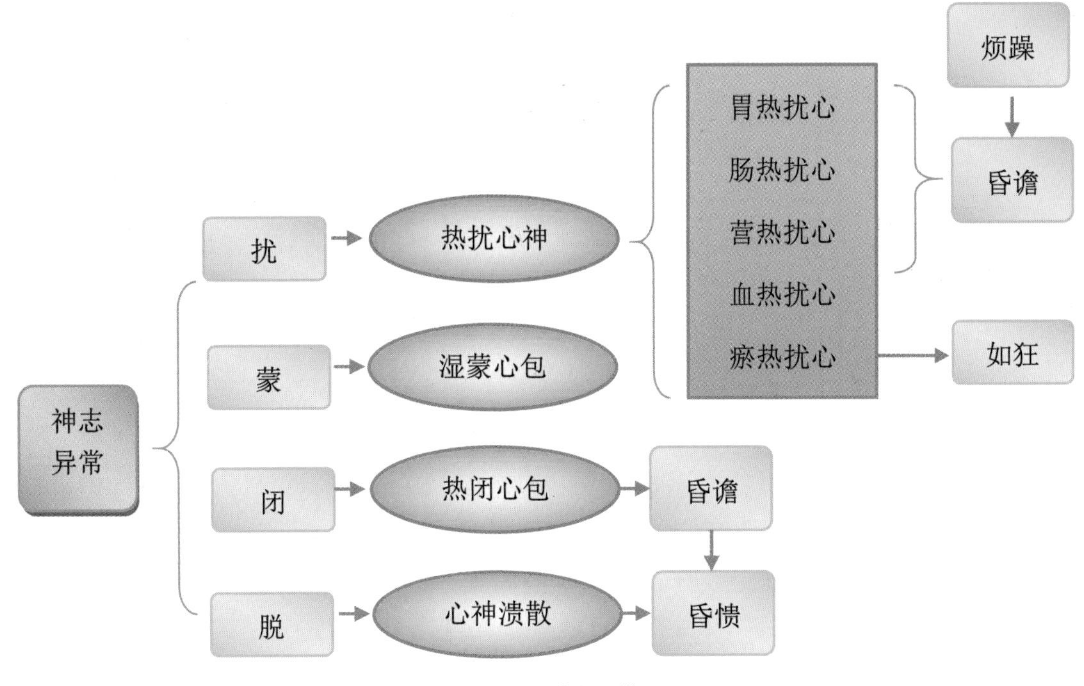

图 5-23　神志异常

似寐，时有谵语，甚时可见嗜睡如昏，但呼之能应。多为气分湿热蒸酿痰浊而蒙蔽心包所致。常伴有身热有汗不解，苔黄腻等证。

3. 神昏谵语　神昏指神志不清，或意识丧失；谵语指语无伦次或胡言乱语。二者常同时出现，称为昏谵。多见于热扰心包或邪热闭心包之证。神昏谵语可见于气、营、血各阶段。如谵语而伴见语声重浊，身潮热，便秘或热结旁流，腹满硬痛，舌苔黄燥焦厚者，则为热结肠腑、热邪上扰心神所致，称为"胃热乘心"，属气分病变；如见心烦不安，时有谵语，而伴见身热夜甚，或斑点隐隐，舌绛无苔者，为营热扰心所致，属营分病变；如见昏谵似狂，身灼热，斑疹显露，吐血，便血者，则为血热扰心所致，属血分病变；如见神昏而体热肢厥，舌蹇语涩，舌纯绛鲜泽者，为热陷心包，扰乱神明所致。

4. 昏愦不语　意识完全丧失，沉迷不语，呼之不应，甚至对外界各种刺激全无反应，是神志异常中昏迷程度最深者。多为热闭心包，或邪热夹痰闭阻心包，或瘀热闭阻心包之象。也有因邪热内闭心包继而发生正气外脱者，则可见肢体厥冷，面色灰惨，舌淡无华，脉微欲绝等证，系心神失养，神无所倚而致，又称内闭外脱。此外，在汗出、泄泻及出血太过时，可因阴竭阳脱而致心神失养，出现昏愦不语，也属危笃之证。

5. 神志如狂　神志昏乱，躁扰不安，妄为如狂。多为下焦蓄血，瘀热扰心所致，并可伴见少腹硬满疼痛，大便色黑，舌质紫暗等证。

八、痉证

痉是指肢体拘挛强直或手足抽搐，又称为痉挛或抽筋。痉的发生原因主要与肝有关，当温病邪热炽盛熏灼筋脉，或阴液亏损而致筋脉失养时，均可造成筋脉拘急或抽搐而成痉证，即所谓肝风内动。见图 5-24。

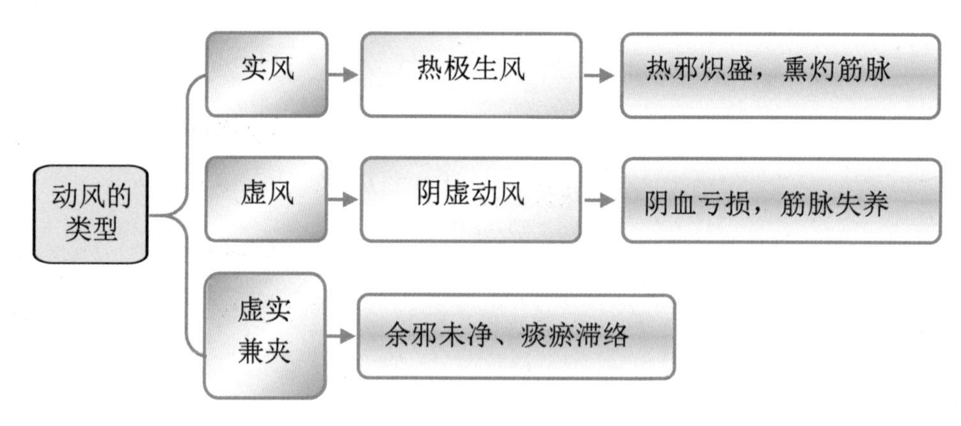

5-24 温病动风的类型

1. 实风内动 临床特征是发作急骤，手足抽搐频繁有力，两目上视，牙关紧闭，颈项强直，甚则角弓反张，同时可见壮热，神昏，舌红赤，脉弦数有力等邪热内盛症状。多见于温病极期，为邪热炽盛，筋脉受邪热燔灼所致，故又称为"热极生风"。实风可发生于气、营、血分邪热炽盛阶段。如伴见壮热，渴饮，有汗，苔黄燥，脉洪数者，多为阳明热盛引动肝风；如伴见高热，咳喘，汗出者，为肺金邪热亢盛，肝火无所制而致肝风内动，又称为"金囚木旺"；如伴见身灼热，发斑疹或吐血、便血，神昏谵语，舌绛者，则为营血分邪热炽盛而引动肝风。

2. 虚风内动 临床特征是抽搐无力，或为手指徐徐蠕动，或口角微微颤动、抽搐，心中憺憺悸动，同时可伴见低热，颧红，五心烦热，消瘦，神疲，口干，失语，耳聋，舌绛枯痿，脉细无力等症状。多见于温病后期。为邪热耗伤肝肾真阴，筋脉失于濡养所致，称为"水不涵木"。

此外温病后期或恢复期，可有手足颤动，或见手足拘挛，肢体强直等，并可伴见低热不退，心悸烦躁，神情呆钝，默默不语，甚则痴呆，失语，失明，耳聋等症状，为温病余邪未净，痰瘀滞络所致，属虚实兼夹之证。

九、厥脱

厥脱是温病发展过程中较为常见的危重证候之一，它包括了厥与脱两种证候。厥证有两个概念：一是指突然昏倒、不省人事，即为前述之昏厥；二是指四肢清冷不温，即为肢厥，多由阳气虚衰或阳气内郁不能外达所致。厥是热邪炽盛、气机逆乱的表现，即《伤寒论》中所说的："凡厥者，阴阳气不相顺接，便为厥。"脱证则是指阴阳气血严重耗损后，元气不能内守而外脱。因厥与脱在临床上常并见，所以每合称为厥脱。其中有关昏厥内容在神志异常中已作了讨论，所以这里重点讨论以肢厥和脱证为主要表现的厥脱。见图 5-25。

1. 热厥 四肢清冷，但胸腹灼热，并伴有烦躁，气息粗大，汗多，尿短赤，便秘等热盛于里的症状，或伴有神昏谵语，喉间痰鸣，牙关紧闭，舌红或绛，苔黄燥，脉沉

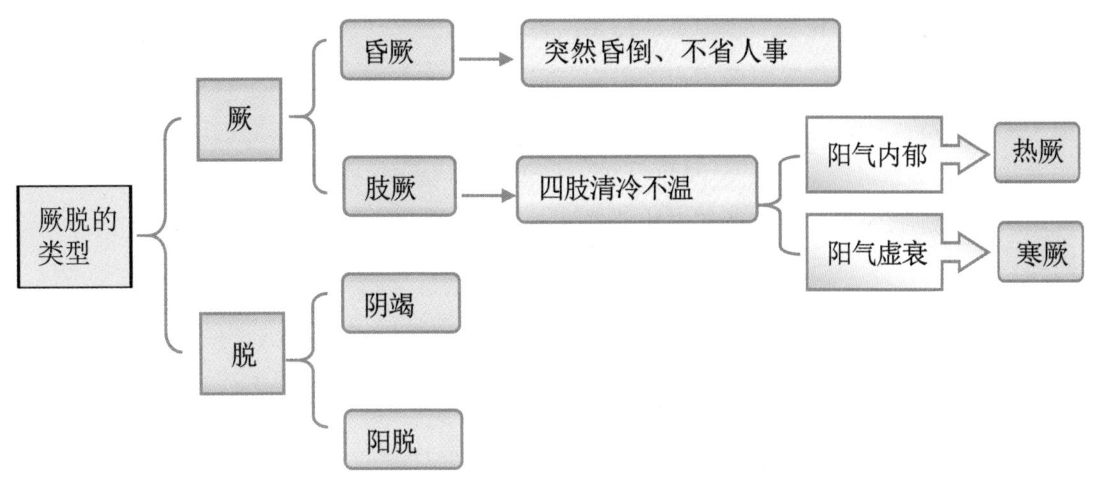

图 5-25 厥脱的类型

实或沉伏而数等表现。为热毒炽盛，郁闭于内，气机逆乱，阴阳气不相顺接，阳气不能外达四肢所致，往往具有热深厥甚的特点。

2. 寒厥 身无热，通体清冷，同时可伴有面色苍白，汗出淋漓，或下利清谷，气短息微，精神萎靡，舌质淡，脉沉细微欲绝等证。为阳气大伤，虚寒内生，全身失于温煦所致，病情严重者可发生阳气外脱。

3. 阴竭 又称亡阴。主要表现为身热骤降，汗多气短，肢体尚温，神情疲倦或烦躁不安，口渴，尿少，舌光红少苔，脉散大无力或细数无力。为邪热耗伤阴液，或因汗、吐、泻、亡血太过而致阴液大伤，阴竭而元气无所依附所致，所以也称为气阴外脱。本证可与热厥并见，或由热厥发展而来，也可因温病过程中大汗、剧泻或大出血而形成。

4. 阳脱 即阳气外脱，又称亡阳。主要表现为四肢逆冷，全身冷汗淋漓，面色苍白，神情淡漠或神识朦胧，气息微弱急促，舌淡而润，脉微细欲绝。为阳气衰竭不能内守而外脱之象。本证可与寒厥并见，或由寒厥发展而来；也可由阴竭而致阳气外脱，从而形成阴阳俱脱之证。

十、出血

出血是温病过程的常见症状，有时也是病情危重的表现。温病出血除少数发生于卫气分阶段外，多数是因为热邪深入营血，损伤血络或迫血妄行而致。辨别温病的出血，要观察其属广泛性出血，抑或偏于某一部位的出血，以及出血量的多少、血的颜色及伴随的证候等。

1. 广泛出血 即为全身性的出血，包括咯血、衄血、吐血、便血、尿血、肌衄、阴道出血等。如血色鲜红并见身热烦渴，甚则昏谵、舌深绛者，为血分热盛，耗血动血之证。如血块较多，其色瘀暗，舌青紫或有瘀斑，脉涩者为瘀血阻络之象。如出血过多，可导致气随血脱而见血溢不止，肢体厥冷，昏沉不语，舌淡无华等症。

2. 咯血 血随咳唾而出，是邪热损伤肺络的标志。如发生于卫气分阶段，多为邪热在肺，肺络受伤，或咳甚而伤络所致，其出血量较少，并伴胸痛，咳甚，气急等症。如发生于暑温病中，症见咯血不止，甚至口鼻涌血，伴高热，咳嗽，气急，胸闷者，属暑入血分，经血沸腾，肺络受损而迫血外溢之危证。如初起咳唾粉红色血水，继则咯血不止，并见咳嗽气粗，躁扰不宁，面色反黑，脉搏急疾等，预后极差，严重者常因化源速绝而死亡。

3. 便血 血随大便而出。如便下鲜血，多为邪热损伤肠道所致。在湿温病中因湿热化燥化火，传入血分而损伤肠络时，每可见之。如大便下血发黑，每为瘀热蓄结胃肠而致，可见于下焦蓄血证中。

小 结

本章介绍了温病的常用诊法，由于温病临床表现的特殊性，形成了辨舌验齿、辨斑疹白㾦，以及辨发热、汗出异常、神志异常等常见症状的诊断方法。

辨舌要抓住舌苔主要反映卫分和气分的病变，舌质主要反映营分和血分的病变这一纲领。辨斑疹主要观察斑疹的色泽、分布和形态。辨温病常见症状时，以各症状的常见类型为要点，掌握各类型症状辨别的临床意义。同时需要注意的是，在临床运用温病这些诊断方法时，应注意四诊合参，综合运用，以明辨证候。

复习思考题

1. 简述舌苔在温病诊断上的意义。
2. 简述温病中常见红、绛、紫舌的临床意义。
3. 斑疹外发的意义是什么？如何辨别斑疹的顺逆？
4. 白㾦的临床意义是什么，如何辨识？
5. 温病中常见的发热类型有哪些？分别有何意义？
6. 简述温病神志异常的类型及其临床意义。
7. 简述温病发痉的类型及其临床意义。
8. 简述温病厥脱的类型及其临床意义。

第六章

温病的治疗

导 学

通过本章的学习，能够理解温病的治疗是在温病辨证论治理论指导下，根据温病的证候表现，辨析病因病理，明确病程阶段，制定相应治法，选用恰当方药，促进患者康复。能够熟练掌握温病主要治法的作用、主要适应证、代表方剂及运用要点，从而为四时温病的学习奠定理论基础。

温病的治疗，是在温病辨证理论的指导下，根据温病的证候表现，明确其病因病理，进而制订相应的治则治法，选用恰当的方药，以祛除病邪，调整功能，扶助正气，从而促使患者恢复健康。正确及时的治疗可以减轻病情，缩短病程，减少病痛，促使患者早日恢复健康。

第一节 温病的治疗原则

温病的治则，除了中医学对温热病治疗的一般原则，如“热者寒之”“实者泻之”“虚者补之”等外，主要是祛除温邪，顾护阴液的原则及卫气营血和三焦治则。

一、祛邪护正

温病的病因是温邪，因此祛除温邪是温病治疗的关键。早祛其邪，可减少温邪对机体的损害，减少并发症的发生，阻止病变的进一步发展。不同季节发生的温病，由不同性质、不同种类的温邪引起，这些病邪有各自的致病特点，侵袭人体后表现出不同的证候，因而要审证求因，审因论治。温病的发生发展过程始终是邪正交争、盛衰消长的过程，正胜则邪却，正虚则邪陷。温邪为阳邪，最易耗伤人体阴液，而阴液的存亡，又直接关系到温病的预后。因此，温病的治疗，除了祛除温邪外，还应注意扶助正气，顾护阴液，在治疗中不但要时刻权衡感邪的轻重多少，还要注意正气的强弱盛衰，合理使用祛邪与扶正的方法。

二、卫气营血治则

叶天士根据温病卫气营血证候的不同病理变化，提出“在卫汗之可也，到气才可清气，入营犹可透热转气，入血直须凉血散血”的治疗原则。邪在卫分主要用“汗”法治疗，“汗”法即解表透邪法，温病卫分证主要以辛凉透表为主。邪在气分主要用“清气”法治疗，由于气分证阶段病邪性质较复杂，且病位各有不同，所以其治疗往往尚需使用化湿、攻下、和解等法。邪在营分以“透热转气”法为主，即在清营之剂中配伍轻清宣透之品，使营分邪热透出气分而解。血分证治疗既要清热凉血，又要活血散瘀。

三、三焦治则

吴鞠通提出:“治上焦如羽(非轻不举),治中焦如衡(非平不安),治下焦如权(非重不沉)”的治疗原则。治上焦病应“轻”,其含义除了用药应主以质轻透邪之品外,同时也包含了治疗上焦病证所用药物一般剂量较小、煎煮时间较短等含意。对中焦病证的治疗应注意“平”,体现了对该病证的治疗应以祛除病邪为主,邪去而正自安。同时,由于中焦病证每为湿热之邪所致,对其治疗应权衡湿与热之侧重,治湿与治热不可偏于一方,也含有“平”之意。对下焦病证治疗主以“重”,是指所用方药性质滋腻或沉降重镇,多用味厚腻浊之血肉有情之品或介石类药物,且用药剂量较大,煎煮时间也较长。

此外,在温病的病变过程中会出现一些特殊症状或危重危急症状,如神昏、痉厥、斑疹、虚脱等,针对这些症状也应分别确立相应的救急之法,如开窍、息风、化斑、透疹、固脱等,这也是临床不可忽视的对症施治。

第二节 温病的常用治法

温病的主要治法可以分为三大类:一是以祛邪为主的治法,这是温病治法的主要内容,包括解表法、清气法、和解法、祛湿法、清营凉血法、通下法等;二是以扶正为主的治法,如滋阴法,这是温病后期的主要治法;三是用于急救的治法,包括开窍法、息风法、固脱法等。

一、解表法

解表法是驱除在表温邪,解除温病卫分表证的治疗方法。属于八法中“汗法”的范围,适用于温病初起,邪在卫表之证。其主要作用是疏泄腠理,逐邪外出,透表泄热。针对温病卫表之证感邪有风热、暑湿、湿热、燥热的不同,当采用不同的具体治法。见图6-1。

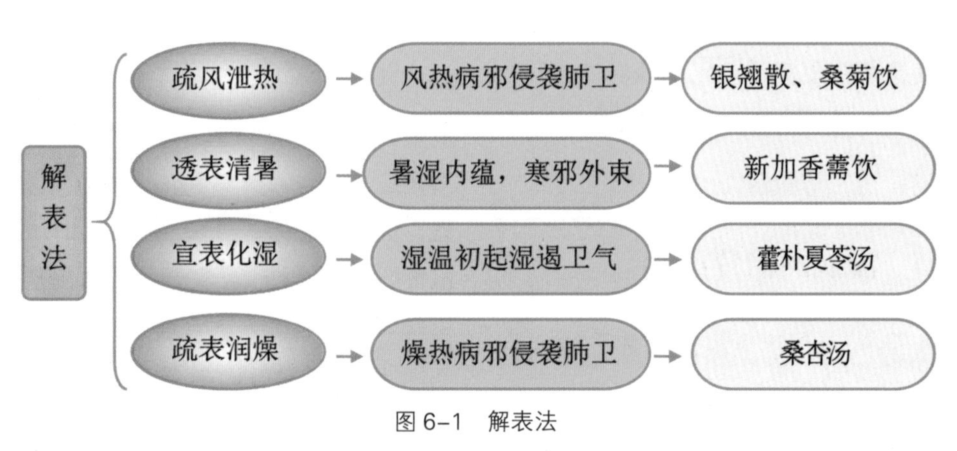

图6-1 解表法

1. 疏风泄热 又称“辛凉解表”。用辛凉之品,辛散风邪,凉泄热邪,少佐辛温,发散郁阻,以疏散轻透肌表风热病邪。主治风热病邪侵袭肺卫之证。症见发热,微恶风寒,口微渴,无汗或少汗,咳嗽,舌边尖红,苔薄白,脉浮数。代表方剂如银翘散、桑菊饮等。

2. 透表清暑 以辛温发散配合清暑化湿

之品，外散肌表之寒束，内清在里之暑湿。主治暑湿蕴阻于内，寒邪郁闭肌表之证。症见恶寒发热，头痛无汗，身形拘急，脘痞，心烦，口苦，尿赤等。代表方剂如新加香薷饮。

3. 宣表化湿　以芳香宣透化湿之品，宣散芳化肌表湿热之邪。主治湿温初起，湿重于热，湿遏卫气之证。症见身热不扬，恶寒少汗，头重如裹，身重肢倦，胸闷脘痞，苔白腻，脉濡缓等。代表方剂如藿朴夏苓汤。

4. 疏表润燥　以辛凉透表，疏解肺卫之燥热，配合甘寒之品生津润燥，治疗燥热病邪侵袭肺卫之证。症见发热恶寒，咳嗽少痰，咽干喉痛，口鼻干燥，头痛唇燥，舌边尖红，苔薄白干燥等。代表方剂如桑杏汤。

临床上，根据病情，解表法常与滋阴、益气、化痰、消导、清气、透疹、解毒、凉血等治法配合使用，并应以有助于驱邪外出，解除表证为原则，或先表后里，或表里同治。

二、清气法

清气法是以寒凉清热之品解除气分无形里热的一种治法，用于温病气分无形热盛，尚未与痰饮、水湿、瘀血、燥屎、积滞等有形实邪相互搏结的证候。运用时，根据热势轻重不同分别治疗。见图 6–2。

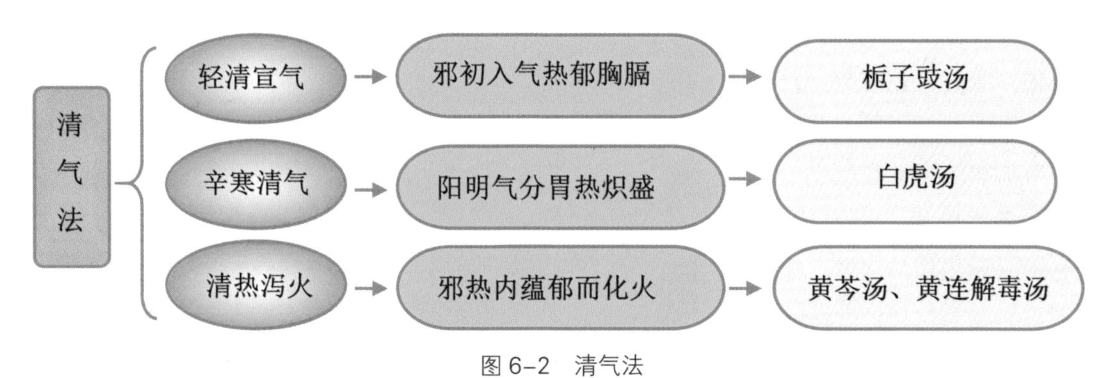

图 6–2　清气法

1. 轻清宣气　以轻清宣透之品，清泄热邪，宣畅气机，解散郁滞。治疗邪热初入气分，阳热怫郁，热郁胸膈之证。症见身热微渴，心中懊侬不舒，起卧不安，舌质红，苔薄黄，脉数等。代表方剂如栀子豉汤。

2. 辛寒清气　以辛寒之品大清气分邪热，透热外达。主治阳明气分胃热炽盛之证。症见壮热，大汗出，心烦面赤，口渴喜冷饮，舌质红，苔黄燥，脉洪数等。代表方剂如白虎汤。

3. 清热泻火　以苦寒清热，泻火解毒之品直清里热，泻火解毒。治疗邪热内蕴，郁而化火之证。症见身热不退，烦躁不安，口苦而渴，小便黄赤，舌质红，苔黄燥，脉数等。代表方剂如黄芩汤、黄连解毒汤等。

三、和解法

和解法具有和解、疏泄、分消作用，以祛除半表半里病邪，达到外解里和的治疗方法。属于八法中的“和法”。适用于温病痰热郁阻少阳、湿浊郁伏膜原、湿热留连三焦等半表半里证。见图 6–3。

1. 清泄少阳　以辛苦芳化之品，清泄少阳邪热兼以化痰和胃。主治邪热兼痰湿郁阻少阳，枢机不利，胃失和降之证。症见寒热

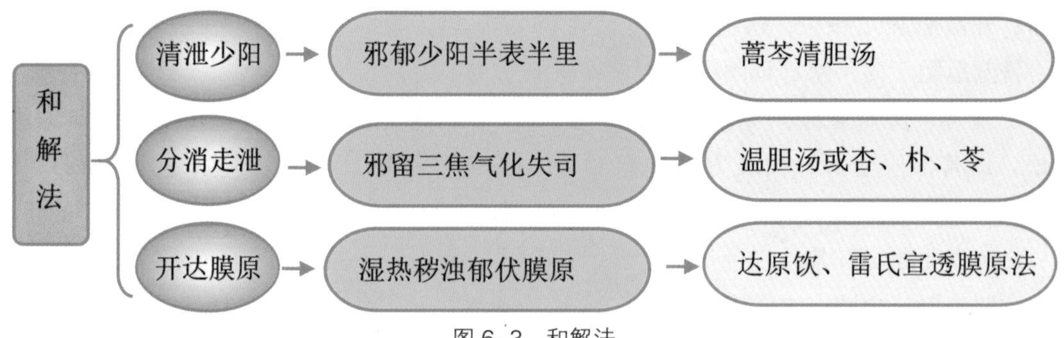

图 6–3 和解法

往来，口苦胁痛，烦渴溲赤，脘痞呕恶，舌质红，苔黄腻，脉弦数等。代表方剂如蒿芩清胆汤。

2. 分消走泄 以辛开苦泄之品以宣展气机，泄化痰热，分消三焦分气之邪。主治邪留三焦，气化失司之证。症见寒热起伏，胸痞腹胀，溲短，苔腻等。代表方剂如温胆汤加减，或用叶天士所说的杏仁、厚朴、茯苓之类为基本药物组方。

3. 开达膜原 以辛通苦燥之品，疏利透达膜原湿热秽浊之邪。主治湿热秽浊郁闭气分的邪伏膜原证。症见寒热如疟，寒甚热微，脘痞腹胀，苔白厚腻如积粉，舌质红绛甚或紫绛等。代表方剂如达原饮、雷氏宣透膜原法等。

四、祛湿法

祛湿法是以芳香化湿、苦温燥湿及淡渗利湿之品以祛除湿邪的一种治法。适用于各种湿热性质的病证。运用时，区分湿热轻重以及上焦、中焦、下焦病位的不同而选择相应的治疗方药。见图 6–4。

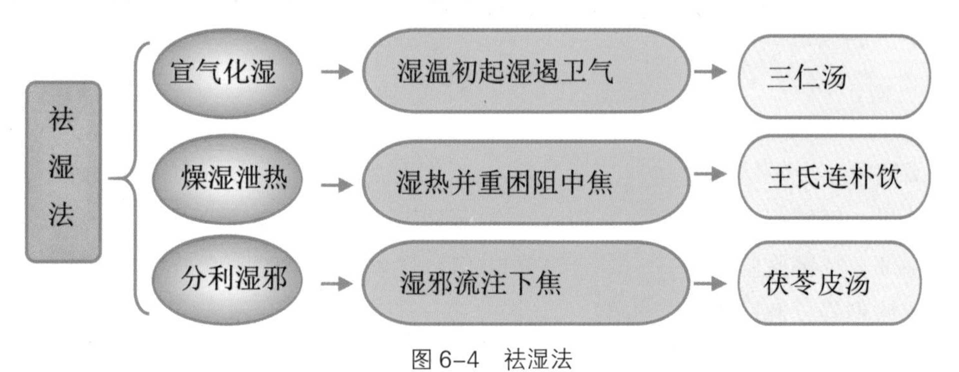

图 6–4 祛湿法

1. 宣气化湿 以芳香宣透之品疏通表里气机，透化湿热之邪。主治湿温初起，湿中蕴热，湿遏卫气之证。症见身热不扬，午后热甚，或微恶寒，汗出不解，胸闷脘痞，小便短少，苔白腻，脉濡缓等。代表方剂如三仁汤。

2. 燥湿泄热 以辛开苦降之品，苦温燥化湿邪，苦寒清热燥湿。主治湿热并重，困阻中焦之证。症见发热，汗出不解，口渴不欲多饮，脘痞腹胀，呕恶欲吐，舌质红，苔黄腻，脉濡数或滑数等。代表方剂如王氏连朴饮。

3. 分利湿邪　以淡渗利湿之品，利尿渗湿使湿热之邪从小便而去。主治湿邪流注下焦，膀胱气化失司之证。症见小便短少不利，甚或不通，大便或溏，渴不多饮，苔白腻，脉濡滑等。代表方剂如茯苓皮汤。

五、通下法

通下法，又称攻下法，是运用具有通腑泄热、荡涤积滞、通瘀破结等功用的药物，以达到泄除邪热的一种治法。用于治疗温病邪热与有形实邪如燥屎、湿滞、瘀血等互结于胃肠及下焦的证候。运用时，依据内结之邪的性质、部位的不同，分别治疗。见图6–5。

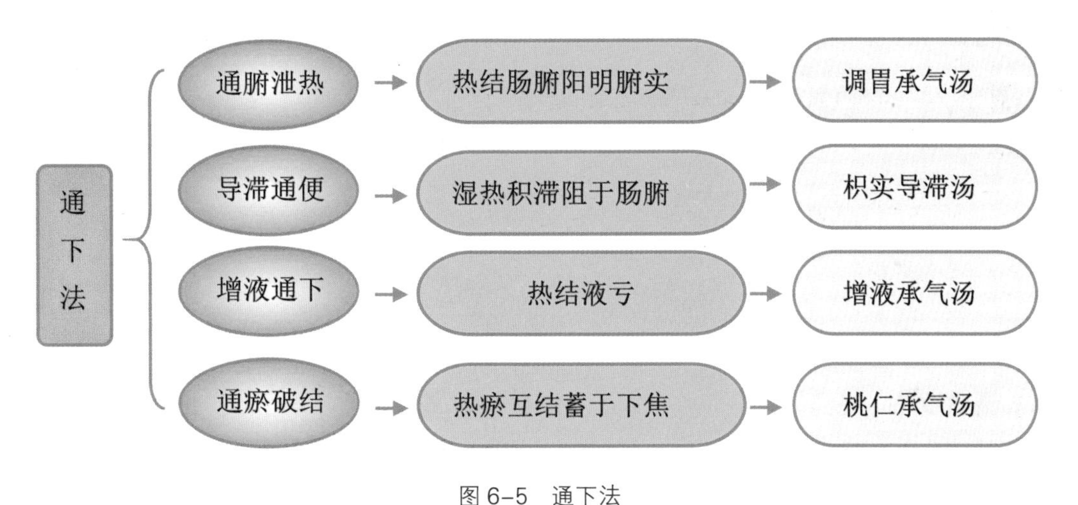

图6–5　通下法

1. 通腑泄热　又称“苦寒攻下”法，是用苦寒攻下之品攻逐肠腑实热燥结，主治热结肠腑之阳明腑实证。症见腹胀硬满，甚则硬痛拒按，大便秘结或热结旁流，舌质红苔老黄或焦黑起刺，脉沉实等。代表方剂如调胃承气汤。

2. 导滞通便　以苦辛合苦寒之品通导肠腑湿热积滞，疏通胃肠气机。主治湿热积滞阻于肠腑，传导失司之证。症见身热，脘腹痞满或胀痛，恶心呕逆，便溏不爽、色黄如酱，舌质红苔黄厚浊，脉滑数或濡数等。代表方剂如枳实导滞汤。

3. 增液通下　用通下剂配合滋养阴液之品以泻下肠腑热结的治法。主治肠腑热结而阴液亏虚之证，即所谓“热结液亏”者。症见身热不退，大便秘结，口干唇裂，舌苔干燥等。代表方剂如增液承气汤。

4. 通瘀破结　以泻下逐瘀及活血破结之品以破散逐除下焦瘀血蓄结，主治温病热瘀互结，蓄于下焦之证。症见身热，少腹硬满急痛，大便秘结或色黑，小便自利，或神志如狂，舌紫绛，脉沉实等。代表方剂如桃仁承气汤。

通下法药力较猛，如里热尚无结实者，不宜使用。同时，苦寒通下法用至便通即止，不可多用。

六、清营凉血法

清营凉血法是具有清营泄热，凉血解毒，滋养阴液，通络散血作用的治疗方法，包括清营法与凉血法。本法也属于八法中

“清法”的范围。适用于温病热入营血分，营热或血热亢盛的证候。邪入营血分，病位虽有浅深之别，病情也有轻重之异，但病变机制并无本质的区别，治法亦多有联系，所以将清营法与凉血法合并论之。见图6–6。

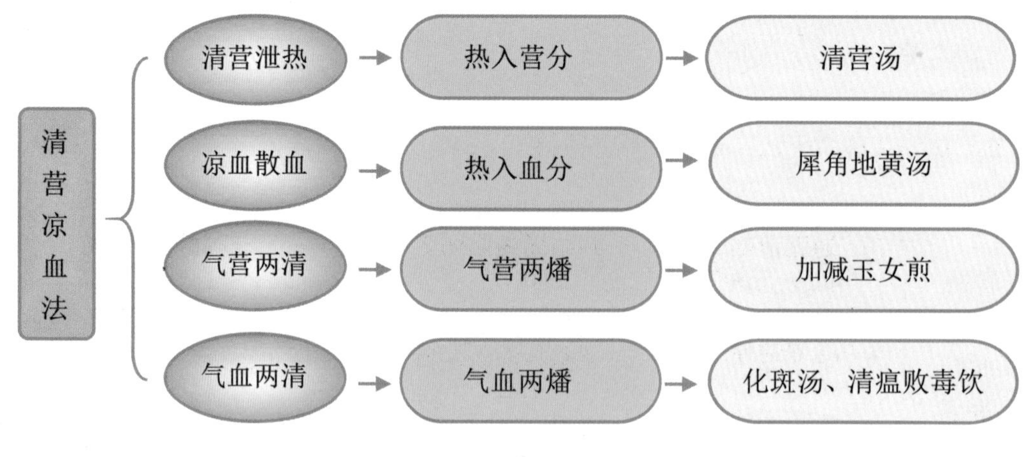

图6–6 清营凉血法

1. 清营泄热 以清解营分邪热药物，配以轻清透泄之品，使营分邪热从气分外解的治疗方法。此法叶天士称之为“透热转气”。主治温病热入营分。症见身热夜甚，心烦不寐，时有谵语，斑点隐隐，舌绛，脉细数等。代表剂方如清营汤。

2. 凉血散血 以清热凉血和活血散血之品，以清散血分瘀热。主治温病血分热盛，迫血妄行，热瘀互结之证。症见灼热躁扰，甚则昏狂谵妄，斑疹密布，吐血、衄血或溲血、便血，舌质紫绛等。代表方剂如犀角地黄汤。

3. 气营（血）两清 本法包括了气营两清和气血两清，是清气法、凉营法及凉血散血法的配合应用，双解气营或气血之邪热。主治温病气营两燔或气血两燔证。症见壮热，口渴，烦躁，外发斑疹，甚或神昏谵妄，两目昏瞀，口秽喷人，周身骨节痛如被杖，或有出血见症，舌红绛或深绛或紫晦，苔黄燥或焦黑等。代表方剂如加减玉女煎、化斑汤、清瘟败毒饮等。

临床上，营血分证常与动风、闭窍证同见，故清营凉血法常与开窍、息风诸法配合运用。

七、开窍法

开窍法是通过开通心包机窍阻闭，促使神志苏醒，治疗热闭心包或湿热蒙蔽心包引起的神志异常证候的治疗方法。见图6–7。

1. 清心开窍 采用清心、透络、开窍之品，促使神志苏醒。主治温邪内闭心包而致神志异常者。症见身灼热，神昏谵语或昏愦不语，舌蹇，肢厥，舌红绛或纯绛鲜泽，脉细数等。代表方剂如安宫牛黄丸、至宝丹、紫雪丹等。

2. 豁痰开窍 以芳香宣化湿热痰浊之品，宣通机窍，促使神志恢复的治疗方法。主治湿热痰浊，蒙蔽心包证。症见身热不扬，神识昏蒙，时清时昧，时有谵语，舌质

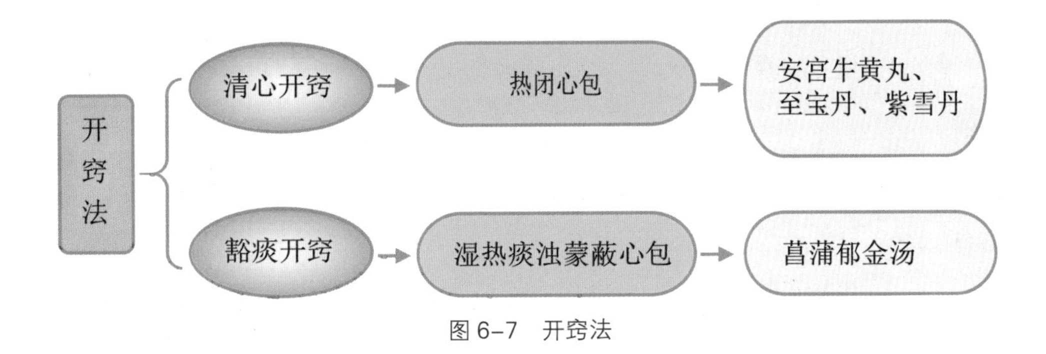

图 6-7　开窍法

红，苔白腻或黄腻，脉濡数等。代表方剂如菖蒲郁金汤。

开窍法为救急之法，用于应急处理，一旦神志恢复，即不可再用，当依据病情而辨证施治。

八、息风法

息风法是平息内风，制止痉厥的治疗方法。适用于温病热盛动风，或阴虚不能制阳，虚风内动的证候。运用的关键在于区分实风内动或虚风内动的不同而选用相应的治法。见图 6-8。

1. 凉肝息风　以甘苦合酸寒之品清热凉肝，息风止痉。主治温病邪热内炽，引动肝风，风火相煽之热盛动风证。症见身灼热，手足抽搐，甚或角弓反张，口噤神迷，舌红苔黄，脉弦数等。代表方剂如羚角钩藤汤。

2. 滋阴息风　以咸寒合酸甘化阴之品滋水涵木，育阴潜阳以平息虚风。主治温病后期肝肾阴竭，肝木失涵，虚风内动之证。症见低热或五心烦热，心中憺憺大动，手指蠕动，甚或瘛疭，神倦肢厥，舌质干绛或枯萎，脉虚细等。代表方剂如三甲复脉汤、大定风珠等。

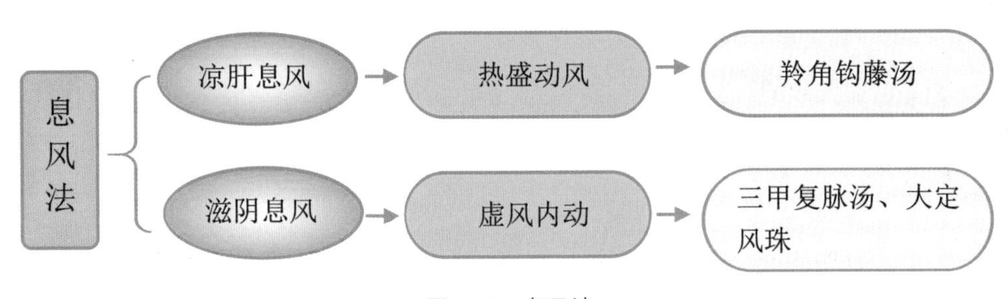

图 6-8　息风法

九、滋阴法

滋阴法是通过滋养阴液来补充人体耗伤的阴液以治疗阴虚证候的治疗方法。适应于温病邪热伤阴诸证。运用时当区分阴津受伤的不同程度而选择不同的治法。见图 6-9。

1. 滋养肺胃　以甘寒生津濡润之品，滋养肺胃津液。主治温病肺胃津液耗伤之证。症见口咽干燥，干咳少痰，食欲不振或干呕，舌质光红少苔或苔干燥等。代表方剂如沙参麦冬汤、益胃汤等。

2. 增液润肠　以甘寒合咸寒之品，滋润大肠津液以润下大便，即所谓“增水行舟”。

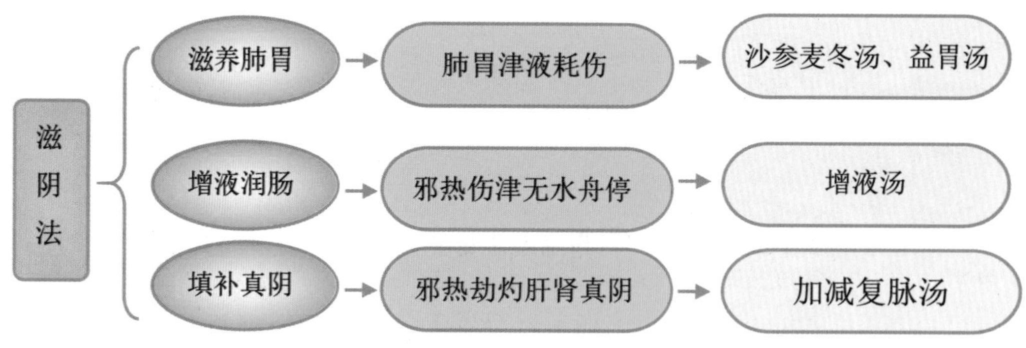

图 6-9 滋阴法

主治温病后期邪热伤津，肠道干枯而致便秘之证。症见大便干结，咽干燥，舌红苔少脉细等。代表方剂如增液汤。

3. 填补真阴 以咸寒滋阴、血肉有情之品及甘寒、酸寒之品，填补肝肾阴液的治疗方法。主治温病后期，温邪久羁而劫灼肝肾真阴，邪少虚多之证。症见低热，手足心热甚于手足背，口干咽燥，神倦欲眠，舌绛少苔，或干绛枯痿，脉虚细等。代表方剂如加减复脉汤。

十、固脱法

固脱法是通过大补元气、敛液护阴以救治脱证的治疗方法，用于温病过程中的气阴外脱、阳气暴脱等危重证。见图 6-10。

1. 益气敛阴 运用甘寒生津、甘温益气及酸温敛津之品，益气生津，敛汗固脱。主治气阴外脱之亡阴证。症见身热骤降，汗多气短，体倦神疲，舌质嫩红少苔，脉虚散大等。代表方剂如生脉散 。

2. 回阳固脱 以辛热、甘温之品峻补阳气，回阳救逆，急救厥脱。主治阳气暴脱之亡阳证。症见四肢逆冷，汗出淋漓，神疲倦卧，面色苍白，舌淡而润，脉微欲绝等。代表方剂如参附汤、参附龙牡汤等。

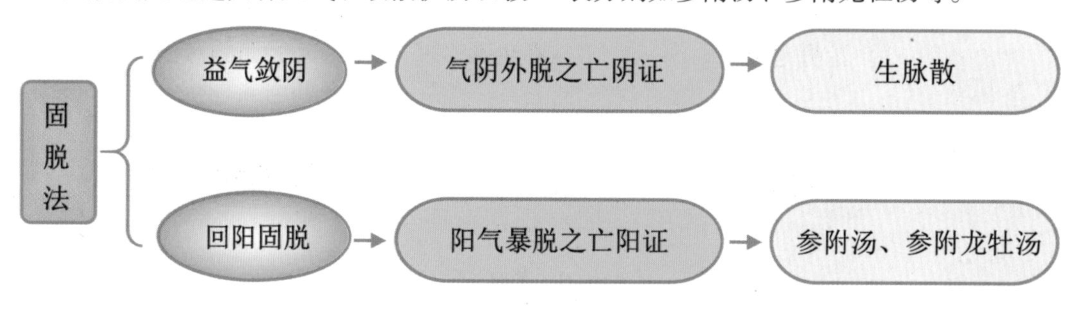

图 6-10 固脱法

十一、外治法

外治法是在中医整体观念和辨证论治原则的指导下，通过皮肤、诸窍、腧穴等途径的给药方式来治疗温病某些病证的一种治疗方法。具有起效快捷、使用方便的特点。温病由于起病急、变化快，许多传统的内服汤剂往往用之不及，可以结合外治法运用。

1. 洗浴法 本法是用中药煎剂进行全身沐浴或局部浸洗，以发挥散热、透疹、托毒外出等功用的治疗方法。主治温病卫分证无汗，或身热壮盛或疹出不畅等证。如小儿麻疹，疹色淡红，隐而不透时，可用鲜芫荽煎汤外洗。感受风热病邪而致高热、无汗，可用荆芥、薄荷各等份煎水擦浴等。

2. 灌肠法　本法是根据辨证论治所确定的方剂，煎成一定浓度的汤液作保留灌肠或直肠点滴以发挥疗效的治疗方法。主治病证范围较为广泛，对较难口服煎剂的患者，如小儿及处于昏迷状态者尤为适用。具体用法为：灌肠所用药物煎汤过滤去渣，温度保持在38℃左右，患者取左卧位，肛管插入20～30cm，将药液灌入，保留一定时间。如痢疾用白头翁汤煎液灌肠；伏暑病小便短少不利，可用泻下逐瘀剂作高位保留灌肠；风温病肺胃热盛者，用白虎汤加千金苇茎汤灌肠等。

3. 敷药法　本法是用药物制成膏药、搽剂、熨剂等，在病变局部或穴位作外敷。主治各种温病局部出现热毒壅滞症状及其他一些病证。如温毒所致局部肿痛，可用水仙膏外敷，敷后如皮肤出现小黄疮如黍米者，改用三黄二香散外敷。又如温病热盛衄血，可用吴茱萸、大蒜捣敷于涌泉穴，以引热下行而止衄；疟疾用二甘散（甘遂、甘草各等份）外敷神阙穴，或用毛茛捣烂敷内关等穴；另，如将具有解表、清热、通达阳气作用的药物研细（如大黄、山栀子、生石膏、葱白等），用米醋或蛋清调成糊状，外敷涌泉穴或手足心处，包扎固定，4～6小时取下，具有迅速降温的作用，适用于壮热、烦渴，甚至神识昏迷等症。

4. 吹喉法　本法是把具有清热解毒、去腐生新作用的药物研细，吹于喉部患处少许，治疗烂喉痧咽喉红肿糜烂。代表方如锡类散。

5. 搐鼻法　把辛窜芳香气味的药物研细，抹入鼻孔少许，通过鼻腔黏膜的吸收，或促使患者打喷嚏，达到开窍醒神的目的。适用于温病热入心包或中暑神昏。代表方如通关散（细辛、皂角按6∶1调配）治疗高热头痛或神昏、呼吸不畅、鼻塞等症。

第三节　温病兼夹证的治疗

在温病发展过程中，不仅温病的主要病因温邪和正气起着重要作用，而且一些兼夹的病理因素如痰饮、食滞、气郁等，对温病的病理演变、病情发展和预后都具有重要的影响。见图6-11。

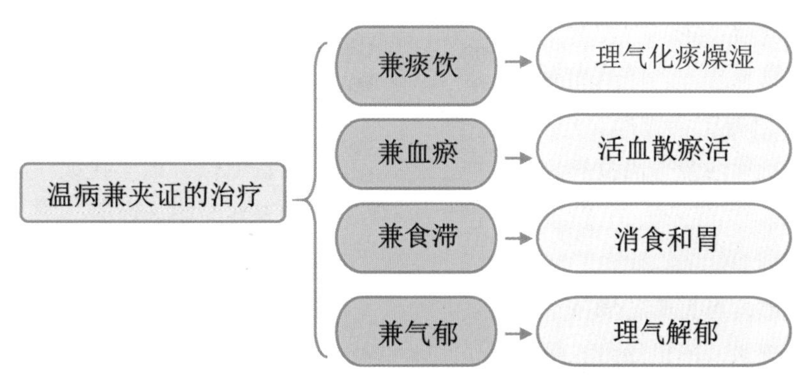

图6-11　温病兼夹证的治疗

一、兼痰饮

温病兼痰饮，临床表现较多。痰湿内阻者，症见胸脘痞闷，泛恶欲呕，渴喜热饮而不欲多饮，舌苔厚腻或滑腻，脉滑等。可在主治方中加法半夏、陈皮、茯苓等理气化痰燥湿之品。痰热壅肺者，症见身热，咳嗽或气喘，胸闷甚则胸痛，痰黄而黏稠，舌苔黄腻，可在主治方中加瓜蒌、川贝母、胆南星等清肺化痰之品。痰热结胸者，症见发热，胸下按之痛，舌苔黄滑腻，脉滑数等，可在主治方中加用小陷胸汤等化痰开结。痰热闭窍者，症见神昏，舌蹇肢厥，喉中有痰声，舌红绛苔黄腻，可在清心开窍剂中加用胆南星、天竺黄、竹沥、石菖蒲、郁金及猴枣散等化痰开窍之品。痰热阻于肝经者，症见灼热，肢体抽搐，甚至角弓反张，喉间痰鸣，舌质红绛苔黄滑，脉弦滑数，可在清热息风剂中加用天竺黄、竹沥等以化痰息风。

二、兼血瘀

温病兼夹血瘀，可表现为胸胁或脘腹刺痛或拒按，舌质有瘀斑或紫晦，扪之湿润等症状，治当在主方中加入桃仁、红花、赤芍、丹皮、丹参、当归尾、延胡索、山楂等活血散瘀之品。

三、兼食滞

温病兼夹食滞，多表现为胸脘痞闷，嗳腐吞酸，恶闻食臭，舌苔厚或垢腻，脉滑等症，主治方中当加用入神曲、山楂、麦芽、莱菔子、陈皮、鸡内金等消食和胃之品，也可加保和丸。

四、兼气郁

温病兼气郁，可见胸胁满闷或胀痛，时有嗳气叹息，泛恶，不思饮食，脉沉伏或细弦等。常在主治方中加用香附、郁金、青皮、枳壳、木香、紫苏梗、甘松、佛手、绿萼梅等理气解郁，疏肝理脾之品。

第四节 温病瘥后调理

温病瘥后调理是指温病邪气已退，但机体尚未恢复正常状态，或者余热未清，津液尚未恢复，此时应采取一些积极有效的调理措施，促使病体早日康复。瘥后调理包括内容很多，如调节饮食，劳逸结合，调适精神，适避寒温，以及药物调理等。药物调节是其中的一个重要环节。见图 6–12。

一、正虚未复

在温病恢复期，由于病程中热邪炽盛，耗伤人体津气，同时脏腑功能失调，尤其是脾胃受纳和运化的能力减退，致使气血津液的生成减少，故经常出现体虚未复的表现。根据虚弱的部位和性质不同，可用以下治法调理。

1. 补益气液 用补气生津养阴之品以治疗温病后期气阴两虚之证，症见神疲乏力，食欲欠佳，睡眠不酣，口渴咽燥，舌干少津，脉细数或虚弱等。代表方剂如薛氏参麦汤、三才汤等。

2. 滋养胃肠 参考滋阴法中增液润肠法的运用。

3. 补养气血 用补益气血的药物以治疗温病后期气血亏虚者，症见面色少华，气弱倦怠，声音低怯，语不接续，舌淡红，脉虚弱等。代表方剂如八珍汤。

二、余邪未尽

在温病恢复期，正气虚衰，体内尚存未尽之余邪，此时需根据正气之强弱及余邪的种类而分别采取各种治法。

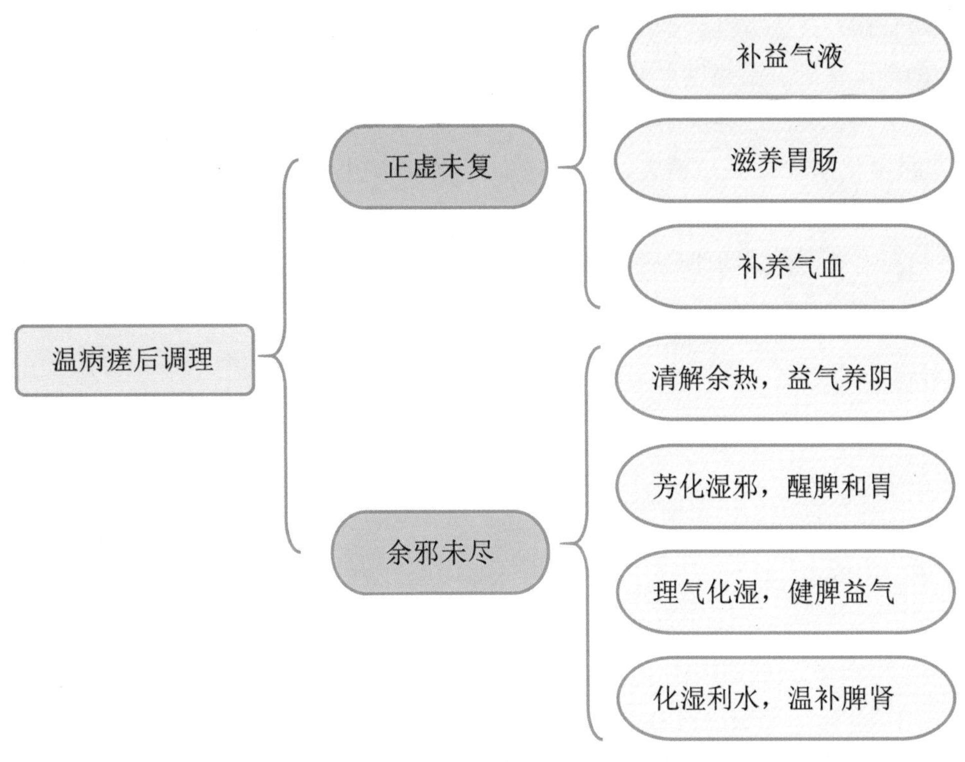

图 6-12 温病瘥后调理

1. 清解余热，益气养阴 用辛凉、甘寒之品治疗温病后期余热未净、气阴两伤之证。症见低热不退，虚羸少气，口干唇燥，呕恶纳呆，舌光红少苔，脉细数。代表方剂如竹叶石膏汤。

2. 芳化湿邪，醒胃和中 用芳香清凉之品以化湿清热，恢复胃气，治疗湿热类温病后期湿热余邪未净而胃气未复之证。症见身热已退，脘闷不畅，知饥不食，舌苔薄白微腻。代表方剂如薛氏五叶芦根汤。

3. 理气化湿，健脾益气 用理气化湿健脾之品治疗湿热类温病后期余湿阻气，脾气虚弱之证。症见胃脘微痞，饮食不馨，四肢倦怠，大便溏薄，舌苔薄白而腻，脉虚弱，甚至可见肢体浮肿。代表方剂如参苓白术散加藿香、佩兰、荷叶、砂仁等。

4. 化湿利水，温补肾阳 用补肾阳、利水湿之品治疗温病后期阳气虚衰而水湿内停之证。症见形寒肢冷，身疲乏力，心悸眩晕，面浮肢肿，小便短小，舌淡苔白，脉沉细。代表方剂如真武汤。

小 结

温病治疗的基本原则是祛邪护正，并当遵循卫气营血治则与三焦治则。温病的主要治法可以分为三大类：一是以祛邪为主的治法，这是温病治法的主要内容，包括解表法、清气法、和解法、祛湿法、清营凉血法、通下法等；二是以扶正为主的治法，如滋阴法，这是温病后期的主要治法；三是用于急救的治法，包括开窍法、息风法、固脱法等。每一具体治法都有相应的适应证候及代表方剂，是指导临床治疗用药的理论基础。温病过程中，往往出现夹痰、夹瘀、夹滞、夹郁的兼夹证，治疗时当配合化痰、祛瘀、消食、理气之品。温病恢复期，多出现正虚未复与余邪未尽的情况，又当积极调理善后。

复习思考题

1. 如何理解温病卫气营血治则与三焦治则？

2. 确立温病治法的依据有哪些？

3. 温病治疗中以祛邪为主的各种治法的作用、主要适应证，以及代表方是什么？

4. 温病治疗中用于救急的各种治法的作用、主要适应证，以及代表方是什么？

5. 滋阴生津法的作用、适应证，以及代表方是什么？

第七章

温热类温病辨治

导 学

温热类温病包括风温、春温、暑温、秋燥、大头瘟、烂喉痧、暑热疫等不同季节的温病，通过学习各种温病的概念、病因病理、辨证论治原则，特别是温热类温病在卫气、气分、营分、血分及后期常见证候的辨治方法，为临床辨治奠定基础。

温热类温病是指由不兼夹湿邪的温邪所引起的一类急性外感热病。温热性质的温邪包括风热病邪、温热病邪、暑热病邪、燥热病邪等，常见的温热类温病有风温、春温、暑温、秋燥、大头瘟、烂喉痧、暑热疫等。由于致病邪气属阳热性质，具有火热、酷烈等特性，所以此类温病以起病较急、传变较快、热象明显、易伤津液、易内陷生变等为特征，治疗以清热祛邪为主，并注意时时顾护阴津。

第一节 风温

风温是感受风热病邪所引起的急性外感热病。其特点为初起以肺卫表热证为主要证候，继则出现邪热壅肺等气分证候，后期多表现为肺胃阴伤。本病四季均可发生，但以冬春两季多见，发于冬季的又称为冬温。

风温之名，首见于《伤寒论》，但其所指系热病误汗后的坏证。晋代王叔和在《伤寒例》中提出的风温则是感受寒邪后发病过程中复感风邪所形成的一种热病。唐代孙思邈《备急千金要方》引《小品方》之葳蕤汤作为治疗张仲景所述风温的主方。宋代庞安时在《伤寒总病论》提出了其病因与风热有关，也论述了其证治。至清代叶天士在《临证指南医案·风温》中明确提出："风温者，春月受风，其气已温。"不仅明确了风温是感受时令之邪所致的春季新感温病，而且还阐明了其病机特点、传变趋向以及治疗原则。其后，陈平伯著有关于风温的专著《外感温病篇》，对本病进行了详细的论述。此外，清代一些著名医家如吴鞠通、章虚谷、吴坤安、王孟英等，都对风温的因、证、脉、治作了阐述和补充，从而进一步丰富了风温辨证论治的内容。

根据风温的病证特点和临床表现，西医疾病中好发生于冬春季节的流行性感冒、急性支气管炎、大叶性肺炎、病毒性肺炎等，均可参考本病辨证论治。此外，其他各种呼吸系统疾病也可参考本病相关证候的辨治方法进行治疗。

一、病因病机

风温的病因为风热病邪。春季风木当令，阳气升发，气候温暖多风；冬季气候反常，应寒反暖，均易形成风热病邪。素禀不足，正气虚弱，卫表不固者，或起居不慎，寒温失调，即可感受风热病邪而发病。

风热病邪由口鼻侵入人体，肺位最高，肺主气属卫，外合皮毛，卫气敷布皮毛，所以本病初起以邪犯肺卫为证候特点。风热袭表，肺卫失宣，故初起即见发热、恶风、咳嗽、口微渴等临床表现。肺卫之邪不解，其发展趋向：一是邪热由卫分传入气分，属于风温渐进的传变过程，故称“顺传”。邪热在气分，病变可以累及肺、胃、大肠等脏腑。若邪热侵犯肺脏，肺热壅盛，肺失宣降，常有身热、咳喘、胸痛等临床表现；如阳明无形邪热炽盛，则出现壮热、大渴、大汗等临床表现；若导致阳明热结，则出现潮热、便秘、腹痛等临床表现。二是因邪气过盛，心之气阴不足，或误治，肺卫之邪可直接内陷心包，闭阻心窍，出现神昏谵语、肢厥舌蹇、舌绛等危重证候，因疾病急剧变化，病情骤然加重，故称之为“逆传心包”。风温病变后期多呈肺胃阴伤证，可见干咳少痰或无痰，口舌干燥等临床表现。

总之，风温的病理变化以肺经为主。风热病邪由口鼻而入，初起邪犯肺卫，继则内传气分，出现邪热壅肺、热在胸膈、邪入阳明等证候，肺卫之邪也可逆传心包，后期多为肺胃阴伤的病变。见图 7–1。

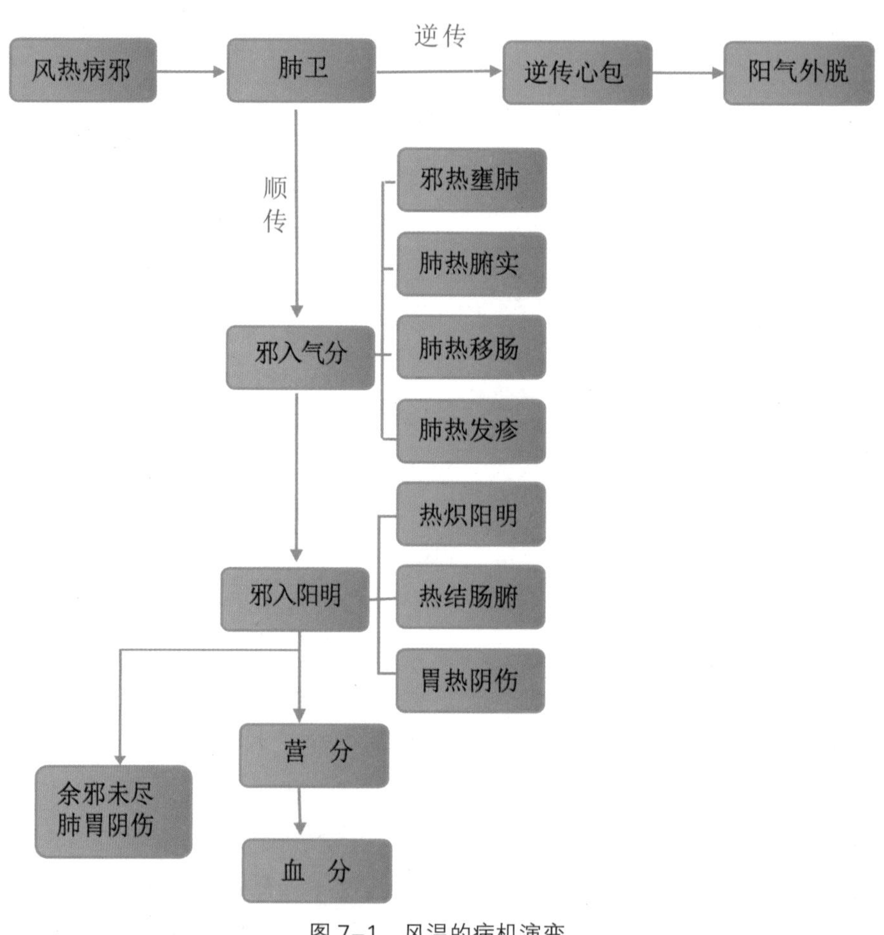

图 7–1 风温的病机演变

二、诊断依据

1. 本病虽一年四季均可见到，但多发生于春、冬两季。

2. 发病急骤，初起即见发热，恶风，咳嗽，口微渴，舌苔薄白、舌边尖红，脉浮数等肺卫见症。在病变中期，以邪热壅肺等气分证为主要病理改变，后期多呈现肺胃阴伤证候。

3. 部分病例可出现神昏谵语、舌蹇肢厥等逆传心包之证。

三、辨治要点

1. 辨证要点

（1）辨析肺经证候　风温初起即见肺卫表证，症见发热微恶寒、咳嗽、口微渴等。继则邪热壅肺，症见身热、咳喘、汗出、口渴等；若损伤肺络，可见胸痛、咯痰带血，或吐铁锈色痰；若肺热波及营分，可兼见肌肤红疹。后期多为肺胃阴伤，症见低热，咳嗽少痰，口干咽燥等。

（2）辨别相关脏腑的病变　如肺热传胃，阳明热盛者，症见壮热，汗出，口渴，脉洪大等症；肺热移肠，热结肠腑者，可见潮热，便秘，腹痛等症；热迫大肠者可见下利色黄热臭；若邪热灼津为痰结于胸膈，可见胸脘痞满，按之疼痛等。如肺卫邪热逆传心包，症见神昏谵语等。

（3）注意病势轻重发展　邪热由肺卫传入肺、胃、肠腑，热势虽盛，但邪尚在气分；若出现神昏谵语，多为邪热传入心包，病情较重；如出现正气外脱或化源欲绝，则病情更为危重。

2. 治则治法

（1）治则　风温的病变重心在肺经，故以清泄肺热为治疗原则。

（2）治法　初起邪在肺卫，治以辛凉解表；邪渐入里，肺热壅盛，治宜清热宣肺，酌情配合止咳平喘化痰；痰热结胸，治宜辛开苦降，清热化痰；阳明热盛，治宜辛寒清气，达邪出表；肠热下利，治宜苦寒清热止利；热结肠腑，治宜苦寒攻下，导热下行。如热陷心包，治以清心开窍为急；阳气外脱，治以固敛阳气为要。后期肺胃阴伤，治宜甘寒滋养肺胃之阴。

第二节　春温

春温是发生于春季，由温热病邪郁伏所致，初起以高热、烦渴，甚则神昏、痉厥等里热证候为主要特征的急性外感热病。本病发病急骤，病情较重，变化较多，后期易耗伤肝肾阴液。传统的观点认为本病是冬季感受寒邪，郁伏化热而发于春季的伏气温病。

历代文献对本病论述颇多，大多源于《素问·阴阳应象大论》“冬伤于寒，春必温病”之论，把本病作为“伏寒化温”的伏气温病。宋代郭雍首先提出了“春温”的病名，他在《伤寒补亡论》中提出：春温有“冬伤于寒，至春发者”；有“冬不伤寒，而春自感风寒温气而病者”；更有“春有非节之气，中人为疫者”。实际上将春季的温病进行了分类。明初王安道认为，本病初起即表现为热邪自内达外的里热证，并确定了“清里热”为主的治疗原则。叶天士也认为春温系伏邪为病，提出治疗当用黄芩汤为主方，苦寒直清里热；柳宝诒深谙伏邪之理，在运用黄芩汤时往往加豆豉、玄参，强调透散郁热。总之，在古代文献中对春温发生的认识主要是基于冬伤于寒，至春始发的伏气温病学说，但也有医家认为春温中包括了部分新感温病，或认为春温就是感受春季温热之邪而病。

根据本病的发病季节和证候特点，发生于春季的重型流行性感冒、流行性脑脊髓膜炎以及其他化脓性脑膜炎、病毒性脑炎、败血症等，如发病之初即有明显里热证候，可参考本病辨证论治。此外，临床各科疾病，如表现出春温证候特点者，亦可参考本病相关证候辨证施治。

一、病因病机

关于春温的病因，传统的观点认为是“伏寒化温”，即认为春温的发生是由于冬季感受寒邪，侵入人体后未即时发病，伏藏于体内，郁而化热，至春季阳气升发之时，向外透发，从而导致春温的发生。近年有学者根据历史上有医家提出春温有新感而发的观点，认为春温的病因是春季的温热病邪，这种病邪具有较强的致病力，其侵入人体后迅速由表入里，郁伏气分或营分，故病变初期多以里热证为主要表现。同时，在病变过程中里热亢盛，容易伤阴、化火，并出现神昏谵语、痉厥、斑疹、出血等危重证候。温热病邪易于损伤人体的肝肾阴液，所以春温后期多表现为肝肾真阴耗损之证。上述两种观点虽然说法不一，但都突出了春温的致病因素具有较突出的温热特性，致病初起即表现出里热亢盛的证候特点。

春温发病的内因是阴精先亏，正气不足。凡摄生不慎，过度操劳，思虑多欲，房事不节，汗泻过度，大病之后，禀赋不足等，均可导致阴精亏损，失于封藏，形成阴精不足的体质。而本病的发生，多由于素体阴精亏虚，招致温热病邪侵袭，邪气内伏，蕴生内热，自内而发，或新感引发。

由于正虚邪袭，热邪在里，因而起病之初即见里热炽盛表现。亦有兼见表证者，但为时甚短。根据本病初起临床表现的不同，可把其发病类型分为两种：一是初起但见里热炽盛之证，系在里伏热向外透发所致，称为“伏邪自发”。二是兼有恶寒、头痛等卫表证，系外感时令之邪，引动内伏热邪而发病，称为“新感引发”，即为表里同病。

本病虽以邪郁内发、里热炽盛为特点，但由于人体感邪有轻重，正虚程度亦有不同，因此，起病之初有热郁气分和热郁营分之分。热邪郁发气分的，邪虽盛，正亦强，其病情较郁发营分的为轻，如病势发展，则可向营、血分深入。热郁营分，为热邪深伏，营阴亏耗，病情较郁发气分的为重。其病势发展，如兼见气分证，说明邪有向外透达之机，则转归较好；如深入血分，或耗伤下焦肝肾之阴，说明阴竭正虚，预后较差。由于本病里热炽盛，邪热甚易侵犯心包而发生神昏；又由于本病患者阴精先亏，加之病变过程中里热炽盛，易熏灼肝筋，故本病多见热盛动风；至病变后期，每致热烁肝肾之阴而为邪少虚多之候；在邪热衰退之后，每留真阴亏损、阴虚风动或余邪久留阴分不去等病变。见图 7–2。

二、诊断依据

1. 本病发于春季。

2. 具有发病急、病情重、变化快的发病特点，初起即见里热炽盛症状，如突然高热、头痛、呕吐、项强或躁动不安以及神志改变等，或发于气分，或发于营分。少数病例亦可伴见恶寒头痛、无汗或少汗等卫表见证。

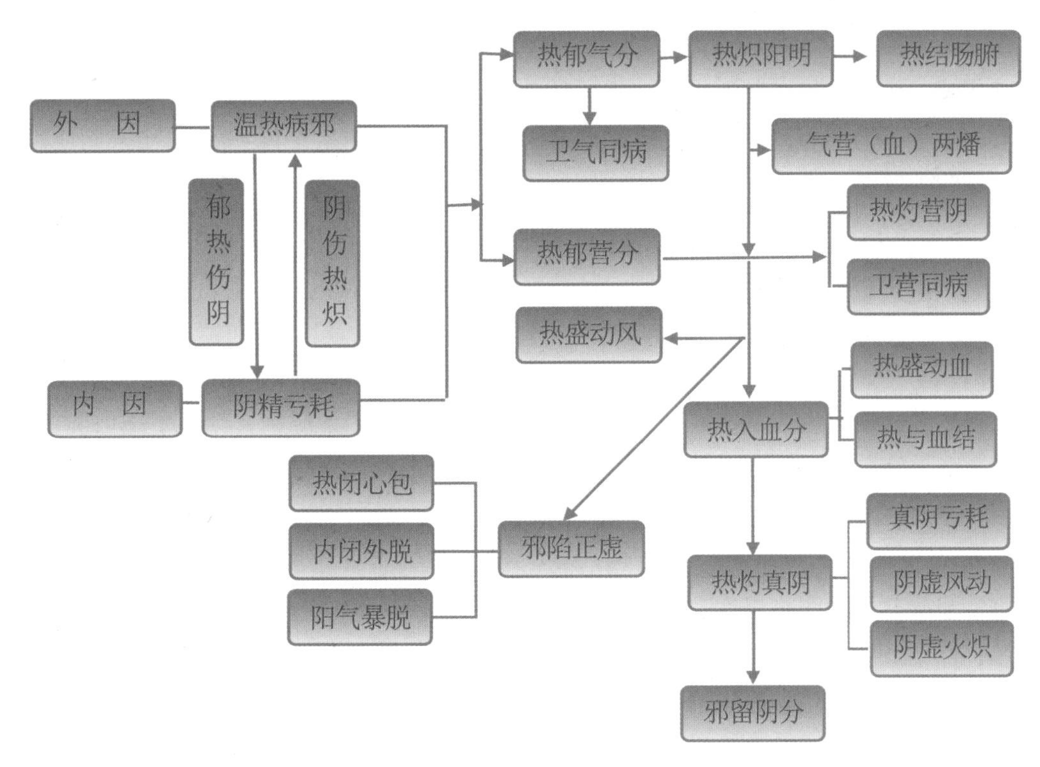

图 7-2 春温的病机演变

3. 本病在病变过程中极易出现斑疹、出血、痉厥、神昏等危重证候，后期易出现肾阴耗竭、虚风内动等表现。

三、辨治要点

（一）辨证要点

1. 辨初起证候 本病初起时，当辨其发于气分或营分的不同。发于气分者，邪盛而正虚不甚，病情尚轻，症见身热，口苦而渴，心烦溲赤，舌红苔黄，脉数等。发于营分者，邪盛正虚，病情较重，症见身热夜甚，心烦躁扰，甚或时有谵语，咽燥口干，口反不甚渴饮，或有斑点隐隐，舌红绛，脉细数等。同时，还应辨识表证之有无。春温初起虽以里热证为主，但也可兼见头痛、恶寒、无汗等卫表见症，即所谓的“新感引动伏邪”。其表证一般较轻，短暂即逝而纯见里热证候。对有邪在表者，应辨析新感外邪之属性。若为风寒，一般兼见恶寒，头痛项强，无汗，肢体酸痛等症；若为风热，则见微恶风，咳嗽，口渴，咽痛等症。

2. 辨邪实正虚 本病患者多为阴精先亏，复感温热病邪而发，病程中每呈邪热亢盛与阴液耗损并存的虚实错杂之候。病变初期，里热炽盛而兼有阴虚，邪实为病机的重点；病至中期，热炽阴伤并重，如春温腑实多兼阴液亏损或气液两虚；病变后期，邪热渐退或余邪留伏，肝肾阴伤明显，邪少虚多成为此期的证候特点。若热势虽烈，而正气损伤较轻者，一般预后尚可；但若正气虚亏，尤其是真阴真阳亏损较甚，则可迅速出现内闭外脱、虚风内动、正衰邪陷等证，甚至阴阳离决而导致死亡。

3. 辨动风虚实 春温每多动风之变，可见于中期或末期，其辨析关键在于审虚实。

实风多见于春温极期，系热盛动风之候，证属里热炽盛，引动肝风，其证属实；虚风每见于春温后期，乃阴虚动风之候，证属肝肾阴亏，筋脉失养，其证属虚。

（二）治则治法

1. 治则 以清泄里热为基本治则，注重透邪，步步顾护阴液。

2. 治法 本病初起热郁少阳者，治宜苦寒清泄里热，同时应注意透邪外出；热在营分者，则予清营解毒，透热外达；若系新感引动，表证尚在者，应先解表，而后清里，也可表里双解。邪盛气分，如热灼胸膈，宜清泄膈热；阳明热炽者，治以辛寒清气保津；热结肠腑者，宜通腑泄热，同时注意配合增液等攻补兼施。热炽营血，如气营（血）两燔者，治当气营（血）两清；若热盛动血，迫血妄行，见斑疹或出血者，治宜凉血散血，清热解毒；热盛动风而抽搐者，宜凉肝息风；若热闭心包者，宜清心开窍；若邪陷正衰，亡阳虚脱，又急当扶正固脱。后期热灼肝肾之阴者，宜滋养肝肾之阴精；余邪深伏阴分者，当滋阴透邪。

总之，在整个治疗过程中，除注重使用清热、养阴、透邪三法外，尚需根据病情，灵活掌握和运用他法。若夹食、夹痰、夹瘀者，又当配合消食、化痰、活血等法。

第三节 暑温

暑温是感受暑热病邪引起的一种急性外感热病。本病起病急骤，初起即见壮热、烦渴、汗多、脉洪等阳明气分热盛证候。病机传变较为迅速，病程中易耗气伤津，多闭窍动风之变。发病有明显的季节性特点，发生于夏暑当令之时。

古代文献中很早就有关于暑病的记载，如《素问·热论》说："凡病伤寒而成温者，先夏至日者为病温，后夏至日者为病暑。"《素问·生气通天论》进一步指出了暑病的临床特点："因于暑，汗，烦则喘喝，静则多言，体若燔炭，汗出而散。"汉代张仲景在《金匮要略》中所论述的中暍，即是暑病，并论述了其因证脉治，提出了用白虎加人参汤等方治疗。宋代陈无择在《三因极一病证方论》中提出："非冬伤寒至夏而发为热病。"夏间即病者即伤暑，二者不同。他还认为："伤暑中暍，其实一病，但轻重不同。"元代戴思恭在《丹溪心法》中把暑病进一步分为冒暑、中暑、伤暑三类，从而使暑病的分类及证治更趋全面。明代王纶《明医杂著》中提出暑邪可自口齿而侵犯人体，伤于心包络之经，为后世温病邪入心包理论开了先河。叶天士更明确提出了"夏暑发自阳明"的见解，突出了暑病的病机特点。吴鞠通则在《温病条辨》中首次确立了暑温的病名。其后，关于暑温的证治内容不断丰富，并成为四时温病中的重要病种之一。

根据暑温发病的季节特点和临床表现，西医学中发生于夏季的流行性乙型脑炎、登革热和登革出血热、钩端螺旋体病、流行性感冒，以及热射病等，可参考本病辨证论治。此外，临床各科出现的高热、中枢神经系统疾病也可参考本病相关证候辨证施治。

一、病因病机

暑温的病因是暑热病邪。暑热病邪形成于夏季气候炎热之时，故暑热病邪致病有明显的季节性。暑温的发生与人体内在正气不足，不能抵御暑热病邪侵袭有着直接的关系。夏月暑热当令，若素体虚弱，元气不足；或劳作过度，汗出气伤；或饮食失节，伤及正气，均可导致暑热病邪乘虚入侵人体而发为暑温。

暑为火热之邪，其性酷烈，传变迅速，故侵犯人体后大多直接入于气分，一般没有明显的卫分过程，初起即见壮热、汗多、口渴、脉洪等阳明气分热盛证候。叶天士所说的“夏暑发自阳明”，即揭示了暑温发病初起的病理特点。由于暑性炎热，致病极易伤人正气，尤多耗伤津气，因而在病变过程中常伴有津气耗损之象，甚至出现津气欲脱的危候。同时，暑热亢盛，易入心营与引动肝风，所以气分热邪不能及时清解，最易化火，深入心营，生痰生风，从而迅速出现痰热闭窍、风火相煽等危重病证，故有“暑气通于心”之说。暑邪亢盛还易于内迫血分，损伤血络而致斑疹、出血等危重症状。由于暑热酷烈、传变极快，因而临床亦有起病之初暑热病邪即内陷心包或犯于肝经，引起神昏、痉厥等症。这些危重的病证于小儿患者更为多见。

本病后期阶段，暑热渐退而津气未复，大多表现为正虚邪恋证候。若偏于气阴亏损者，可见低热久留，心悸，烦躁，甚或因虚风内动而致手指蠕动。若因包络痰热未净，机窍不利，则可见神情呆钝，甚或痴呆、失语、失明、耳聋等症；若痰瘀阻滞经络，筋脉失利，则可见手足拘挛、肢体强直或瘫痪等后遗症。见图 7–3。

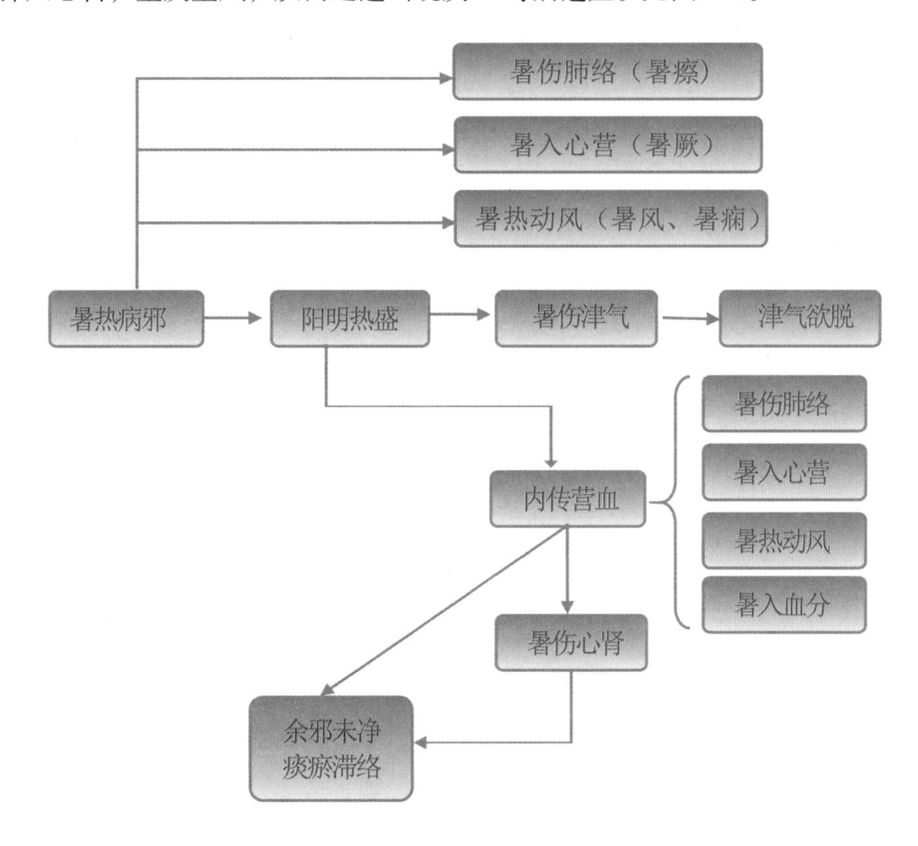

图 7–3　暑温的病机演变

二、诊断依据

1. 有明显的季节性，多发生于夏暑当令之时，即夏至到处暑期间。

2. 起病多急骤，初起较少卫分过程，发病即可见高热、汗多、烦渴、脉洪等暑入阳明气分，里热炽盛的典型表现。

3. 病程中传变迅速，变化较多，既可有化火、动风、生痰等较多的病机变化，又易见津气欲脱、闭窍、伤络动血等严重病证。

三、辨治要点

（一）辨证要点

1. 辨邪热轻重 暑温病火势亢盛程度每与病情轻重密切相关。本病初起的典型表现为壮热、烦渴、大汗、脉洪大等阳明气分热盛证候。一般来说，邪热越盛则越易导致津气外脱、闭窍动风、伤络动血等严重病变。因而掌握热势之轻重可以推断本病的轻重及转归。

2. 辨正伤程度 在本病过程中尤易耗伤津气，导致多种凶险危证，所以应对气阴耗伤程度予以重视。凡见口渴引饮、舌干少津者为津伤；神疲脉虚为气耗；二者同见即津伤气耗。若出现消渴不已，或渴不欲饮，舌光绛而干，脉细数，则为肝肾真阴耗伤；兼见咯血，则为肺阴灼伤，脉络受损；兼心烦失眠，则为心阴亏耗；若汗出淋漓，喘促脉散，则为津气大伤而元气欲脱之危候。

3. 辨昏痉先兆 本病起病急，传变快，神昏、抽搐往往突然发生，为掌握治疗的主动，当对其先兆详加辨析，以便及早发现。凡出现嗜睡、甚而沉睡，或烦躁不寐，神志恍惚者，可能为神昏之兆；若见手足微微抽动，惊惕肉瞤，项强者，则应防肝风内动。

（二）治则治法

1. 治则 本病为感受暑热病邪所致，清暑泄热为其基本治疗原则。

2. 治法 本病初起暑伤气分，阳明热盛者，治以辛寒清气，涤暑泄热；如进而伤及津气，则宜甘寒之剂以清热生津；若暑邪虽去而津气大伤，又当以甘酸之品以益气敛津，酸苦之品以泄热生津。叶天士引用张凤逵所说“暑病首用辛凉，继用甘寒，再用酸泄、酸敛。”即概括指出了本病气分阶段治疗的基本大法。若暑热化火，生痰生风，内传心营，引起闭窍、动风、入营、动血等病变时，则须根据病情而采取清营凉血、化痰开窍、凉肝息风等法。

本病为暑热病邪所致，“暑气通于心”，心与小肠相表里，故清心涤暑，导热下行，给暑热外出之机，亦是治暑大法之一。如王纶在《明医杂著》中所说“治暑之法，清心利小便最好”。因暑多夹湿为患，故本病治疗中当慎用滋腻之品，以防助湿而致病势缠绵。

第四节 秋燥

秋燥是秋季感受燥热病邪所引起的急性外感热病。其特点是初起邪犯肺卫时即有咽干、鼻燥、咳嗽少痰、皮肤干燥等津液干燥见症。本病病情较轻，除极少数可以传入肝肾者外，一般传变较少，以肺为病变中心，病程较短，易于痊愈。多发生在秋季。

早在《黄帝内经》中即有关于燥邪为病的记载，如《素问·阴阳应象大论》“燥胜则干”即指出了燥邪为病的病变特点。《素问·至真要大论》更提出了“燥者润之”“燥者濡之”等治疗原则。然而在《素问·至真要大论》病机十九条中却缺少关于燥邪致病的论述。至金元时代，刘河间《素问玄机原病式》补充了燥邪致病的病机：“诸涩枯涸，干劲皴揭，皆属于燥。”李东垣还创治燥之方，如润肠丸，但多为内燥而立。清代医家对燥病的认识渐趋完善，认为燥病有内燥与外燥之分：内燥多指内伤津血干枯之证；外燥系秋季外感时令之气而致。清初喻嘉言在《医门法律》中著有论述燥邪为患的专篇——“秋燥论”，首创秋燥病名。但秋燥有温燥、凉燥之分。因为凉燥不属温病范畴，故本章论述的秋燥是指温燥而言。

西医学中发于秋季的上呼吸道感染、急性支气管炎及某些肺部感染等疾病，出现秋燥见症时，可参考本病辨证论治。

一、病因病机

秋燥为病，是感受秋令燥热病邪所致。秋季久晴无雨或初秋气候尚热，此时气候干燥而温热，易形成燥热病邪。若人体正气不足，卫外不固，或摄生不慎，身体防御外邪能力减弱，燥热病邪易通过口鼻侵入人体，初起多邪在肺卫，出现肺卫证候。由于燥易伤津，故发病之初即有津液损伤之症。

肺卫燥热之邪不解，则可由卫及气，病变重心在肺，并可涉及胃、肠等，出现燥干清窍、燥热伤肺、肺燥肠热、络伤咳血、肺燥肠闭等邪干上、中二焦的证候；本病后期，燥热渐退，津气未复，则多见肺胃阴伤之象。由此可见，燥伤阴津乃是贯穿病程始终的基本病机改变。本病一般不内传营血或深陷下焦，较少出现危重病例，大多病在卫、气阶段或上、中二焦即可告愈。但若感邪较重，或素体较弱，或治疗失当，也有出现气血两燔证，或造成肝肾精血亏损的可能。见图 7–4。

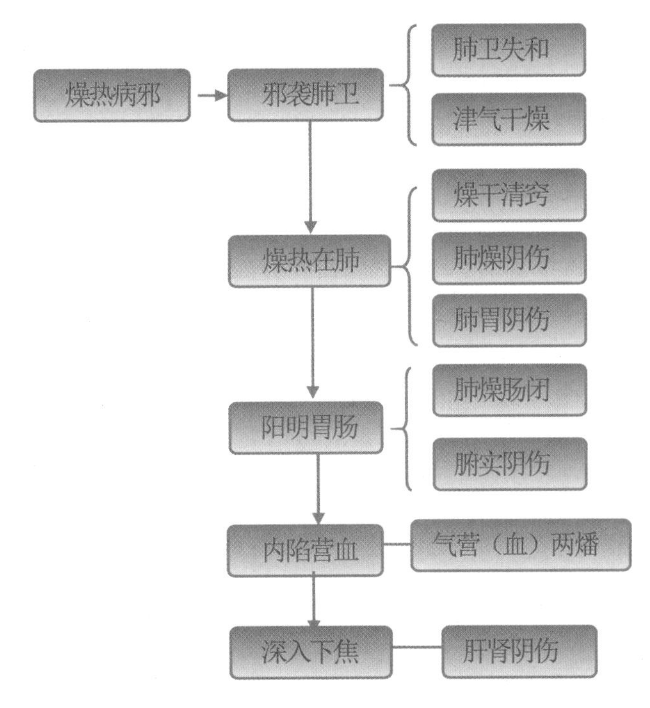

图 7–4　秋燥的病机演变

二、诊断依据

1. 有明显的季节性，多发生于秋令燥热偏盛时节。

2. 具有典型的临床特征：初起除有肺卫见症外，还具有目干、鼻燥、咽干、口干、唇干、皮肤干燥等津液干燥的表现。

3. 本病以肺为病变中心，病情较轻，一般传变较少，后期以肺胃阴伤者为多，较少传入下焦。

三、辨治要点

（一）辨证要点

1. 辨燥性之温凉 燥邪性质有温凉之分，致病亦有温燥、凉燥之别，在发病初起阶段的辨别尤为重要。临床辨证，可从发病时的气候温凉、发热恶寒的孰轻孰重、口渴与否、痰质的稀稠、舌质的变化等方面进行辨别。若发热，微恶风寒，头痛，少汗，咳嗽少痰，或痰黏色黄，咽鼻燥热，口渴，苔薄黄欠润，舌尖边红，发于初秋燥热偏盛之时为温燥；若发热，恶寒，恶寒持续时间较长，头痛，少汗，咳嗽少痰，或痰黏色白，鼻鸣而塞，苔薄白欠润，舌质正常，发于深秋气候转冷之时为凉燥。

2. 辨燥热之部位 秋燥以肺为病变中心。初起见肺卫证，中期内传气分，可表现为燥热炽盛、肺津受损，或可因燥热损伤血络而咳血。若肺经燥热下移大肠，可见大便泄泻；如肺不布津于肠，可见大便秘结。若燥热上干头目清窍，可致清窍干燥。

3. 辨燥热伤津之程度 燥胜则干，燥热耗伤阴津明显，一般初起以体表津液和肺津不足为主，见头面清窍、皮肤、舌苔干燥少津之象，津液耗伤程度较轻；若燥热在肺，则以肺津不足为主，见干咳或痰少黏稠难咯；后期出现渴欲饮水，舌红少苔为肺胃阴伤，津液耗伤程度较重；如见手足心热，虚烦不得眠，颧红则为肝肾阴伤，津液耗伤程度更重。

（二）治则治法

1. 治则 燥热病邪致病，最易伤津，故本病治疗原则以润燥祛邪为主，即所谓“燥者濡之”。

2. 治法 初起邪在肺卫，宜辛凉甘润，透邪外出。中期邪聚上焦，燥干清窍者，宜清散上焦气热，润燥利窍。若燥热化火伤及肺阴者，宜清肺润燥养阴。若肺燥肠热，络伤咳血者，宜润肺清肠，清热止血。若肺燥肠闭津亏而致便秘者，宜肃肺润肠通便。后期，燥热已退，肺胃阴伤未复者，宜甘寒生津，滋养肺胃之阴。

针对秋燥不同阶段的病理特点，《三时伏气外感篇》提出“上燥治气，中燥增液，下燥治血”的基本治疗大法。“上燥治气”，是针对燥邪上受，首犯肺卫，肺津为燥邪所伤，肺失宣肃，治宜辛凉宣肺透邪，甘润以制燥保津。“治气”即为“治肺”。“中燥增液”，则指燥热病邪由上焦而至中焦，损伤肺胃津液，治当甘凉濡润，养阴增液。“下燥治血”，指少数病例，若最终演变为燥热损伤下焦肝肾精血者，治用甘咸柔润，以补肾填精，故“治血”之意实指滋补肾阴。此外，燥热病邪易于伤津，苦寒之品又具有苦燥伤阴之弊，故除了当燥邪化火较为明显之际，一般情况下治疗秋燥少投苦寒之品。

第五节　大头瘟

大头瘟是感受风热时毒引起的以头面部

焮赤肿痛为特征的急性外感热病。多发生于冬春季节。由于本病除全身症状外，有明显的局部肿毒特征，所以古代医家将其纳入温毒范畴。

在汉唐以前的文献中并无本病病名的记载，至隋代巢元方《诸病源候论》及唐代孙思邈《千金翼方》中有类似本病的论述。到了金元时期，刘河间《素问病机气宜保命集·大头论》称本病为“大头病”。俞震《古今医案按》中有泰和二年流行“大头伤寒”，李东垣制普济消毒饮，广施其方而全活甚众的记载。张介宾《景岳全书·杂证谟·瘟疫》把本病划归为温疫范畴，始提出病名“大头瘟”。俞根初《通俗伤寒论》称本病为“大头风”。吴鞠通《温病条辨》则认为大头瘟是“温毒”之俗称。

本病近代较少见，更少有流行发生。西医学中的颜面丹毒、流行性腮腺炎与本病有相似之处，可参照本病辨证施治。但中医文献中曾记载大头瘟有强烈的传染性，可引起大面积流行，并有较高的致死率，与“颜面丹毒”、“流行性腮腺炎”不尽相同，应注意区分。此外，临床各科中的头面肿毒病症也可参考本病相关证候辨证论治。

一、病因病机

风热时毒是本病的致病因素，其既有风热病邪致病特性，又有温毒病邪的致病特征。其致病时既发展迅速，又易致局部肿毒的表现。每当冬春之季，气候过暖之时，适逢人体正气不足，即易感邪而发病。

风热时毒自口鼻而入，邪毒内袭，致卫气同病。卫受邪郁，故先有短暂的憎寒发热，进而热毒蒸迫肺胃，出现壮热烦躁，口渴引饮，咽喉肿痛等气分里热炽盛的表现。同时，邪毒攻窜头面，搏结脉络，而致头面红肿疼痛，甚则溃烂。本病以邪在肺胃气分为主，若邪毒内陷亦可深入营血，出现动血耗血等病理变化，但临床很少见。因此本病预后较好。见图 7-5。

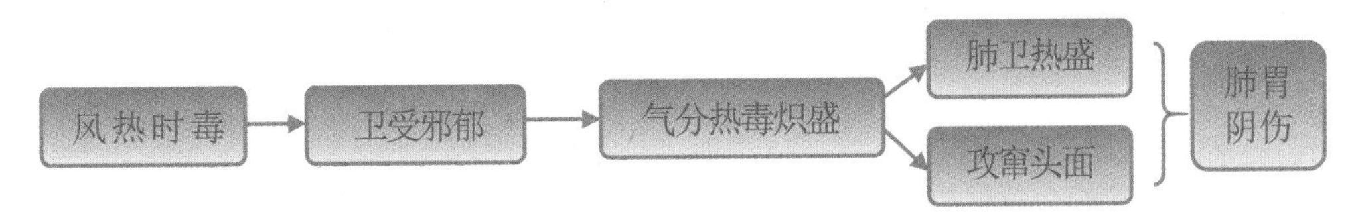

图 7-5　大头瘟的病机演变

二、诊断依据

1. 多发生于冬春两季，气候过暖之时。

2. 起病急骤，初起憎寒发热，伴有头面焮赤肿痛。

3. 病程中肿毒特征突出。咽喉疼痛，但不破溃糜烂；头面红肿热痛，皮肤发硬，表面光滑，界限清楚。多由鼻旁、面颊肿起，向眼、耳、面部蔓延，甚至波及头皮，或出现水疱。

4. 病变过程以气分阶段为主，肺胃病变为中心，热毒蒸迫为基本病机变化，很少深入下焦营血。

三、辨治要点

（一）辨证要点

1. 辨肿痛部位　本病首辨当辨析邪毒郁结头面的具体部位、肿胀先后、肿核的软硬及红赤程度等。对于大头瘟的头面肿痛，可结合头面经脉的循行部位加以辨析。如鼻额先肿，继而面目肿甚者，此属阳明；若发于耳之上下前后并头目者，此属少阳；若发于前额、头顶及脑后项下者，此属太阳；若发于头、耳、目、鼻者，则为三阳俱病。

2. 辨肿痛特征 若头面红肿较轻者，为毒犯肺卫；若头面红肿热痛，肿处发硬者，属毒壅肺胃；若肿痛伴有疱疹糜烂者，为夹湿毒秽浊。

3. 辨伴发证候 伴恶寒发热者，病在卫分；伴高热烦渴者，病在气分；伴神昏谵语、肌肤发斑者，为热入营血。

（二）治则治法

1. 治则 大头瘟以疏风清热，解毒消肿，内外合治为其基本治疗原则。

2. 治法 病之初起，邪偏卫表，治以辛凉疏风透邪为主，兼以解毒消肿；若毒壅肺胃，治以清热解毒为主，兼以疏风消肿；若局部红肿明显，宜清热解毒，散结消肿。此外根据病情还可配合通腑、凉膈、清心、凉血、养阴等治法。同时要配合清热解毒、化瘀消肿止痛之方药外敷，以内外合治。后期胃阴耗伤，则宜滋养胃阴。

第六节　烂喉痧

烂喉痧是指多发于冬春两季，由温热时毒引起，临床以发病急、传变快、病情重，初起即见咽喉红肿疼痛甚或糜烂，肌肤发出丹痧为特征，具有较强传染性的急性外感热病。因其临床有咽喉糜烂，肌肤丹痧的特征表现，故称为烂喉痧。

东汉张仲景《金匮要略》所称“阳毒”，具有面赤斑斑如锦纹、咽喉疼痛、咳唾脓血等表现，与本病类似。隋代巢元方《诸病源候论》所载之“阳毒”，亦与本病相似，且将其归属于“时气候”，以示其有传染性，甚至能酿成流行的特点。唐代孙思邈《千金翼方》列有“丹胗”的治疗方药，可能包括了本病的治疗在内。而对烂喉痧的明确论述，则主要见于清代温病学家叶天士《临证指南医案》，其中记录的治疗以咽痛、痧疹为主症的病案，其表现酷似本病。清代还出现了有关本病的专著，如陈耕道的《疫痧草》，金德鉴的《烂喉丹痧辑要》、夏春农的《疫喉浅论》等，这些著作对烂喉痧的发生、病机、证治及预防作了系统的论述，积累了丰富的经验。

根据烂喉痧发病的季节特点和临床表现，西医学中发生于冬春季节的猩红热可参照本病辨证施治。

一、病因病机

本病的病因为温热时毒，多发生于冬春季节。当气候反常，适逢人体正气亏虚，易感触温热时毒发而为病。温热时毒自口鼻而入，首犯肺胃。咽喉为肺胃之门户，皮毛和肌肉又为肺胃所主，温热时毒从口鼻而入，迅速充斥肺胃，遍及卫气，波及营分，外窜血络，上壅咽喉。肺气不宣，卫受郁阻，则见发热恶寒；肺胃热毒上攻咽喉，则见咽喉红肿疼痛，甚则糜烂；肺胃热毒窜扰血络，则见肌肤发出丹痧。本病传变迅速，初起肺卫见症为时甚短，热毒迅即深入气血，致气营（血）两燔。热毒燔于气分，上攻咽喉，则见壮热烦渴，咽喉糜烂；毒燔营血，则见丹痧密布，舌红绛起刺。如热毒充斥，耗伤正气，灼津成痰，痰热互结，陷入心包，内闭机窍，则见高热、神昏、肢厥、舌绛、丹痧紫黑等险恶症状，甚至造成内闭外脱等危候。末期余毒伤阴，可见低热、咽痛、舌红少苔等。并常因治疗不当，或饮食起居不慎，致余焰复炽，病情加重。见图 7–6。

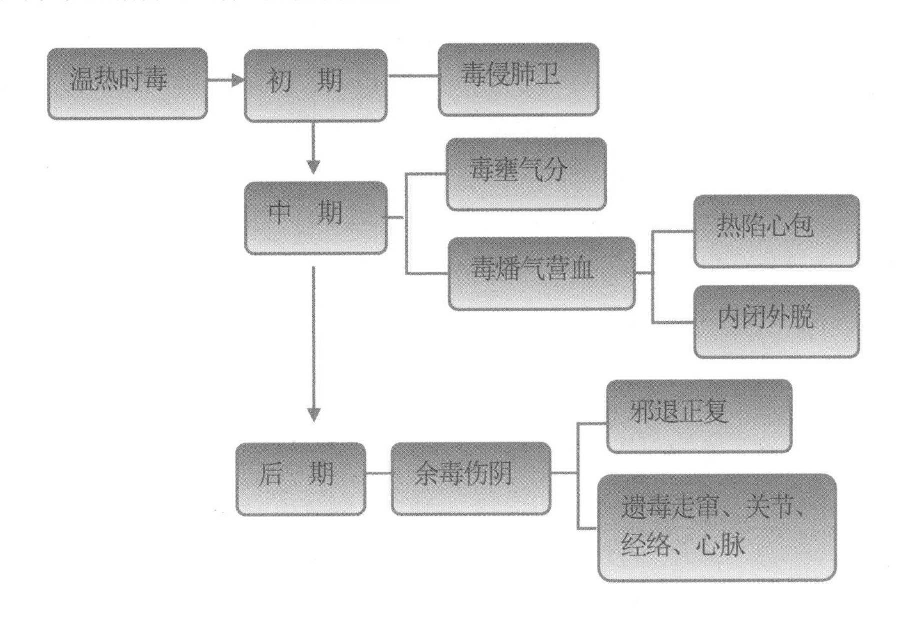

图 7–6　烂喉痧的病机演变

二、诊断依据

1. 发生于冬春两季。

2. 有与烂喉痧患者的接触史，要考虑本病的可能。

3. 有典型的临床症状。急性发热，咽喉肿痛糜烂，有白膜，擦之即去，肌肤发出丹痧，呈猩红色，舌红绛起刺状若杨梅。但近年来本病的临床症状并不十分典型，应防止误诊。

4. 病变过程以毒壅气分、气营（血）两燔证型为多见，病重者可出现内闭心包或内闭外脱等危重证候。

三、辨治要点

（一）辨证要点

1. 辨病期　烂喉痧初起可见肺卫证候，往往为时甚短，时毒迅即内传，壅遏肺胃，充斥内外，或为卫气同病，或为气营（血）两燔。因此临床对本病的辨析，其卫气营血各期的界限不甚清晰，应注重对其初、中、末三期之辨。初期，以肺卫证候或卫气同病为特征；中期，以气分证候或气血两燔为特征；末期，以余毒伤阴为特征。其中，以中期为本病极盛时期，病情最为严重，可出现热毒内陷心包甚至内闭外脱等险恶证候。

2. 辨顺逆　由于本病起病急，传变快，病情重，甚者可危及患者生命。因此必须把握病情之顺逆，以掌握治疗的主动权。临床当从察痧、视喉、观神、切脉、察呼吸、观热势六个方面予以辨识：凡痧疹颗粒分明，颜色红活，咽喉浅表糜烂，神情清爽，随着疹子的出齐而身热渐趋正常，呼吸亦归平稳，脉浮数有力者，系正气较盛，能使热毒透达，属于顺证。若痧疹稠密重叠，颜色紫赤，或急现急隐，咽喉糜烂较甚，或大片糜烂，呼吸不利，神昏谵语，体温骤降，脉细数无力，则为正不胜邪，邪毒内陷，属于逆证。

（二）治则治法

1. 治则 以清泄热毒为基本治疗原则。正如夏春农《疫喉痧浅论》所云："疫喉痧治法全重乎清也，而始终法程不离乎清透、清化、清凉攻下、清热育阴之旨也。"

2. 治法 夏春农提出："首当辛凉透表，继用苦寒泄热，终宜甘寒救液。"提出了烂喉痧初、中、末期的不同治法。即初期邪偏卫表，治以辛凉透邪，兼清气营；中期注重泻火解毒，气营（血）两清，若见毒陷心包或内闭外脱者，当急予清心开窍或开闭固脱之法；末期治宜清泄余毒，滋阴生津。针对咽喉红肿糜烂，还要配合清热消肿或祛腐生新之方药外敷，内外合治，以求速效。

第七节 暑热疫

暑热疫是感受暑热疠气引起的急性外感热病。临床表现为初起即见热毒燔炽阳明，充斥表里、上下、内外，甚至卫气营血几个阶段证候并见，临床常见高热、头痛、身痛、斑疹、出血，甚至昏谵、痉厥等一派热毒极盛的表现。且以急骤起病，传变迅速，病情凶险，具有较强的传染性并能引起流行为特征。夏暑季节多见。

本病多发于战乱饥馑，或久旱无雨，暑气亢盛之年。清乾隆甲子五六月间，京都大暑，疫作，余师愚根据当时温疫特点采取相应治疗方法，取得成功，他在前人理论基础上，结合自己的实践经验，著成《疫疹一得》。其中疫疹之病，即指感受暑热特点的疠气所引起的以肌表发有斑疹为特点的温疫病，与本节所论病证相当。余师愚力主火毒致病说，治疗上强调清热解毒、凉血滋阴为主，拟清瘟败毒饮为主方，融清热、解毒、护阴为一法，为暑热疫的治疗开拓了新的思路。王孟英、丁甘仁等亦有重要发挥，进一步完善了温疫学说。

根据暑热疫的临床特征，现代医学中的登革热和登革出血热、流行性和地方性斑疹伤寒、肾综合征出血热、流行性乙型脑炎等，凡引起较大范围流行，发生于夏季者可参考本病辨治。

一、病因病机

本病因暑热疠气致病，疠气不同于一般外感六淫之邪，它形成于在反常或是灾害性气候条件，加上战乱饥馑、卫生不良、污秽不洁之物处理不善等，致使疠气容易形成并侵犯人体。不同的环境条件产生的疫疠病邪不同，如暑热偏盛则性偏燥热，而为暑热疫；如雨湿偏盛则性偏湿热，而为湿热疫。人体正气虚实在发病上亦起着重要作用，若人体正气亏虚，不足以抵御病邪，则容易患温疫病，此为温疫致病的内因。

暑热疫发病急骤，传变迅速。初起多为卫气同病，出现寒热，少汗，头项强痛，肢体酸疼等；入里可闭结胃肠或熏蒸阳明，甚则见热毒充斥表里上下之证，见壮热头痛，两目昏瞀，狂躁谵语，骨节烦疼，甚则痉厥、吐衄发斑，舌绛苔焦；热毒深伏，可出现昏愦不语等。若邪来凶猛，病变迅速，则无明显卫气营血阶段可分，而诸候并见，病甚危笃。见图 7–7。

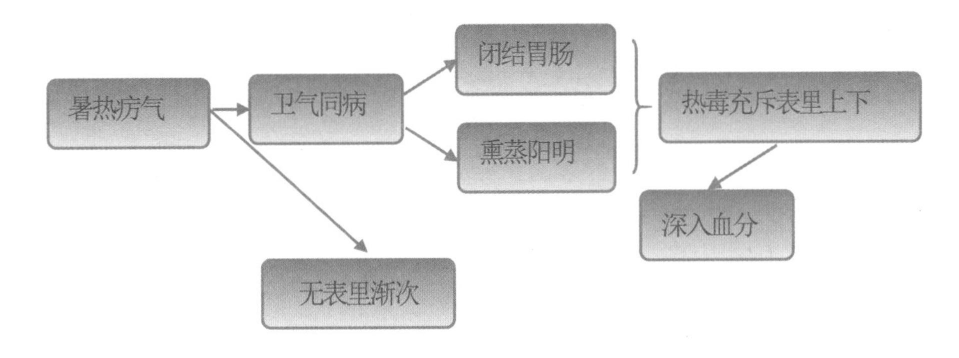

图 7-7　暑热疫的病机演变

二、诊断依据

1. 有强烈的传染性与流行性，多发生于炎热的夏季。

2. 起病急骤，传变迅速，症状复杂，病情凶险。

3. 初起无论是否兼表，皆里热炽盛，邪毒进而充斥表里上下。常常同时呈现卫气营血数个阶段证候，可在短时间内出现闭窍神昏、动风痉厥、伤络动血、喘急、厥脱、尿闭等危重证候。

4. 有与本病患者接触病史。

三、辨治要点

（一）辨证要点

1. 辨邪犯病位　本病起病急骤，传变迅速，可在短时期内危及患者的生命。因此，应辨清暑热疠气在卫气营血的深浅层次，明确其病变脏腑。若病变初起见恶寒发热，或少量斑疹，为病在卫分，波及营分；若夹斑带疹，或斑疹较多，或见出血症状，或见烦躁神昏，为病在气营或营血分。

疫疹初起，恶寒发热，咳嗽，身痛，病关于肺；高热汗出，腹胀便秘，或呕吐泄泻，病在脾胃；两目上视，角弓反张，手足抽搐，病及于肝；烦躁谵妄，撮空摸床，或嗜睡昏迷，病已在心包；骨节烦痛，出现少尿、无尿或多尿，病及于肾。

2. 辨病势预后　一般可从热势、神志、斑疹的色泽及分布等方面进行判断。若热势由低转高，或突然降至正常以下，神志由烦躁转为昏谵昏愦，甚至厥脱、动风，肌肤斑疹色深稠密，甚至融合成片，均属病势严重，预后不良之象；若热势逐渐降低，或身热夜甚转为白昼热势亢盛，神志无明显异常，虽外发斑疹，但色泽明润不深，分布稀疏，则大多提示病势有好的转机，预后亦较好。

（二）治则治法

1. 治则　暑热疫的治疗当针对暑热疠气，投以重剂，迅速祛除疠气，扭转病情。

2. 治法　由于本病起病即以阳明胃热为主，疠气很快充斥表里内外。在治疗过程中，当以清解阳明胃热、解除疫毒为主。并随时注意病情转化，暑热疫热毒充斥表里，则以大剂清热解毒以救阴；热毒亢盛而阴津将绝，当大剂苦寒解毒清热护阴；其他如腑实、昏谵、痉厥等治疗与其他温病基本相同。暑热疫后期，邪去正伤，以临床所见为据，当以清除余邪，恢复阴液为治。

第八节 温热类温病主要证治

温热类温病的致病因素为单纯阳热性质的温邪，其所致疾病主要以人体卫气营血的功能障碍和相应脏腑的实质损害为病理基础，病程中卫气营血传变规律较为明显，故多采用卫气营血辨证判断病情的浅深轻重，分析疾病的发展和预后，指导临床的治疗。邪热亢盛和阴津损伤是温热类温病病变过程中邪正相争之主要矛盾，故清热和养阴是治疗温热类温病的两大法则。临证当根据病程的久暂、病位的浅深、邪热的多寡、阴津的沛乏、兼变之有无，确定清热与养阴的主次轻重及具体运用。

一、卫分证治

温热类温病的卫分证以发热，微恶风寒，口微渴为辨证要点，多伴有头痛，少汗，咽痛，咽痒，咳嗽，舌边尖红，苔薄白，脉浮数等症。多因风热和燥热病邪犯表，肺卫失宣所致。治疗以泄卫透表为基本大法，宜选用辛凉之剂，解表泄热，透邪外出。忌辛温发散之剂。见图 7–8，7–9。

（一）风热犯卫

【证候】发热，微恶风寒，无汗或少汗，头痛，咳嗽，口微渴，咽喉红痛，苔薄白，舌边尖红，脉浮数。

【病机】本证见于风温初起，为风热犯表，卫气受郁，肺气失宣所致。风热犯表，卫气被郁，开阖失司，故见发热，微恶风寒，无汗或少汗；卫气郁阻，头部经脉不利则见头痛；风热犯肺，肺气失宣则咳嗽；风热上壅则咽喉红痛；风热初犯人体，津伤不甚故口微渴；舌苔薄白，舌边尖红，脉浮数，均为风热袭表之征。本证辨证要点为发热，微恶风寒，咳嗽。

【治法】辛凉解表，宣肺泄热。

【方药】银翘散或桑菊饮

银翘散（《温病条辨》）

连翘一两　金银花一两　苦桔梗六钱　薄荷六钱　竹叶四钱　生甘草五钱　荆芥穗四钱　淡豆豉五钱　牛蒡子六钱　鲜苇根汤煎

方中荆芥穗、淡豆豉、薄荷解表透邪，祛邪外出；牛蒡子、甘草、桔梗轻宣肺气以止咳嗽；金银花、连翘、竹叶轻清泄热；芦根生津止渴。本方以辛凉为主，而稍佐辛温之品，如荆芥、淡豆豉，以增强疏表散邪之力，用于风热客表，表气郁闭较甚，临床见发热恶寒，无汗者较为合适。本方煎药方法为诸药杵为散，鲜苇根汤煎，香气大出即取服，勿过煮。

桑菊饮（《温病条辨》）

杏仁二钱　连翘一钱五分　薄荷八分　桑叶二钱五分　菊花一钱　苦桔梗二钱　生甘草八分　芦根二钱

本方亦为辛凉解表之剂，方中桑叶、菊花、连翘、薄荷辛凉轻透以泄风热；桔梗、甘草、杏仁宣开肺气以止咳嗽；芦根以生津止渴。

【临床运用】银翘散与桑菊饮均为辛凉解表方剂，适用于风热侵犯肺卫之证，但两者清解之力有轻重之别。银翘散中荆芥、豆豉等辛散透表之品合于辛凉药物中，其解表之力较胜，故称为“辛凉平剂”，且金银花、连翘用量大，并配竹叶，清热作用亦较强；桑菊饮多为辛凉之品，力轻平和，其解表之力较逊于银翘散，为“辛凉轻剂”，但方中

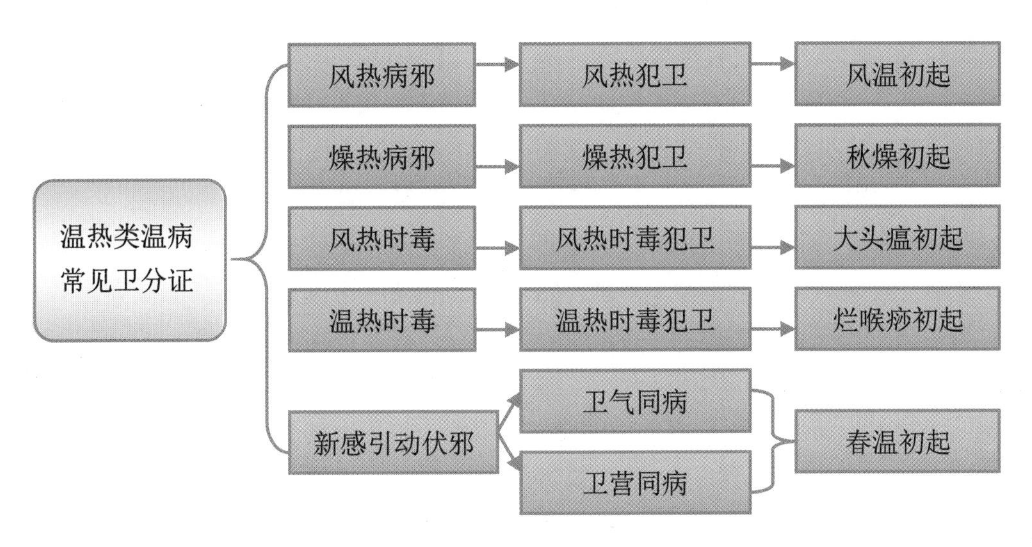

图 7-8　温热类温病常见卫分证

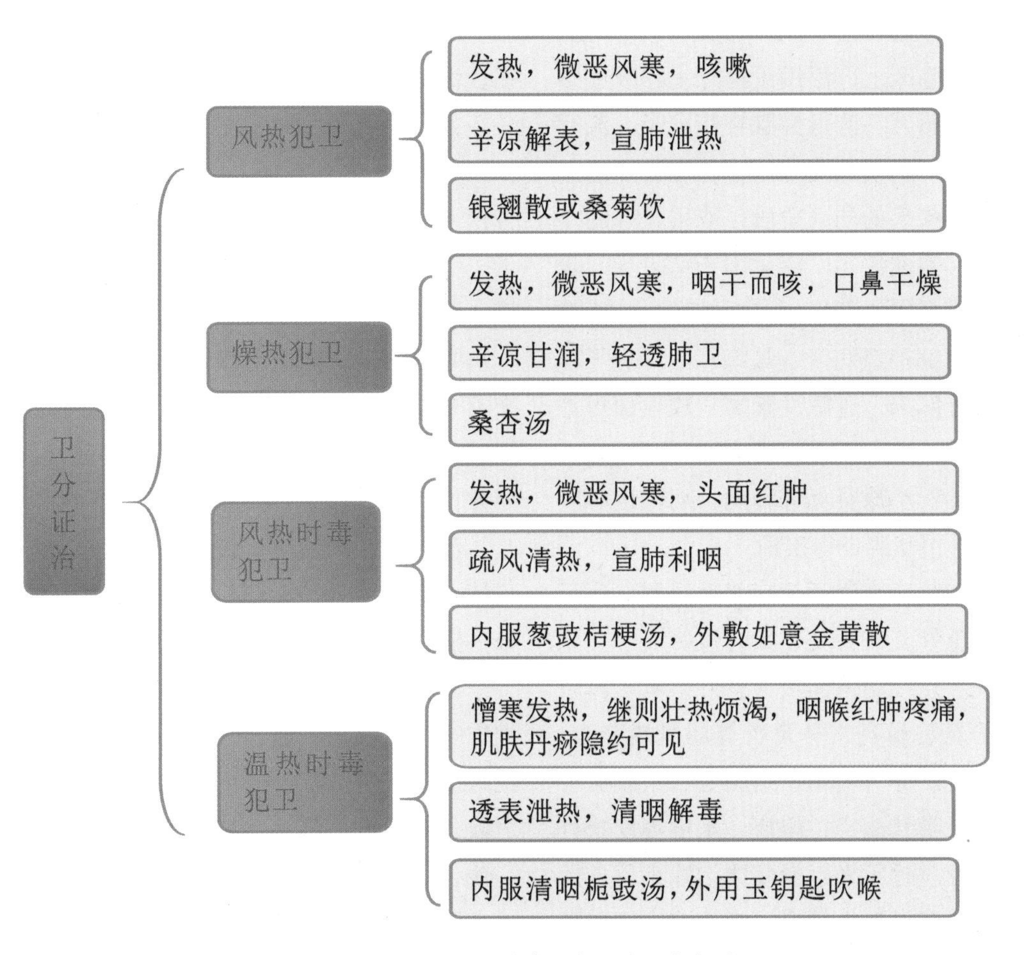

图 7-9　温热类温病卫分证治（1）

杏仁肃降肺气，止咳作用较银翘散为优。所以风温初起邪袭肺卫而偏于表热较重者，宜用银翘散；偏于肺失宣降，表证较轻，以咳嗽为主症者，宜用桑菊饮。

口渴较甚者，加天花粉、石斛以生津清热；如恶寒，身痛明显，无汗者，多属表郁较甚，可适当配合辛温疏散之品，如苏叶、防风之类；若热势较高，邪热化火者，可加入黄芩、虎杖等以清热泻火；咽喉肿痛者，可加马勃、玄参等以解毒消肿；因肺失宣降而致咳嗽较甚者，可加橘红、川贝、枇杷叶等，以宣肺利气，化痰止咳；肺热盛而咯痰浓稠者，病变多已波及气分，可加黄芩、鱼腥草等以清肺化痰。

银翘散临床上广泛用于治疗上呼吸道感染、流行性感冒、流行性脑脊髓膜炎、流行性乙型脑炎、钩端螺旋体病、肾综合征出血热等感染性疾病的初起阶段，取得较好的疗效。此外，银翘散还广泛运用于结膜炎、表层点状角膜炎等眼部疾病，面神经炎、面神经麻痹等面部神经病变，耳鸣、中耳炎等耳部疾病，荨麻疹、过敏性紫癜、玫瑰糠疹等皮肤科疾病，急性肾炎、紫癜性肾炎、IgA肾病、急性肾小球肾炎等肾病，病毒性心肌炎、亚急性甲状腺炎等疾病。

桑菊饮临床常用于治疗普通感冒、流行性感冒、急性支气管炎、大叶性肺炎、支原体性肺炎、急性扁桃体炎、急性咳嗽、鼻后滴漏综合征、鼻炎、鼻窦炎等属风热袭表、肺失宣肃者。亦可应用于结膜炎、角膜炎等眼科疾病；带状疱疹、湿疹、水痘等皮肤科疾病的治疗。近年来有桑菊饮治疗小儿急性肾炎、小儿多发性抽动症、晚期非小细胞肺癌的临床研究。

【医案举例】

风温犯肺（中医研究院.蒲辅周医案[M].北京：人民卫生出版社，1972）

张某，男，2岁，1959年3月10日。

主诉：发热3天。

病史：患儿因发热3天入院，曾用青、链、合霉素等抗生素药物治疗，热未退。住院检查摘要：血化验：白细胞总数27,400/m³，中性76%，淋巴24%。体温39.9℃，听诊两肺水泡音。现仍高烧无汗，神昏嗜睡，咳嗽微喘，口渴，舌质红，苔微黄，脉浮数。

西医诊断：腺病毒肺炎。

中医诊断：发热（风温犯肺）。

治法：风温上受，肺气郁闭。宜辛凉轻剂，宣肺透卫。

方药：桑菊饮加味。

桑叶一钱　菊花二钱　连翘一钱五分　杏仁一钱五分　桔梗五分　甘草五分　牛蒡子一钱五分　薄荷八分　苇根五钱　竹叶二钱　葱白三寸

共进两剂。药后得微汗，身热略降，咳嗽有痰，舌质正红，苔薄黄，脉滑数。表闭已开，余热未彻，宜予清疏利痰之剂。处方：

苏叶一钱　前胡一钱　桔梗八分　桑皮一钱　黄芩八分　天花粉二钱　竹叶一钱五分　橘红一钱　枇杷叶二钱

再服一剂。微汗续出而身热已退，亦不神昏嗜睡，咳嗽不显，唯大便两日未行，舌红减退，苔黄微腻，脉沉数。乃表解里未和之候，宜原方去苏叶，加枳实一钱、莱菔子一钱、麦芽二钱。

服后体温正常，咳嗽已止，仍未大便，舌中心有腻苔未退，脉滑数。乃肺胃未和，拟调和肺胃，利湿消滞。处方：

冬瓜仁四钱 杏仁二钱 苡仁四钱 苇根五钱 炒枳实一钱五分 莱菔子一钱五分 麦芽二钱 焦山楂二钱 建曲二钱

服二剂而诸证悉平，食、眠、二便俱正常，停药食养痊愈出院。

原按：叶天士谓："风温上受，首先犯肺。"故以桑菊轻清辛凉之剂，宣肺以散上受之风，透卫以清在表之热。二剂即得微汗，再剂即身热已退，慎勿见其为腺病毒肺炎，初起即投以苦寒重剂，药过病所，失去清轻透达之机，则反伤正阳，易使轻者重，重者危。因思吴鞠通所谓"治上焦如羽"，实为临床经验之谈。

（二）燥热犯卫

【证候】发热，微恶风寒，少汗，干咳或痰少而黏，咳甚则声音嘶哑，咽干痛，鼻燥热，口微渴，舌边尖红，苔薄白欠润，右脉数大。

【病机】本证见于秋燥初起，为燥热病邪侵袭肺卫所致。邪犯于卫，卫阳被郁不得泄越，肌肤失于温养，腠理开合失司则发热，微恶风寒，少汗；燥热上扰，经气不利，则头痛；肺失宣降，则咳嗽等，证候与风温初起相同。燥热损伤肺胃津液，则咳嗽少痰而黏稠，咽干鼻燥，口渴，系与风温初起不同之处。舌边尖红，苔薄白而燥，脉右寸数大，均为燥热伤于肺卫之象。本证辨证要点为发热，微恶风寒，咽干而咳，口鼻干燥。

【治法】辛凉甘润，轻透肺卫。

【方药】桑杏汤（《温病条辨》）

桑叶一钱 杏仁一钱五分 沙参二钱 象贝一钱 香豉一钱 栀皮一钱 梨皮一钱

方中以桑叶、豆豉辛凉透散，解肌泄热；杏仁、象贝宣肺止咳化痰；栀皮清热宣透；沙参、梨皮甘寒生津，养阴润燥。全方辛透不伤津，润燥不碍表，共奏疏表润燥之效。

【临床运用】若咽部红肿、干痛较甚者加牛蒡子、蝉蜕、桔梗等清利咽喉；干咳少痰者，可加海蛤壳、枇杷叶、瓜蒌皮润肺化痰；咳痰黄稠者，可加瓜蒌皮、天竺黄清热化痰；咳甚胸痛者，可加瓜蒌、橘络、丝瓜络化痰和络；痰中带血，鼻燥衄血者加藕节、白茅根、侧柏叶、茜草、旱莲草等凉血止血润燥；发热显著者加金银花、连翘以增强辛凉解表之力。

桑杏汤临床上广泛用于治疗上呼吸道感染、流行性感冒、急性支气管炎、百日咳、支气管扩张咯血等，均取得较好的疗效。

【医案举例】

燥热犯卫（漆济元．医案珍藏录[M]．南昌：江西科学技术出版社，2002）

龚某，男，12岁。1978年9月6日初诊。

主诉：发热、干咳二天。

病史摘要：患者头痛，发热，鼻干塞，干咳无痰，口渴，唇焦红，小便短赤，舌苔苔白粗糙，脉浮数。

西医诊断：上呼吸道感染。

中医诊断：秋燥（燥热犯卫）。

治法：轻辛润燥。

方药：桑杏汤加减。

桑叶6g 杏仁6g 南沙参10g 浙贝母10g 栀子10g 菊花6g 薄荷3g 连翘10g 紫菀10g 芦根10g 牛蒡子10g 瓜蒌皮10g 4剂

按：本例患者早秋燥热偏盛季节，发病二日，初起除有头痛、发热等肺卫表证见症外，尚伴有干咳无痰、鼻干塞、唇焦红等津气干燥的见症，当属燥热犯卫。本证见于秋燥初期，系由燥热犯卫引起之温燥证。燥邪袭表，肺卫失宣，故见发热、头痛；燥邪伤肺，肺之津液受伤，故见干咳、鼻干塞；燥热伤津化火，则见口渴、无痰、唇焦红、小便短赤；舌苔薄白粗糙，脉浮数为燥热在表之征象。根据"温者清之，燥者润之"的治则，治宜辛凉轻透，疏表润燥。方选桑杏汤加减。

（三）风热时毒犯卫

【证候】恶寒发热，热势不甚，无汗或少汗，头痛，头面轻度红肿，全身酸楚，目赤，咽痛，口渴，苔薄黄，脉浮数。

【病机】本证为大头瘟初起，风热时毒侵犯肺卫之证。毒犯肺卫，卫气郁阻，故恶寒发热，全身酸楚，无汗或少汗；热毒郁肺，肺热炎上则咽痛、目赤；风热上扰经气不利，则头痛；热毒伤津则口渴；热毒上攻则头面红肿；脉浮数为毒侵肺卫之征，苔薄黄为邪毒化热入里之象。本证辨证要点为发热，微恶风寒，头面红肿。

【治法】疏风清热，宣肺利咽。

【方药】内服葱豉桔梗汤，外敷如意金黄散

葱豉桔梗汤（《重订通俗伤寒论》）

鲜葱白三枚至五枚　淡豆豉三钱至五钱　苦桔梗一钱至一钱半　苏薄荷一钱至一钱半　焦山栀二钱至三钱　青连翘一钱半至二钱　甘草六分至八分　鲜淡竹叶三十片

方中葱白通阳散表；豆豉、薄荷疏风透邪；山栀、连翘、淡竹叶清热解毒；桔梗、甘草宣肺利咽。诸药合用，共奏疏风清热，利咽消肿之效。

【临床运用】临证时常加入蝉蜕、牛蒡子、金银花、大青叶，以增疏风清热解毒之力。口渴明显者，加生地、玄参，以清热生津利咽；无汗者加荆芥，以增疏风透邪之效。服药的同时，局部外敷如意金黄散（《外科正宗》又名金黄散）。

葱豉桔梗汤临床上还广泛用于治疗上呼吸道感染、流行性感冒、急性扁桃体炎、急性支气管炎等，均有较好的疗效。

（四）温热时毒犯卫

【证候】初起憎寒发热，继则壮热烦渴，咽喉红肿疼痛，甚或溃烂，肌肤丹痧隐约可见，舌红，或有珠状突起，苔白，脉浮数。

【病机】本证为温热时毒外袭肌表，内侵肺胃所致，多见于烂喉痧初期。卫受邪郁，邪正相争，则见憎寒发热，舌苔薄白欠润，脉浮数；毒侵肺胃，上攻咽喉，则咽喉红肿疼痛，甚则溃烂；热毒外窜血络，外发肌肤，则见肌肤丹痧隐约；壮热烦渴，舌红赤，或有珠状突起，为热毒壅盛的征象。本证辨证要点为憎寒发热，继则壮热烦渴，咽喉红肿疼痛，肌肤丹痧隐约可见。

【治法】透表泄热，清咽解毒。

【方药】内服清咽栀豉汤，外用玉钥匙吹喉

清咽栀豉汤（《疫喉浅论》）

生山栀三钱　香豆豉三钱　金银花三钱　苏薄荷一钱　牛蒡子三钱　粉甘草一钱　蝉衣八分　白僵蚕二钱　乌犀角八分（磨汁）（水牛角代）　连翘壳三钱　苦桔梗一钱五分　马勃一钱五分　芦根一两　灯心二十寸　竹叶一钱

烂喉痧初起，首重清透，使邪从汗解，

热随汗泄。故方中以豆豉、薄荷、牛蒡、蝉衣、桔梗宣肺透表；金银花、连翘、山栀泄热解毒；马勃、僵蚕、甘草解毒利咽；水牛角凉营解毒。全方以疏散、解毒为主，兼顾利咽凉营透疹，体现了丁甘仁治疗烂喉丹痧“以畅汗为第一要义”的治疗思想。

【临床运用】若表郁较重者，可酌加荆芥、防风等以辛散表邪；若痰多呕吐者，去甘草加橘红、郁金化痰理气；若咽喉肿痛甚者，可加入挂金灯、金果榄、西青果、土牛膝等清热利咽。同时用玉钥匙（《三因极一柄证方论》）吹喉。

清咽栀豉汤临床上广泛用于治疗上呼吸道感染、流行性感冒、流行性腮腺炎、小儿手足口病等的治疗。

（五）卫气同病

【证候】发热恶寒，无汗或有汗，头项强痛，肢体酸痛，心烦口渴，腹胀，大便干，唇焦，舌苔黄燥，脉象滑数或弦数。

【病机】本证为新感时令之邪引动内伏之郁热所致的卫气同病之证，多见于春温病初起。时邪困阻卫表，卫气抗邪，腠理闭塞，则见发热恶寒，无汗或有汗；经脉为外邪所阻，经气不利，则头项强痛，肢体酸痛；里热内蕴，扰神伤津故见心烦，口渴，唇焦；邪热伏藏于里，升降失常，气机不畅，故腹胀，大便干，舌苔黄燥、舌红、脉数为邪热炽盛之征。本证的辨证要点为发热恶寒，肢体酸痛，心烦口渴。

【治法】解表清里。

【方药】增损双解散（《伤寒瘟疫条辨》）

白僵蚕（酒炒）三钱　全蝉蜕十二枚　广姜黄七分　防风一钱　薄荷叶一钱　荆芥穗一钱　当归一钱　白芍一钱　黄连一钱　连翘（去心）一钱　栀子一钱　黄芩二钱　桔梗二钱　石膏六钱　滑石三钱　甘草一钱　大黄（酒浸）二钱　芒硝二钱

增损双解散是由祛邪避秽的升降散加味而成。方中荆芥、防风、薄荷叶、蝉蜕辛散透邪，当归、芍药通络和营，黄连、黄芩、山栀、连翘、石膏大清里热，大黄、芒硝通腑泄热，配桔梗以促气机升降，合滑石使热从小便而去，甘草和中。

【临床运用】若系外感风热之邪，表热之证明显者，可加金银花、牛蒡子、竹叶等以疏风泄热；若系风寒外束，恶寒、无汗较重者，可加苏叶、葱白等以疏表散寒；若经气郁滞，头痛、身痛显著者可加羌活、白芷等以疏通经脉，行气止痛；若患者里热不甚，无明显大便燥结者，可去大黄、芒硝；阴津损伤，口渴者，可加天花粉生津止渴。

临床研究发现增损双解散治疗夏暑季节出现的带状疱疹、发热不退及痢疾、生殖器疱疹等疗效显著。

（六）卫营同病

【证候】发热，微恶风寒，咽痛，咳嗽，口渴，肌肤斑点隐隐，心烦躁扰，甚或时有谵语，舌红绛，苔白黄相兼，脉象浮弦数。

【病机】本证为表有邪郁，营有热郁的卫营同病之候，多见于春温病初起。外感温邪，卫气失宣，故发热而微恶风寒；如邪热犯肺，肺气失宣则咽痛，咳嗽；邪热伤及营阴则口渴而不甚渴饮；营热扰乱心神则见心烦躁扰，甚或时有谵语；营热窜络则肌肤斑点隐隐。舌红绛苔白黄相兼，脉浮弦数是卫营同病之征。本证的辨证要点为发热，微恶风寒，肌肤斑点隐隐，心烦躁扰。

【治法】泄卫透营。

【方药】银翘散加生地、丹皮、赤芍、麦冬方（《温病条辨》）

即于银翘散内，加生地六钱　丹皮四钱　赤芍四钱　麦冬六钱

本方用银翘散泄卫透表，用生地、丹皮、赤芍、麦冬凉营泄热养阴，卫营兼治。

【临床运用】银翘散方中荆芥、豆豉性温，为增强透邪外达之力而用，若表邪见症不明显，可去之；如皮疹较多，按之退色者，则可加入蝉蜕、浮萍等透疹；如营热较剧者可加入水牛角、玄参等清营泄热。见图7-10。

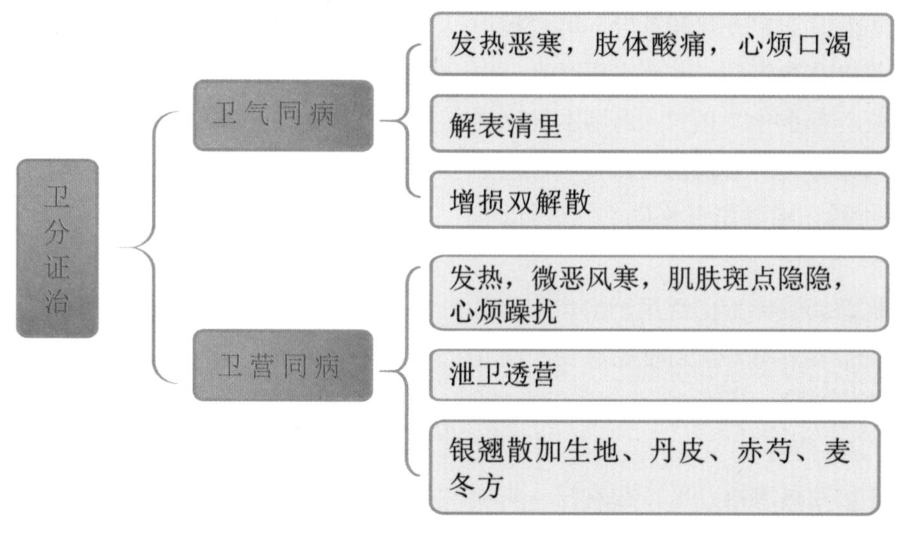

图7-10　温热类温病卫分证治（2）

二、气分证治

气分证是温邪入里，正邪剧争，造成脏腑功能紊乱，里热炽盛的一类证候类型，是温热类温病各病种都可以出现的常见证候。临床表现除具备发热，不恶寒，口渴，苔黄等基本特征外，常因病变部位的不同，而出现相应的临床证候。治疗以寒凉清里热为主，并根据感邪轻重及病位差异，选择辛寒、苦寒、甘寒等法。气分阶段，因邪势较甚，正不胜邪，也可出现津气外脱的变证，又当益气敛津。

（一）燥干清窍

【证候】身热，口渴，耳鸣，目赤，龈肿，咽痛，舌红，苔薄黄而干，脉数。

【病机】本证为上焦气分燥热化火上扰清窍所致。燥热化火上犯，清窍不利则见耳鸣、目赤、龈肿、咽喉肿痛；发热口渴，苔薄黄而干，脉数是气分燥热之象。本证的辨证要点为身热口渴，耳鸣目赤，龈肿咽痛。

【治法】清宣上焦气分燥热。

【方药】翘荷汤（《温病条辨》）

薄荷一钱五分　连翘一钱五分　生甘草一钱　黑栀皮一钱五分　桔梗二钱　绿豆皮二钱

方中取薄荷辛凉宣透，以清头目而利诸窍；连翘、黑栀皮、绿豆皮轻清趋上，以清上焦气分燥热；桔梗、甘草辛散甘缓，以宣透润燥，利咽喉而消龈肿。诸药合用，使上焦气分燥热得解，则诸窍自宁。

【临床运用】可加桑叶、蝉衣增强宣泄

透热功效；目赤、耳鸣重者加菊花、夏枯草、苦丁茶等清热利窍；咽痛重者加牛蒡子、白僵蚕、黄芩等清热利咽。

翘荷汤可用于治疗急性咽炎、急性扁桃体炎、复发性口疮、小儿高热、早期干燥综合征、慢性胆囊炎、支气管扩张等属燥热上扰清窍者。

（二）邪热在肺

1. 邪热壅肺

【证候】身热，汗出，烦渴，咳喘，或咯痰黄稠，或痰中带血，或痰呈铁锈色，胸闷胸痛，舌红苔黄，脉数。

【病机】本证为风热之邪入里，邪热壅阻肺经气分所致。邪热入里，热邪炽盛则身热，里热蒸迫津液外泄则汗出；热盛伤津则烦渴引饮。邪热壅肺，肺气失于宣降则胸闷；肺热气滞，脉络失和则出现胸痛；肺热灼液为痰则咯痰黄稠；热伤肺络，则可见痰中带血，或痰呈铁锈色；舌红苔黄，脉数为气分里热征象。本证的辨证要点身热，咳喘。

【治法】清热宣肺平喘。

【方药】麻杏石甘汤（《伤寒论》）

麻黄四两（去节）　杏仁五十个（去皮尖）　甘草二两（炙）　生石膏半斤（碎，绵裹）

方中麻黄辛温，宣肺平喘；石膏辛寒，清泄肺热。麻黄得石膏寒凉之制，则其功专于宣肺平喘，而不在解表发汗；石膏得麻黄，则其功长于清泄肺热。二药的用量，通常石膏多于麻黄 5 ～ 10 倍，并可根据肺气郁滞及邪热之轻重程度，调节石膏与麻黄的药量比例。方中配杏仁降肺气，以助麻黄止咳平喘；甘草生津止咳，调和诸药。

【临床运用】如热毒炽盛者，可加金银花、连翘、虎杖、平地木、黄芩、鱼腥草、知母、金荞麦等以助清肺化痰之力；如胸膈疼痛较甚者，可加桃仁、郁金、瓜蒌、丝瓜络等以活络止痛；痰多而喘急显著者可加葶苈子、苏子等以降气平喘；咯血者加茜草炭、白茅根、侧柏炭、仙鹤草、焦栀子等以凉血止血；如咯吐腥臭脓痰者，可用千金苇茎汤（《备急千金要方》方：苇茎、薏苡仁、冬瓜仁、桃仁）清热化痰，逐瘀排脓；也可加入《伤寒论》之桔梗汤，桔梗不但止咳，更有祛痰排脓之功；配伍生甘草清热解毒，调和诸药。

麻杏石甘汤临床常用于治疗普通感冒、上呼吸道感染、急性支气管炎、肺炎、支气管哮喘、麻疹合并肺炎等属表证未尽，热邪壅肺者。此外，还可运用于内痔、脱肛、肛裂等肛肠科疾病，顽固性荨麻疹、银屑病、神经性皮炎等皮肤科疾病的治疗。苇茎汤现用于治疗肺脓疡、肺炎、急慢性支气管炎、支气管扩张合并感染、百日咳等属于肺热痰瘀互结者。

【医案举例】

风温痰热痉厥（单书健，陈子华．古今名医临证金鉴·丁甘仁医案 [M]. 北京：中国中医药出版社，1999）

徐孩

主诉：发热 6 天。

病史：汗泄不畅，咳嗽气急，喉中痰声辘辘，切牙嚼齿，时时抽搐，舌苔薄腻而黄，脉滑数不扬，筋纹色紫，已达气关。

诊断：痉厥（风温痰热）

治法：前医叠进羚羊、石斛、钩藤等，病情加剧。良由无形之风温，与有形之痰热，互阻肺胃，肃降之令不行，阳明之热内炽，太阴之温不解，有似痉厥，实非痉厥，即马脾风之重症，徒治厥阴无益也。当此危急之秋，非大将不能去大敌，拟麻杏石甘汤加减，冀挽回于万一。

方药：麻杏石甘汤加减

麻黄一钱　杏仁三钱　甘草一钱　石膏三钱　象贝三钱　天竺黄二钱　郁金一钱　鲜竹叶三十张　竹沥五钱　活芦根（去节）一两

二诊：昨投麻杏石甘汤加减，发热较轻，切牙嚼齿抽搐均定，佳兆也。惟咳嗽气逆，喉中尚有痰声，脉滑数，筋纹缩退，口干欲饮，小溲短赤，风温痰热，交阻肺胃，一时未易清澈。仍击鼓再进。

麻黄一钱　杏仁三钱　甘草一钱　石膏三钱　象贝三钱　广郁金一钱　天竺黄二钱　兜铃一钱五分　冬瓜子三钱　淡竹叶五钱　活芦根（去节）二两

三诊：两进麻杏石甘汤以来，身热减，气急平，嚼齿抽搐亦平，惟咳嗽痰多，口干欲饮，小溲短赤，大便微溏色黄，风温已得外解，痰热亦有下行之势，脉仍滑数，余焰留恋。然质小体稚，毋使过之，今宜制小其剂。

净蝉衣八分　川象贝各一钱五分　金银花三钱　冬桑叶三钱　通草八分　杏仁三钱　炙远志五分　连翘一钱五分　花粉三钱　兜铃一钱五分　冬瓜子三钱　活芦根（去节）一两　荸荠汁一酒杯

按语：本案属风温，肺胃热盛，痰热壅阻引动肝风而致痉厥证。患者本系外感风热之邪，入里与有形之痰热互结，阻于肺胃，肺气肃降之令不行，阳明热炽，致使太阴之温不解而成的马脾风重证，实非厥阴动风之痉厥，是故前医“见风治风”用羚羊、石斛、钩藤等凉肝息风之品徒治厥阴无益，且因用药过于寒凉致邪热内闭，病情加剧。丁甘仁谨守病机，投以麻杏石甘汤加减清宣肺热，降气化痰，二诊发热较轻，切牙嚼齿抽搐均定，说明方药对症，故继进原方以加强疗效，三诊热已解，惟余焰留恋，阴液受损，故三诊丁甘仁制小其剂以清涤余热，养阴肃肺化痰得效。

2. 燥热伤肺

【证候】身热，干咳无痰，气逆而喘，咽喉干燥，鼻燥，齿燥，胸满胁痛，心烦口渴，舌边尖红赤，舌苔薄白而燥或薄黄干燥，脉数。

【病机】此为肺经燥热化火，耗伤阴液之证。肺为热灼，肺气失于清肃，则见身热，干咳无痰，气逆而喘。热壅于肺，气机失畅，则胸满胁痛。燥热上干，耗伤津液，故咽喉干燥、鼻燥、齿燥，舌边尖红赤。热灼阴伤故见心烦口渴。本证苔薄白而燥，是因燥热迅即由卫及气，化火伤阴所致，故舌面干燥而苔色未及转变。本证的辨证要点为身热，干咳气喘，咽喉干燥，鼻燥，齿燥。

【治法】清肺泄热，养阴润燥。

【方药】清燥救肺汤（《医门法律》）

石膏（煅）二钱五分　桑叶（去枝梗）三钱　甘草一钱　人参七分　胡麻仁一钱（炒，研）　真阿胶八分　麦门冬一钱二分（去心）　杏仁七分（泡去皮尖，炒黄）　枇杷叶一片（刷去毛，蜜涂炙黄）

本证为燥热化火，伤及肺气肺阴。肺之气阴两伤，既不能用辛香之品，以防耗气，亦不可用苦寒泻火之品，以防伤津，治疗当以清肺润燥为主。方取桑叶、杏仁、枇杷叶轻宣肺气而止咳，石膏清肃肺金燥热，阿胶、麦冬、胡麻仁润肺滋液，用人参、甘草益气生津。合之共奏清泄肺热，润燥养阴之功。

【临床运用】如表邪未尽，可加牛蒡子、连翘增强透表之力，或减阿胶以防恋邪碍表；如痰滞难咯，可加瓜蒌皮、川贝母；热重津伤明显，以沙参或西洋参易人参；咳痰带血者，加仙鹤草、旱莲草、白茅根、焦山栀、侧柏叶清络止血；如胸满胁痛者，可加丝瓜络、橘络、郁金疏利肺络，和络止痛。对燥热伤肺证，应慎用苦寒降火之药。

清燥救肺汤临床常用于治疗肺炎、支气管哮喘、急慢性支气管炎等症见发热、干咳或喘、咽干口燥者。支气管扩张、肺癌、肺结核等症见咳喘，中医辨证为燥热犯肺、气阴两伤者亦可使用。

【医案举例】

温燥伤肺（何廉臣.全国名医验案类编·何拯华医案[M].福州：福建科学技术出版社，2003）

王某，35岁，业商，住南街柴场弄。

主诉：发热两天。

病史：秋深久晴无雨，天气温燥，遂感其气而发病。初起头痛身热，干咳无痰，即咳多稀而黏，气逆而喘，咽喉干痛，鼻干唇燥，胸满胁痛，心烦口渴。脉右浮数左弦涩，舌苔白薄而干，边尖俱红。此《黄帝内经》所谓“燥化于天，热反胜之”是也。

诊断：温燥伤肺。

治法：遵经旨以辛凉为君，佐以苦甘。

方药：清燥救肺汤加减

冬桑叶9g，生石膏（冰糖水炒）12g，原麦冬4.5g，瓜蒌仁（杵）12g，光杏仁6g，南沙参4.5g，生甘草2.4g，制月石0.6g，柿霜（冲）4.5g，先用鲜枇杷叶（去毛筋）30g，雅梨皮30g，二味煎汤代水。

次诊：连进辛凉甘润，肃清上焦，上焦虽渐清解，然犹口渴神烦，气逆欲呕，脉右浮大搏数者，此燥热由肺而顺传胃经也。治用竹叶石膏汤加减，甘寒清镇以肃降之。

生石膏（杵）18g，毛西参4.5g，生甘草1.8g，甘蔗浆（冲）两瓢，先用野菰根60g，鲜茅根（去皮）60g，鲜刮竹茹9g。煎汤代水。

三诊：烦渴已除，气平呕止，惟大便燥结，腹满似胀，小溲短涩，脉右浮数沉滞。此由气为燥郁，不能布津下输，故二便不调而秘涩。张石顽所谓“燥于下必乘大肠也”。治以增液润肠，五汁饮加减。

鲜生地汁两大瓢，雅梨汁两大瓢，生莱菔汁两大瓢，广郁金三支（磨汁约二小匙），用净白蜜30g，同四汁重汤炖温以便通下为度。

四诊：一剂而频转矢气，二剂而畅解燥矢，先如羊粪，继则夹有稠痰，气平咳止，胃纳渐增，脉转柔软，舌转淡红微干，用清燥养营汤，调理以善其后。

当归身30g，生白芍9g，肥知母9g，蔗浆（冲）两瓢，细生地9g，生甘草1.5g，天花粉6g，蜜枣（擘）2枚。

结果：连投4剂，胃渐纳谷，神气复原而愈。

按：此案为秋燥初起，燥热伤肺、气阴两伤证。初诊诊断无误，惟用药稍有差矣，秋燥初起理应用大剂滋润之品以润燥，以防其由卫分转入气分，原方润燥之品偏少，药量亦小，初诊时即应该加重生石膏、桑叶、原麦冬、南沙参和生甘草的用量，并增石斛、玉竹等药加强养阴润燥之力，使病从气分而解。故次诊时，用药亦不够精确，药味药量还是偏少，故上焦之热虽清，中焦之热稍缓但不解，而下传大肠。三诊时增大药量，使燥热从气而解。四诊调理善后，补养气阴而愈。

3. 肺热发疹

【证候】身热，肌肤发疹，疹点红润，咳嗽，胸闷，舌红苔薄白，脉数。

【病机】本证为肺经气分热邪外窜肌肤，波及营络所致。邪热内郁则身热；肺气不宣，肺气壅滞则见咳嗽、胸闷。肺热波及营分，窜入血络，则可外发皮疹，多粒小而稀疏，常见于胸部，按之退色。该皮疹为肺热波及营分而致，其病机重点仍在气分，与营分证之见斑点隐隐者不同。本证辨证要点为身热，咳嗽，充血性皮疹。

【治法】宣肺泄热，凉营透疹。

【方药】银翘散去豆豉，加细生地、丹皮、大青叶，倍玄参方（《温病条辨》）

连翘一两　金银花一两　苦桔梗六钱　薄荷六钱　竹叶四钱　生甘草五钱　芥穗四钱　牛蒡子六钱　细生地四钱　大青叶三钱　丹皮三钱　玄参一两

本方为银翘散加减而成，但因本证邪不在表，故去温散透表之豆豉，以防助长热势；又因肺热波及营分，营热较甚，窜入血络而发疹，所以加入生地、丹皮、大青叶、玄参以凉营泄热解毒。诸药合用，共奏宣肺泄热，凉营透疹之效。

【临床运用】若表郁不甚，可去荆芥；皮疹较多，按之退色者，可加入蝉蜕、浮萍等透疹之品；若营热较重，可加入水牛角、赤芍等清营泄热。

本方临床上常可用于麻疹、接触性皮炎、过敏性紫癜、血小板减少等出疹性疾病的治疗。见图 7-11。

（三）热郁胆腑

【证候】身热，口苦而渴，干呕，心烦，小便短赤，胸胁不舒，舌红苔黄，脉象弦数。

【病机】本证见于春温初起，由温热病邪郁发于胆腑气分所致。身热，口渴，小便短赤，舌红苔黄为邪热在气分，热炽津伤之象；胆火上扰，则口苦心烦；邪郁肝胆经脉，则胸胁不舒；胆热犯胃，胃失和降，则发干呕；脉象弦数为热郁肝胆之征。本证的辨证要点为身热，口苦，心烦。

【治法】苦寒清热，宣郁透邪。

【方药】黄芩汤加豆豉、玄参方（《温热逢源》）

黄芩三钱　芍药三钱　甘草（炙）一钱　大枣（擘）三枚　淡豆豉四钱　玄参三钱

本方由《伤寒论》黄芩汤加豆豉、玄参组成。方中以黄芩为君，苦寒泻火，直清少阳胆热；玄参养阴清热解毒；芍药、甘草酸甘化阴以生津液；佐豆豉宣发郁热，透邪外达，兼以除烦。本方“清”“养”“透”三法兼备，具有苦寒清热，宣郁透邪之功，确为治疗春温热郁胆腑之良方。但由于本方清热泻火之力较弱，所以在临床上运用时多需加味。

【临床运用】临床运用黄芩汤加豆豉、玄参方时，其中芍药可用白芍；炙甘草性偏温补，可易以有清热解毒之功的生甘草；大枣偏温，应去而不用；每加黄连、栀子、龙

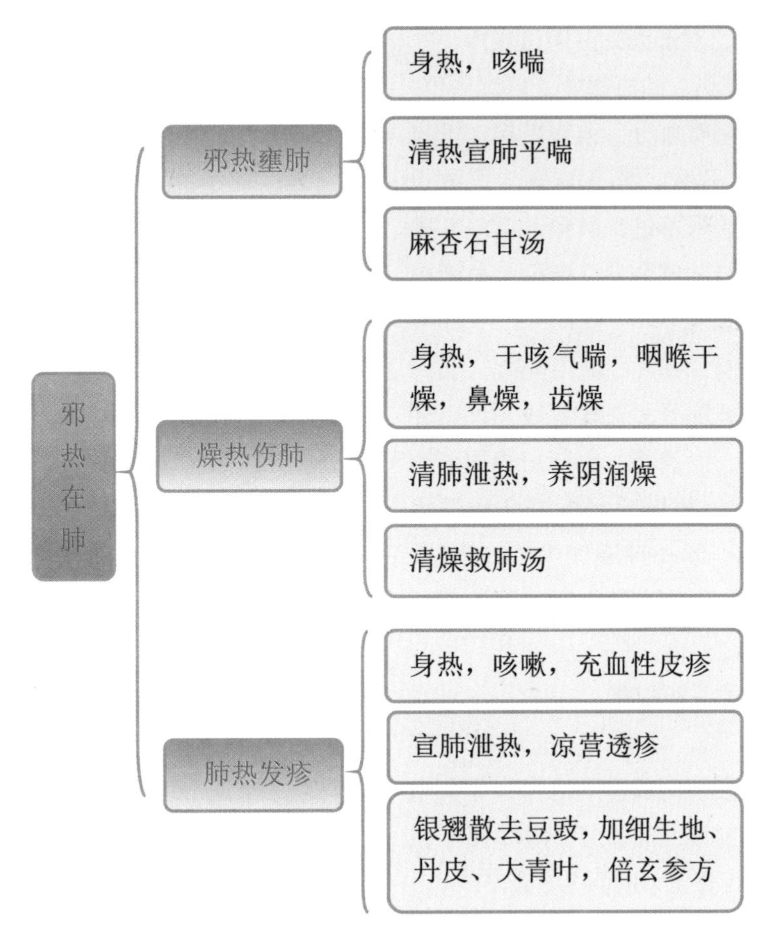

图 7–11　邪热在肺的证治

胆草等以加强其清热泻火之力。若伴见头痛恶寒、无汗或少汗者，为兼有表邪，加葛根、蝉蜕、薄荷以透达卫表之邪。伴寒热往来、胸胁胀闷、心烦者，为胆经郁热之候，加柴胡、栀子以疏胆清热。胆热炽盛，口苦、呕吐甚者，加龙胆草、黄连、竹茹、代赭石以清胆降逆止呕。胆经郁热较甚，也可用吴鞠通《温病条辨》之黄连黄芩汤（黄连、黄芩、郁金、豆豉）以清宣胆腑郁热。

黄芩汤临床常用于治疗细菌性痢疾、阿米巴痢疾、急慢性胃肠炎等胃肠疾病，此外，还可用于治疗肺炎、传染性单核细胞增多症、妊娠恶阻、月经不调、带状疱疹、面部痤疮、胆囊炎等疾病。见图 7–12。

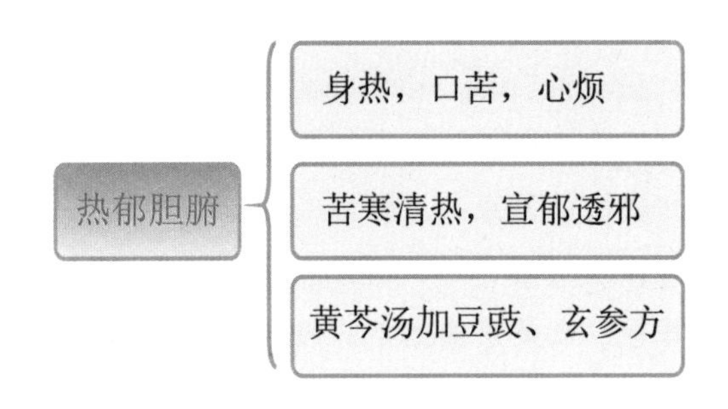

图 7–12　热郁胆腑证治

【医案举例】

暑湿痢案（何廉臣 . 重印全国名医验案类编 [M], 陈作任医案 . 上海：上海科学技术出版社，1959）

钱某，35岁，直隶人，寓南昌城内。

病史：炎暑酷热，纳凉饮冷，停湿内郁，积久化热，伤于阳明血分，致有斯疾。证见里急后重，欲便不便，滞下脓血，日数十次，发热畏寒，粒米不进，病势危急。右关脉沉滑而数，证与脉象合参，此即《黄帝内经》之肠澼便脓血也。

诊断：暑湿痢。

治法：非表里兼治，恐难奏效，议以仲景黄芩汤加味法，以黄芩、白芍加柴胡清解营卫兼升阳为君，黄连、大黄清涤肠积为臣，木香、槟榔、厚朴理滞气为佐，山楂、陈仓米和胃为使，适有荷叶方盛，因加新荷叶以助清解和胃之力也。

方药：仲景黄芩汤加味

细条芩（三钱，酒炒） 杭白芍（五钱） 柴胡（二钱） 川黄连（钱半，吴萸水炒） 生锦纹（三钱，酒洗） 花槟榔（钱半） 广木香（八分） 川厚朴（钱半） 山楂炭（三钱） 陈仓米（六钱，炒，新荷叶包煎）

此方连进二剂，冷热已愈，痢亦减轻。仍照原方去柴胡、大黄、黄连，加当归身二钱、左金丸二钱，以药汤送下，接进二剂。至五日后，各证逐渐痊愈矣。

廉按：暑湿痢，初多噤口，由湿热郁滞胃脘，证必兼身热口渴，腹灼目黄面垢，舌苔黄浊，或兼寒热如疟，长沙黄芩汤加味却是正治。然其所用药品，仍不出洁古芍药汤之范围。

按：此案属暑温，暑湿阻滞中焦证。患者本系夏季外感暑湿，又贪凉饮冷，损伤脾阳，脾失健运，湿饮停聚，内外相引，故病湿热；又湿邪久郁化热，伤及阳明大肠血分。故陈作任先生以黄芩汤加味苦寒清泻，表里双解。二诊诸症减轻，药症相符，理应减轻药力，故去大黄、黄连、柴胡，以左金丸代之；苦寒伤人气血，以当归养气活血，是以病渐向愈。

（四）热在胸膈

1. 热郁胸膈

【证候】身热，心烦懊侬，坐卧不安，舌苔微黄，脉数。

【病机】本证属热郁气分，胸膈气机不畅。邪热郁于气分，故身热，苔黄，脉数。热郁于胸膈，气机郁而不宣，故心烦懊侬，坐卧不安。本证辨证要点为身热，心烦懊侬。

【治法】清泄郁热，宣畅气机。

【方药】栀子豉汤（《伤寒论》）

栀子十四个（擘） 香豉（绵裹）四合。

方中栀子清热除烦，豆豉宣透胸膈郁热。

【临床运用】若热盛烦渴者，可加石膏、知母以辛寒清气；兼有卫表证，可加薄荷、牛蒡子、蝉衣等以解表透邪；兼津伤口渴，可加花粉以生津止渴；兼气逆呕吐，可加半夏、竹茹以降逆止呕。

栀子豉汤现代应用广泛，常可用于治疗神经官能症、精神分裂症、癫痫等神经系统疾病，流行性感冒、副伤寒、流行性脑脊髓膜炎等外感病，病毒性心肌炎、心包炎等循环系统疾病，食道炎、慢性胃炎等消化系统疾病，功能性子宫出血等妇科疾病。

【医案举例】

诸痛案（叶天士原著，徐灵胎评．临证指南医案[M]. 上海：上海科学技术出版社，1959）

章 痛乃宿病，当治病发之由。今痹塞胀

闷，食入不安，得频吐之余，疹形朗发，是陈腐积气胶结。因吐，经气宣通，仿仲景胸中懊侬例。用栀子豉汤主之。

又 胸中稍舒，腰腹如束，气隧有欲通之象。而血络仍然锢结，就形体畏寒怯冷，乃营卫之气失司，非阳微恶寒之比。议用宣络之法。

归须　降香　青葱管　郁金　新绛　柏子仁

2. 热灼胸膈

【证候】身热不已，面红目赤，胸膈灼热如焚，烦躁不安，唇焦咽燥，口渴，口舌生疮，齿龈肿痛，或便秘，舌红苔黄，脉滑数。

【病机】本证为郁热化火，燔灼胸膈而致。邪热燔灼，熏蒸胸膈，故身热不已，面红目赤，胸膈灼热如焚。胸膈炽热扰心则烦躁不安。火热炎上，灼伤津液致使唇焦，咽燥，口渴，口舌生疮，齿龈肿痛。胸膈炽热及肠，腑失通降而致大便秘结。舌红，苔黄，脉滑数为里热燔灼之象。本证的辨证要点为胸膈灼热如焚，烦躁不安。

【治法】清泄膈热。

【方药】凉膈散（《太平惠民和剂局方》）

川大黄　朴硝　甘草各二十两　山栀子仁　薄荷叶（去梗）　黄芩各十两　连翘二斤半　竹叶七片

本方清透并举，上下兼顾。方中连翘、栀子、黄芩、薄荷、竹叶清泄头面、胸膈灼热以治上；大黄、芒硝通腑泄热，“釜底抽薪”而治下；甘草缓急润燥。共奏凉膈泄热，清上泻下之效。

【临床运用】热灼胸膈证不论有无便秘，均可使用凉膈散，其中硝、黄之用不专为腑实而设，意在使胸膈郁热下泄。如大便稀溏，可去芒硝、大黄。如口渴，咽燥较甚，可加入花粉、芦根以生津止渴。

凉膈散临床上常与千金苇茎汤合用治疗大叶性肺炎、肺脓肿，还可治疗急性菌痢、急性阑尾炎等消化道疾病。

【医案举例】

伏暑案（王旭高．王旭高临证医案 [M]. 北京：人民卫生出版社，1987）

何 伏暑夹积，寒轻热重，已经月余。舌心焦黄，舌边白腻。阳明积热，化火劫津，炼浊成痰，将至蒙蔽。至于脘痛拒按，两经攻下，痛仍不减，苔犹未化，非清化不能荡其实，拟用凉膈散加味。

凉膈散 鲜石斛 川连

原注：两下之后，舌心犹然焦黄，故仍可用下法。然舌边白腻，必夹水气，凉膈散中再加半夏亦可。

按：本案属伏暑，痰热郁阻胸膈证。患者本系外感暑热病邪，惟其内有积滞，理应清热导滞。然病不及时或治不得法，病延月余，阳明化火劫津，炼液成痰，痰热互结于胸膈，非清热化痰，攻下内滞不解，是故两经攻下，因内有痰热未解，病仍不解。王旭高先生识明病机，以凉膈散加味清化胸膈痰热，泻下积滞，药证相符，病渐向愈。

3. 痰热结胸

【证候】身热面赤，渴欲凉饮，饮不解渴，得水则呕，胸脘痞满，按之疼痛，便秘，苔黄滑，脉滑数有力。

【病机】本证为邪热入里，与痰搏结于胸脘而成。热盛于里，故面赤身热；痰热内阻胸脘，津不上承，则口渴，因内有邪热，故欲得冷饮，但属痰热有形之邪结于胸脘，故饮不解渴，得水则呕；痰热内阻，致气机不畅，故胸脘痞满；因有形之邪内结胸脘，故按之疼痛；痰热内阻，腑气不通，故大便秘结；苔黄滑，脉滑数有力为痰热内阻之象。本证的辨证要点为身热，胸脘痞满，苔黄滑。

【治法】清热化痰开结。

【方药】小陷胸加枳实汤（《温病条辨》）

黄连二钱 瓜蒌三钱 枳实二钱 半夏五钱

本方为《伤寒论》小陷胸汤加枳实而成。方中黄连苦寒清热燥湿，瓜蒌化痰宽胸，半夏化痰散结，枳实降气开结。四药配合，属辛开苦降之法，有清热化痰开结之功。

【临床运用】本证身热面赤，渴欲凉饮，有似阳明无形热盛之象，但舌黄滑而非黄燥，且有胸脘满痛之感，则显非阳明经证。其见大便秘结，又有似阳明腑实，但腑实便秘，必见潮热或腹部硬满疼痛，今身热，便秘而腹不硬痛，且舌苔亦不黄厚干燥，脉象亦不沉实，则非腑实便秘可知。临床治疗时，如呕恶较甚，可加竹茹、生姜汁以和胃降逆；如胸脘胀痛而涉及两胁者，加柴胡、黄芩。

小陷胸汤临床常用于治疗急慢性胆囊炎、胆道结石、急性胃炎、胆道蛔虫病等消化系统疾病，冠心病、心绞痛等心血管疾病，支气管肺炎、慢性阻塞性肺疾病等呼吸系统疾病，以及胃神经官能症、渗出性胸膜炎、小儿厌食等疾病。见图 7–13。

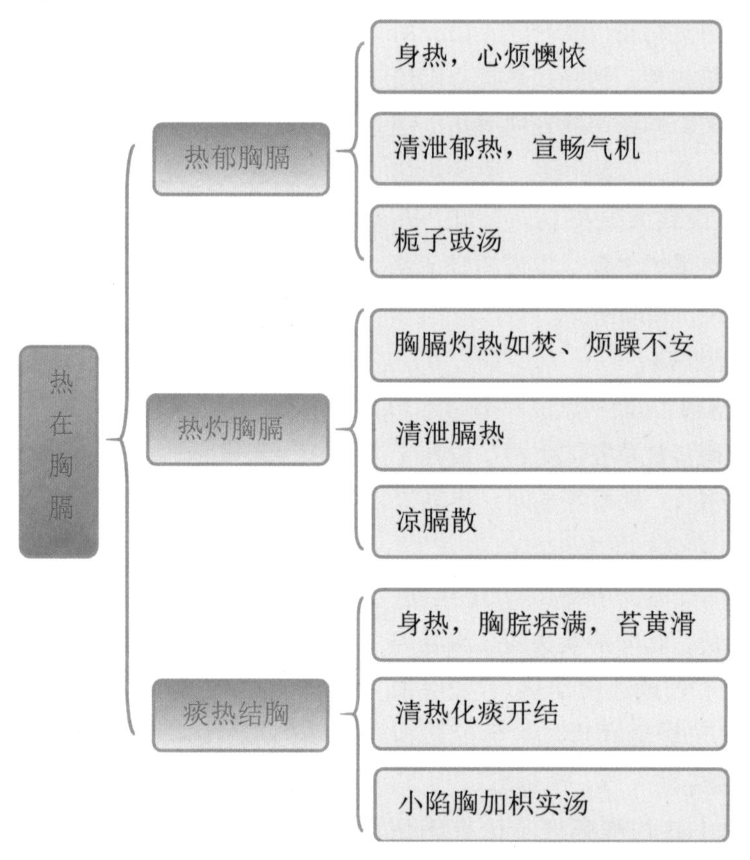

图 7–13 热在胸膈证治

【医案举例】

温热夹湿酿痰（曹炳章，程杏轩，等.中国医学大成·邵兰荪医案[M].上海：上海科学技术出版社，1990）

盛某　湿温杂受，中焦格拒，脉涩滞，舌厚嫩黄，便溺不利。藉小陷胸汤，防变，候正。（五月三号甲辰十七日。）

杜栝蒌子（钱半）　枳实（一钱）　原滑石（四钱）　炒麦芽（三钱）　姜炒川连（八分）　生楂肉（三钱）　焦栀子（三钱）　光杏仁（三钱）　仙半夏（钱半）　淡竹叶（钱半）　省头草（三钱）

清煎。二帖。

介按：内湿素盛，更感温邪，蕴伏中焦，化痰而阻其气化之流行，故以小陷胸汤加味，藉除中焦之湿热以化痰。

按：此案属暑温，暑热夹湿蕴阻中焦证。患者本系外感暑热夹湿之邪，惟体质内湿素盛，内外相引，故病湿热；邪热炼液为痰，痰热互结于中焦，故邵兰荪先生以小陷胸汤清热化痰，宽胸散结得效。

（五）热炽阳明

【证候】壮热，恶热，汗大出，渴喜冷饮，苔黄而燥，脉浮洪或滑数。

【病机】本证病变部位在阳明胃经，其热势为无形邪热弥漫。阳明胃热亢盛，里热蒸腾，身热壮盛，恶热，苔黄而燥，脉浮洪或滑数；里热迫津外泄，故汗大出；热盛伤津，饮水自救，故渴喜冷饮。本证的辨证要点为壮热、汗大出、口大渴、脉洪大，俗称“阳明四大症”。

【治法】清热保津。

【方药】白虎汤（《伤寒论》）

知母六两　石膏一斤（碎）　甘草二两　粳米六合

上四味，以水一斗，煮米熟汤成，去滓，温服一升，日三服。

白虎汤为清泄阳明胃热的代表方剂。方中生石膏辛寒，入肺胃经，能大清胃热，达热出表，可除气分之壮热。知母苦寒而性润，入肺胃二经，清热养阴。知母配石膏，可增强清热止渴除烦之力。生甘草泻火解毒，调和诸药，配粳米可保养胃气，祛邪而不伤正，配石膏则可甘寒生津。本方四药相配，共奏清热保津之功。

【临床运用】如热毒盛者，可加金银花、连翘、板蓝根、大青叶等清热解毒之品；里热化火者，可佐黄连、黄芩等以清热泻火；如津伤显著者，可加石斛、天花粉、芦根等以生津。如热盛而津气耗损，兼有背微恶寒，脉洪大而芤者，可加人参以益气生津，即为白虎加人参汤；如见肺热壅盛而咳喘者，可加杏仁、瓜蒌皮、黄芩、鱼腥草等以清肺化痰。

白虎汤临床运用甚广，常用于治疗流行性感冒、流行性乙型脑炎、肾综合征出血热、伤寒、钩端螺旋体病、疟疾等传染性疾病，胆道感染、胃及十二指肠出血等消化系统疾病，以及大叶性肺炎、高血压、糖尿病、风湿热、妊娠尿崩症、产后发热、小儿夏季热等疾病。见图7–14。

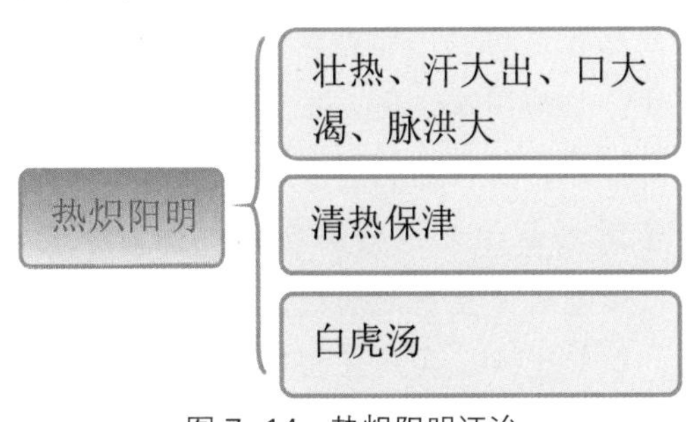

图7–14　热炽阳明证治

【医案举例】

暑热炽盛（张大曦.张爱庐临证经验方[M].北京：中国中医药出版社，1994）

金（左）身热烦躁，有汗不解，病交五日，舌绛渴饮。平素吐红频发，感受暑热，脉濡细而表热壮。夫暑伤气，热伤阴，考《黄帝内经》云：脉虚身热，得之伤暑。今气阴并伤已甚，奚堪再与薷、藿、葛、柴，以重伤之。急进立中存阴，以和其热。宗仲圣人参白虎汤加减。

人参（一钱） 麦冬（一钱五分） 知母（一钱五分） 生草（四分） 五味子（七粒） 生石膏（五钱） 霍斛（七钱） 粳米（四钱，包） 水炙桑叶（一钱五分） 白荷花露（一两，冲入）

复诊：热解未净，烦躁大减，舌绛较淡，渴饮亦缓，脉虚气怯，神倦嗜卧。暑热虽经清化，气阴告竭甚急，此皆虚实莫辨，斫伐过度所致。最恐血症复来，必至无从措手。刻下留恋余热，姑且置之勿论。拟补元立中为主，毓阴佐之。

人参（一钱五分）麦冬 （一钱五分）炒知母（一钱五分） 制首乌（四钱） 白粳米（四钱，包） 炙黄芪（二钱） 干霍斛（四钱，杵，先煎） 炒枣仁（一钱五分） 炙甘草（三分）

按：本案属暑温，阳明炽盛证。患者本系外感暑热病邪，邪热既已入里，岂能因汗而解，热灼阴津，伤人正气，气阴两伤，当清解邪热，益气养阴。若以薷、藿、葛、柴等辛燥之品治之，将更伤人气阴，病情加剧。张爱庐先生明此病机，以白虎汤清热泻火，益气生津，实药证相符，惟滋阴益气之力稍弱，而清热之力太甚，是以暑热虽有清化，而气阴告竭更急，戕伐过度也。故复诊以益气滋阴之品为主而病渐愈。

（六）热结肠腑

1. 热结肠腑，内结胃肠

【证候】日晡潮热，时有谵语，大便秘结，或纯利恶臭稀水，肛门灼热，腹部胀满硬痛，苔老黄而燥，甚则灰黑而燥裂，脉沉实有力。

【病机】本证多由肺经邪热不解，传入胃肠，与肠中积滞糟粕相结而成。邪热内结肠腑，里热熏蒸而致日晡潮热。邪热与肠中糟粕相结，传导失职，大便秘结不通。若是燥屎内阻，粪水从旁流下，则可表现为利下纯水，是谓“热结旁流”。其所下之水必恶臭异常，且肛门有灼热感。燥屎内结，腑气壅滞不通，所以腹部胀满硬痛，按之痛甚。热结于内，里热熏蒸，腑热上扰神明，则时有谵语；苔黄燥或灰黑而燥，脉沉实有力，均为里热成实之象。本证辨证要点为潮热，腹满，便秘或热结旁流。

【治法】软坚攻下泄热。

【方药】调胃承气汤（《伤寒论》）

甘草（炙）二两 芒硝（后下）半斤 大黄（去皮，清酒洗）四两

阳明燥屎内结，必以攻下腑实为急务，方中以大黄苦寒攻下泻热；芒硝咸寒软坚泄热润燥，助大黄泻下腑实；甘草以缓硝黄之峻，使其留中缓下。本方不仅能攻下大肠热结，还有泄胃中积热以调胃气之功，所以名为调胃承气汤。因其方中不用枳实、厚朴而加甘草，是《伤寒论》三承气汤中攻下力最缓者，可称之为缓下热结之法。

【临床运用】如见腹胀满较甚，可加枳实、厚朴以行气破坚，但这两味药性偏温

燥，津伤甚者当慎用；如见苔灰黑而燥，则为津伤已甚，可加玄参、生地、麦冬等以攻下泄热，生津养液，即为增液承气汤。若热毒较甚，可加入黄连解毒汤、升降散以苦寒攻下，清热解毒，即为解毒承气汤。

调胃承气汤临床上用于治疗大叶性肺炎、急性扁桃体炎、慢性阻塞性肺病等呼吸系统疾病，胆道疾病，急性胰腺炎等消化系统疾病，老年性便秘、痔疮等肛肠科疾病，不明原因发热、荨麻疹等免疫系统疾病，以及流行性乙型脑炎、糖尿病、急性农药中毒等疾病。

【医案举例】

阳明胃肠燥热证（曹颖甫．经方实验录[M]．上海：上海科学技术出版社，1979）

沈宝宝上巳日，病延四十余日，大便不通，口燥渴，此即阳明中土，无所复传之明证。前日经泻叶下后，大便先硬后溏，稍稍安睡，此即病之转机。下后腹中尚痛，余滞未清，脉仍数滑，宜调胃承气汤小和之。

按：此案是邪热内传阳明，与肠中燥屎相结，阻塞肠道所致。患者初诊属阳明腑实证无疑，惟用药药力不及，故经番泻叶下后，症见大便先硬后溏，腹中尚痛，此乃余邪未清，积滞内阻，腑气不通所致，因六腑以通为用，但恐攻下太过伤正，故继以缓下热结为要，调胃承气汤小和之，以泄热通便。

2. 热结肠腑，阴液耗伤

【证候】身热，腹满便秘，口干唇裂，舌苔焦燥，脉象沉细。

【病机】阳明热盛，燥屎内结故见身热，便秘，脉沉；阳明燥结，腑气壅滞故腹部硬满胀痛。邪热内盛，热结津伤，甚则阴液亏损，故见口干唇燥，舌苔焦燥，脉细。本证的辨证要点为身热，腹满便秘，口干唇燥。

【治法】攻下腑实，增液滋阴。

【方药】增液承气汤（《温病条辨》）

玄参一两　麦冬八钱（连心）　细生地八钱　大黄三钱　芒硝一钱五分

本方由增液汤加硝、黄而成。方取增液汤之玄参、麦冬、生地以养阴生津润燥，增水行舟；加大黄、芒硝以泄热软坚，攻下腑实。

【临床运用】若热炽阴伤，烦渴、舌红而干者，加知母、竹叶、花粉等。口渴较甚，热邪伤阴较重，可加玄参、芦根等。若病情较重，腑实与阴伤俱甚，可用调胃承气汤加鲜首乌、鲜生地、鲜石斛等滋阴润燥，通腑泄热。如邪热已去，仅是阴亏而肠燥便秘的，可减去硝、黄，以防克伐伤正，只需用增液汤以“增水行舟”即可。

增液承气汤临床常用于治疗便秘、肛裂等肛肠科疾病，还可以治疗高血压、颈椎病、慢性阻塞性肺疾病、脑震荡、急性感染性疾病所致高热、产后尿闭、习惯性流产、挤压综合征等疾病。

3. 热结肠腑，气阴两伤

【证候】身热，腹满，便秘，口干咽燥，倦怠少气，或见撮空摸床，肢体震颤，目不了了，苔干黄或焦黑，脉沉弱或沉细。

【病机】本证为阳明腑实，应下失下，气阴两伤之候。阳明腑实，故身热，腹满便秘，苔焦黑；阴液亏损，故口干咽燥，唇裂舌焦；正气虚弱，故倦怠少气，撮空摸床，目不了了，脉沉弱。本证的辨证要点为身热，便秘，咽燥，少气，脉弱。

【治法】攻下腑实，补益气阴。

【方药】新加黄龙汤(《温病条辨》)

细生地五钱 麦冬五钱(连心) 玄参五钱 生大黄三钱 芒硝一钱 生甘草二钱 人参一钱半(另煎) 当归一钱半 海参两条(洗) 姜汁六匙

本方由陶节庵黄龙汤(《伤寒六书》)加减变化而成。原方针对伤寒热结、气血两虚证而设，吴鞠通则于该方去枳、朴，加麦冬、生地、海参、玄参制成新加黄龙汤。方中以大黄、芒硝泄热软坚，攻下燥屎，为阳明腑实热结寻一出路；以人参、甘草大补元气；麦冬、当归、玄参滋阴润燥，海参滋补阴液，咸寒软坚；并加姜汁宣通气机，以代枳、朴之用，既除阳明气机之结滞，又无耗气伤阴之弊；当归和血分之滞，以使气血和畅，胃气宣通，则药得以运化而能施展其祛邪扶正之作用。诸药合用共成扶正攻下，邪正合治之剂。

【临床运用】新加黄龙汤常用于治疗便秘、肛裂、黏连性肠梗阻等肛肠科疾病，慢性胃炎、老年急性胰腺炎、幽门梗阻、胆结石等消化系统疾病，近年也有用新加黄龙汤加减治疗麦粒肿、眼眶蜂窝组织炎、泪腺炎等眼科疾病，以及肝硬化腹水、痄腮、支气管扩张症等疾病。

4. 热结肠腑，小肠热盛

【证候】身热，腹满便秘，小便涓滴不畅，溺时疼痛，尿色红赤，时烦渴甚，舌红脉数。

【病机】本证为阳明之实热下移小肠之候。热盛于里，腑实内阻，故身热，腹满便秘；小肠热盛，膀胱气化不利，故小便短赤、涩痛；热盛津伤，水不上承，故时烦渴甚。本证的辨证要点为身热，腹满便秘，小便涓滴不畅。

【治法】攻下肠腑热结，清泄小肠邪热。

【方药】导赤承气汤(《温病条辨》)

赤芍三钱 细生地五钱 生大黄三钱 黄连二钱 黄柏二钱 芒硝一钱

本方是由导赤散合调胃承气汤加减而成，故名导赤承气汤。方取大黄、芒硝攻下腑实；赤芍、生地养阴清热，黄连、黄柏清泄小肠之热。此为二肠同治之法，大小肠之热去，则膀胱之热亦解，二便自然通利。

【临床运用】导赤承气汤证的尿闭为热盛灼津，火腑不通，故治疗只宜清热滋阴，切不可纯用淡渗通利小便之药，防其更伤津液。若热炽阴伤，烦渴，舌红而干者，加知母、竹叶、玄参、芦根、花粉；若见小便赤色有血，可加白茅根、小蓟等。

导赤承气汤临床常用于治疗口腔炎、鹅口疮等心经有热者，以及前列腺炎、尿路结石等泌尿系感染等属下焦湿热者。见图7-15。

(七)肺肠同病

1. 肺热腑实

【证候】潮热便秘，痰涎壅盛，喘促不宁，苔黄腻或黄滑，脉右寸实大。

【病机】本证为既有肺经痰热壅阻，又有肠腑热结不通之肺肠同病证。痰热阻肺，肃降无权，则出现喘促不宁，右脉实大，舌苔也多见黄腻或黄滑。阳明腑实热结，腑气不通则潮热、便秘。由于肺与大肠相表里，肺气不降则腑气亦不易下行；肠腑中热结不通，则肺中之邪亦少外泄之机。本证辨证要点为潮热便秘，痰涎壅盛，喘促不宁。

【治法】宣肺化痰，泄热攻下。

【方药】宣白承气汤(《温病条辨》)

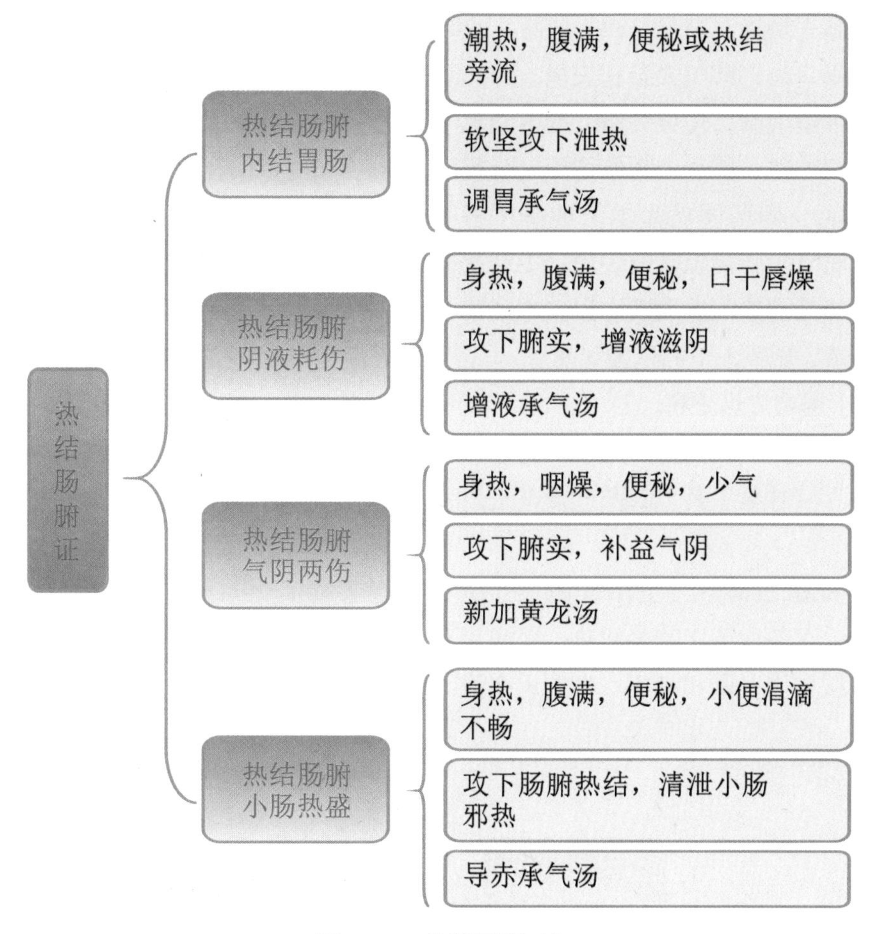

图 7-15 热结肠腑证治

生石膏五钱 生大黄三钱 杏仁粉二钱 瓜蒌皮一钱五分

方中以生石膏清肺胃之热；杏仁、瓜蒌皮宣降肺气，化痰定喘；大黄攻下腑实。腑实得下，则肺热易清；肺气清肃，则腑气易通。所以本方为清热宣肺，泄热通腑，肺肠合治之剂。本方实取麻杏石甘汤、承气汤二方之意变制而成，因有宣肺通腑之功效，故称为宣白承气汤。

【临床运用】痰涎壅盛，可酌加竹沥、贝母、半夏、天竺黄等；喘促较盛，加葶苈子；腹胀甚，可加枳壳、厚朴等；胸闷加郁金、枳壳；久病致瘀加桃仁、红花、川芎；腑实较重者以玄明粉代生石膏。

宣白承气汤临床上常用于治疗功能性便秘，急性气管—支气管炎、慢性支气管炎急性发作、支气管哮喘、肺炎、肺脓肿等呼吸系统疾病。还可用于治疗流行性乙型脑炎、钩端螺旋体病、急性菌痢、急性病毒性肝炎、胆道感染、急性阑尾炎、百日咳、小儿麻疹等疾病。

2. 肺热移肠

【证候】身热，咳嗽，口渴，下利色黄热臭，肛门灼热，腹痛而不硬满，苔黄，脉数。

【病机】本证为肺胃邪热下移大肠所致。

邪热在肺，肺失清肃，则见身热，咳嗽；热伤肺胃阴液则口渴；肺与大肠相表里，肺热不解，邪热下迫大肠，传导失司，故下利色黄热臭，肛门灼热；苔黄、脉数均为气分里热之征。可见，肺肠同病为本证的基本特征，身热，咳嗽为肺热炽盛的表现；下利热臭，肛门灼热为邪热内迫大肠之象。本证辨证要点为身热，咳嗽，下利色黄热臭。

【治法】苦寒清热止利。

【方药】葛根黄芩黄连汤（《伤寒论》）

葛根半斤　甘草（炙）二两　黄芩三两　黄连三两

方中葛根解肌清热，生津止渴，升清气而止泄利；黄芩、黄连苦寒清热，坚阴止利；甘草甘缓和中，调和诸药。本方重在清热理肠，和中止利，对仍有表证存在者也适用。

【临床运用】临床治疗时，若肺热较甚，可加入金银花、鱼腥草、桔梗等以清肺宣气；如咳嗽较甚可加桑白皮、枇杷叶等；如腹痛较甚，可加白芍；下利较甚可加白头翁、马齿苋、地锦草等以清热止痢；如呕吐恶心者，可加藿香、姜竹茹以化湿止呕，也可配合苏叶。

葛根芩连汤临床常用于急性肠炎，溃疡性结肠炎，幽门螺杆菌性胃炎、溃疡，慢性结肠炎，轮状病毒肠炎、放射性肠炎等各种消化系统疾病，糖尿病及其并发症，过敏性紫癜、急性脑梗死、痤疮等。见图 7-16-1。

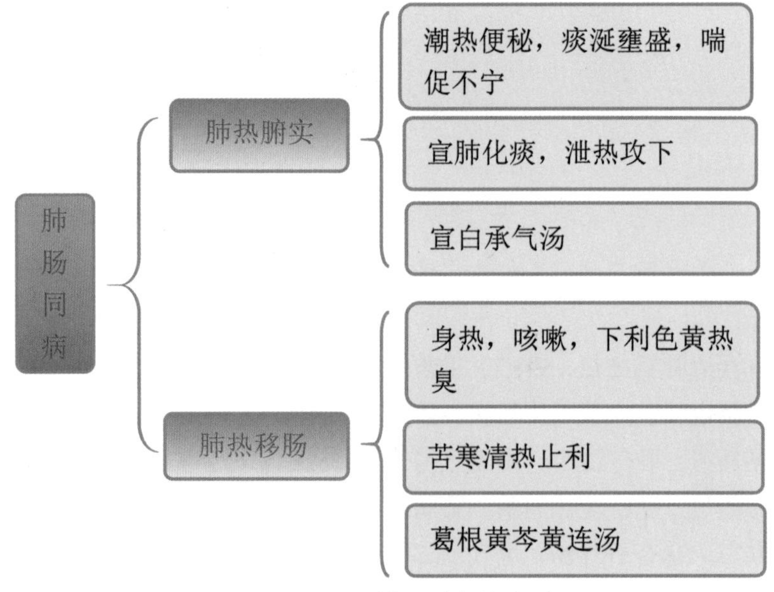

图 7-16-1　肺肠同病证治（1）

【医案举例】

风温肺热移肠（丁甘仁.丁甘仁医案[M].上海：上海科学技术出版社，1960）

许 咳嗽膺痛，身热轻而复重，大便溏泄，舌苔灰腻而黄，脉滑数。风温伏邪，夹滞交阻，邪不外达，移入大肠。拟葛根芩连汤加减。

粉葛根（二钱）　淡豆豉（三钱）　枳

实炭（三钱） 酒黄芩（一钱五分） 炒银花（四钱） 赤苓（三钱） 香连丸（一钱） 炒赤芍（一钱五分） 桔梗（八分） 荷叶（一角） 象贝母（三钱）

按：本案属风温，邪热下移大肠证。患者本系外感邪热，表邪未解，邪热下迫大肠，丁甘仁先生此时以葛根芩连汤表里双解，既清表热，亦清化里热，为防邪热更进，伤及营血，更佐以行气活血宣发郁热之品。

3. 肺燥肠热，络伤咳血

【证候】初起喉痒干咳，继则因咳甚而痰黏带血，胸胁牵痛，腹部灼热，大便泄泻，舌红，苔薄黄而干，脉数。

【病机】此为肺燥肠热，络伤咳血之证。秋燥初起，燥热在肺，故喉痒干咳。继而燥热化火，肺气失于清降，且肺络受伤，故咳甚而痰黏带血，并胸胁作痛。肺与大肠相表里，肺中燥热下趋大肠，传导失常，故见腹部灼热如焚而大便泄泻。此种便泄，多是水泄如注，肛门热痛，甚或腹痛泄泻，泻必艰涩难行，似痢非痢。舌红，苔黄而干，脉数，皆系气分燥热之征。故本证之咳血，并非热入血分，迫血妄行所致。本证辨证要点为干咳，咳血，腹部灼热，泄泻。

【治法】清热止血，润肺清肠。

【方药】阿胶黄芩汤（《通俗伤寒论》）

陈阿胶　青子芩各三钱　甜杏仁　生桑皮各二钱　生白芍一钱　生甘草八分　鲜车前草　甘蔗梢各五钱

方中陈阿胶、甜杏仁、生桑皮、甘蔗梢、生糯米养血生津，肃肺止咳，可上宁肺络而下濡大肠，且阿胶尚能止血，对络伤出血者，尤为合拍。再以黄芩、芍药、甘草酸苦泄热坚阴，以治其利，且芍、甘相配，又能酸甘化阴，缓急止痛，黄芩苦寒能清肺与大肠之热而坚阴。鲜车前草既可清肺止咳，又能引导肺与大肠之热从小肠而去。故诸药合用，具有润肺清肠，泄热止血之效。

【临床运用】若见咳血较多者，可加白茅根、侧柏叶、焦山栀；泻利较甚者，可加葛根、黄连；咳甚痰多者，可加枇杷叶、冬瓜仁、竹沥、贝母；胸胁痛甚者，可加郁金汁、丝瓜络、鲜橘叶。

阿胶黄芩汤临床常用于治疗急性咳嗽、肺结核、肺炎等肺系疾病，还可用于治疗便秘属实热者。

【医案举例】

秋燥泄泻（何廉臣．全国名医验案类编·萧琢如医案[M].福州：福建科学技术出版社，2003）

黄君，年30岁。秋病燥泄，日数十度，身热微咳。以粗阅医书，初服消散药，不应。继进疏利，亦不应。易以温补升提，病势愈剧，特来延诊。形容惨晦，焦急不堪，舌苔淡白而薄，杂露红点。脉浮而虚。余曰：此等症候，从前名家，惟喻嘉言知之，有案可稽。若时医则无从问津，服药不对，宜其愈治愈乖也。仿喻治吴吉长乃室救误之方，病者犹疑信参半，乃命家人就邻舍取喻氏书，请为指示。余为检出受阅，并告以屡试屡验，切勿疑阻自误：陈阿胶（烊冲）9g，生桑皮、地骨皮各15g，苦桔梗4.5g，青子芩6g，生甘草3g，连服7剂，平复如初。

按：此案属肺燥肠热，燥邪内陷证。患者本系秋季外感燥热病邪，燥火伤肺，肺气失宣则见身热、咳嗽，燥火下迫大肠则泻下无度，本应甘凉解表，清肠坚阴即可，医者不明其理，以消散、疏利治之，更伤阴液，易以温补升提更助火势，故使燥邪内陷，消烁肺津肾液，阴液消涸故见形容惨晦，焦急不堪，舌苔淡白而薄，杂露红点，脉浮而虚。此时法当甘凉复酸苦寒，清润肺燥以坚肠，方选阿胶黄芩汤加减以滋养阴液，清润肺肾。方药对证，火炽解，阴液救，则平复如初。

4. 肺燥肠闭

【证候】咳嗽不爽而多痰，胸腹胀满，大便秘结，舌红而干。

【病机】此证为肺有燥热，液亏肠闭，肺与大肠同病之候。表证虽解，但肺受燥热所伤，气机失于宣畅，故咳而不爽。肺之输布失职，则津液停聚而为咳嗽多痰。肺不布津，大肠失于濡润，传导失常，则糟粕停聚于内而见便秘腹胀。舌红而干则为燥热津亏之征。本证辨证要点为咳嗽不爽，便秘腹胀。

【治法】肃肺化痰，润肠通便。

【方药】五仁橘皮汤（《通俗伤寒论》）

甜杏仁三钱（研细） 松子仁三钱 郁李净仁四钱（杵） 原桃仁二钱（杵） 柏子仁二钱（杵） 广橘皮钱半（蜜炙）

方中松子仁、郁李仁、桃仁、柏子仁均富有油脂而具有润燥滑肠之功。甜杏仁既能润肺化痰，又可宣开肺气，润肠通便。橘皮能化痰行气除胀，且助运行，使诸仁润而不滞，所以用蜜炙，亦取其润而不燥之意。全方意取肃肺润肠，因肺与大肠相表里，肠润便通则肺气易降，肺气降则大便亦易于通下。

【临床运用】若欲增其润肠之功者，可加瓜蒌仁、火麻仁；欲急下者，可加玄明粉、白蜜；欲开肺气，恢复肺之输布津液者，可加前胡、紫菀；夹滞者，可加枳实导滞丸（绢布包同煎）；夹痰者，可加礞石滚痰丸（绢布包同煎）；夹饮者，可加控涎丹；夹火者，可加当归芦荟丸。

五仁橘皮汤临床常用于痔疮便秘、习惯性便秘、肠麻痹、肠梗阻等属津枯肠燥者。见图 7–16–2。

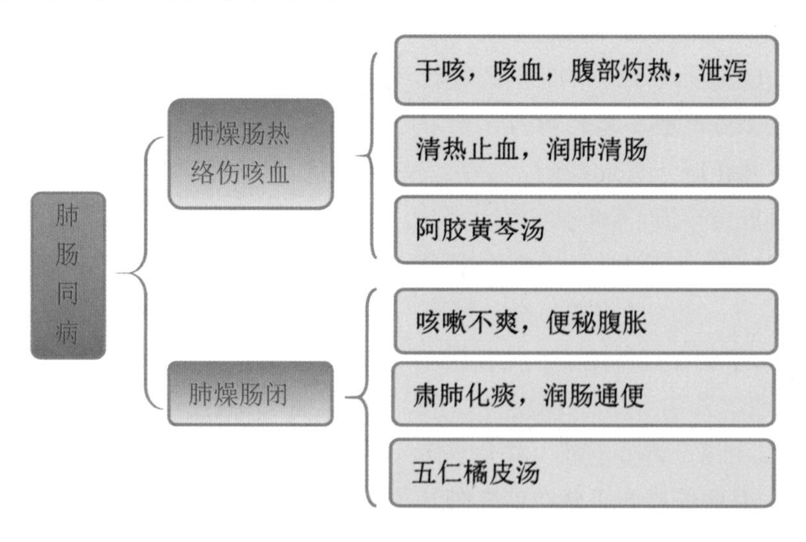

图 7–16–2 肺肠同病证治（2）

（八）毒壅气分

1. 毒盛肺胃

【证候】壮热口渴，烦躁不安，头面焮肿疼痛，咽喉疼痛加剧，舌红苔黄，脉数实。

【病机】本证为气分热毒，充斥肺胃，上攻头面所致，常见于大头瘟。病至气分热毒炽盛，充斥肺胃则壮热口渴，烦躁不安，咽喉疼痛加剧；头为诸阳之会，风热时毒上窜，壅结头面脉络，则头面焮赤肿痛；舌红苔黄，脉数实，皆为里热炽盛之征象。本证的辨证要点为壮热烦渴，头面焮肿，咽喉疼痛。

【治法】清热解毒，疏风消肿。

【方药】内服普济消毒饮，外敷三黄二香散

普济消毒饮（《东垣试效方》）

黄芩（酒炒）　黄连（酒炒）各五钱　陈皮（去白）　甘草（生用）　玄参　柴胡　桔梗各二钱　连翘　板蓝根　马勃　牛蒡子　薄荷各一钱　僵蚕　升麻各七分

普济消毒饮是治疗大头瘟的著名方剂。方中黄芩、黄连苦寒直折气分火热，并有清热解毒之效；薄荷、牛蒡子、僵蚕透泄肺胃热毒；连翘、板蓝根、马勃解毒消肿止痛；玄参咸寒滋阴降火，又能制约诸药之燥；升麻、柴胡、桔梗载诸药上行，直达病所；陈皮疏利中焦；甘草和中，并配桔梗清热利咽。

【临床运用】头面红肿热痛，热毒极重者，去升麻、柴胡为宜，防其升散之弊。初起里热不盛者，可去黄芩、黄连，防其凉遏冰伏。头面红肿明显者，加夏枯草、菊花等以清上犯之热毒。局部肿胀紫赤者，加丹皮、桃仁、红花以凉血活血消肿。同时局部外敷三黄二香散，也可外用如意金黄散、青黛散等。

普济消毒饮临床上常用于治疗颜面部丹毒、流行性腮腺炎、急性扁桃体炎、上呼吸道感染、急性化脓性中耳炎、急性淋巴结炎、带状疱疹等属于风热毒邪所致者。

【医案举例】

肺胃火炽，热毒上攻（武进县医学会.丁甘仁医案[M].南京：江苏科学技术出版社，1988）

朱左，头面肿大如斗，寒热，口干，咽痛，腑结，大头瘟之重症也。头为诸阳之首，惟风可到，风为天之阳气，首犯上焦，肝胃之火，乘势升腾，三阳俱病，拟普济消毒饮加减。

荆芥穗钱半　青防风一钱　软柴胡八分　酒炒黄芩钱半　酒炒川连八分　苦桔梗一钱　连翘壳三钱　炒牛蒡二钱　轻马勃八分　生甘草八分　炙僵蚕三钱　酒制川军三钱　板蓝根三钱

二诊：肿势较昨大松，寒热咽痛亦减，既见效机，未便更张。

荆芥穗钱半　青防风一钱　薄荷叶八分　炒牛蒡二钱　酒炒黄芩一钱　酒炒川连八分　生甘草六分　苦桔梗一钱　轻马勃八分　大贝母三钱　炙僵蚕三钱　连翘壳三钱　板蓝根三钱

三诊：肿消热退，咽痛未愈，外感之风邪未解，炎炎之肝火未清也，再予清解。

冬桑叶三钱　生甘草六分　金银花三钱　甘菊花二钱　苦桔梗一钱　连翘壳三钱　粉丹皮钱半　轻马勃八分　黛蛤散五钱（包）　鲜竹叶三十张

按：此例为大头瘟卫气同病，毒盛肺胃。故治以清热解毒，疏风消肿，方用普济消毒饮加减。丁甘仁先生在用本方时，加入酒制大黄，既可增加清头面热毒之力，又可使肺胃热毒从大肠而出，但当肿势消退即应停用。

2. 毒壅气分，外窜血络

【证候】壮热，口渴，烦躁，咽喉红肿糜烂，肌肤丹痧显露，舌红赤有珠，苔黄燥，脉洪数。

【病机】本证系温热时毒入里，热毒壅结气分，外窜血络所致。气分热盛，故见壮热烦渴；热毒壅结，膜败肉腐，则见咽喉红肿糜烂；热毒外窜血络，则肌肤丹痧显露；舌红赤有珠、苔黄燥，脉洪数为气分热毒炽盛的征象。本证的辨证要点为壮热，烦渴，肌肤丹痧显露。

【治法】清气解毒，利咽退疹。

【方药】内服余氏清心凉膈散，外用锡类散

余氏清心凉膈散（引《温热经纬》）

连翘三钱　黄芩（酒炒）三钱　山栀三钱　薄荷一钱　石膏六钱　桔梗一钱　甘草一钱　竹叶七片

本方即凉膈散去芒硝、大黄加石膏、桔梗而成，具有清气泄热，解毒利咽之效。方中连翘、黄芩、山栀、竹叶清泄气分邪热；薄荷、桔梗、甘草轻宣上焦气机，并利咽解毒；生石膏大清气分之炽热。总之，本证以气分为主，病位偏上，故以轻清为宜，透泄郁热为要。

【临床运用】丹痧显露，舌赤有珠，为气分热毒走窜血络所致，应加入生地、丹皮、赤芍、紫草等清热凉血之品。若兼大便秘结者，可加大黄、芒硝，以通腑泄热。若气分热毒炽盛者，可加金银花、连翘、大青叶等以增清热解毒之功。锡类散具有清热解毒，祛腐生肌作用，吹于咽喉部位可解毒消肿止痛。

清心凉膈散临床上常用于治疗化脓性扁桃体炎、急慢性咽炎等病。见图 7-17-1。

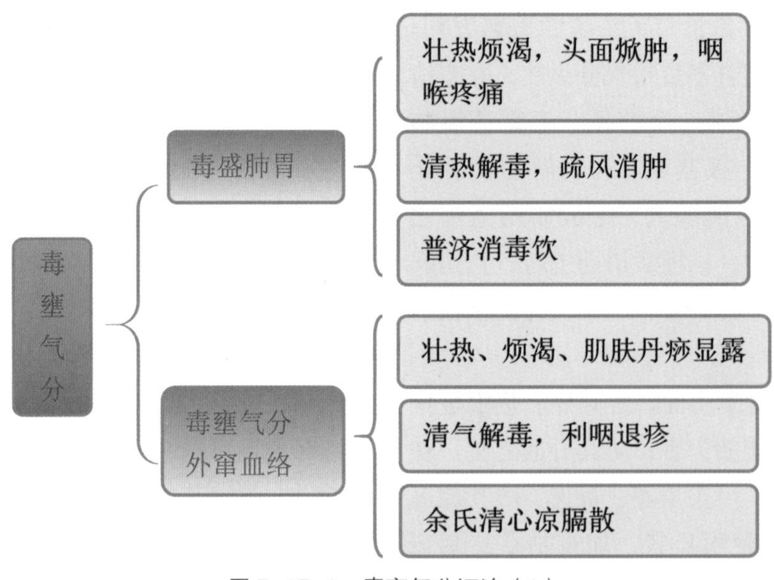

图 7-17-1　毒壅气分证治（1）

3. 温热疫邪充斥三焦

【证候】壮热不恶寒反恶热，头痛目眩，身痛，鼻干咽燥，口干口苦，烦渴引饮，胸膈胀满，心腹疼痛，大便干结，小便短赤，舌红苔黄，脉洪滑。

【病机】本证多因温热疠邪怫郁于里，由里外发，故壮热不恶寒反恶热；疫邪炎于上浮于经，故见头痛身痛目痛；疫邪燥干清窍，故见口干口苦，口渴欲饮，鼻干咽燥；热扰心神，故烦躁；热盛于里，气机郁阻，故胸膈胀闷，心腹疼痛；大便干结、小便短赤、舌红苔黄、脉洪滑为里热炽盛之象。本证的辨证要点为壮热，头痛，口渴，胸腹满痛，脉洪滑。

【治法】升清降浊，透泻里热。

【方药】升降散（《伤寒瘟疫条辨》）

白僵蚕（酒炒）二钱　全蝉蜕（去土）一钱　广姜黄（去皮）三分　川大黄（生）四钱

方中以僵蚕为君，蝉蜕为臣，姜黄为佐，大黄为使，黄酒为引，蜂蜜为导，六法具备。僵蚕味辛气薄，喜燥恶湿，得天地清化之气，轻浮而升阳中之阳；蝉蜕气寒无毒，味咸且甘，为清虚之品，能祛风涤热；姜黄气味辛苦，大寒无毒，行气散郁辟疫；大黄大寒无毒，上下通行，能泻火；黄酒性大热，味辛苦而甘，上行头面，下达足膝，外周毛孔，内通脏腑经络，驱逐邪气，无处不到；蜂蜜甘平无毒，能清热润燥，全方合用，僵蚕、蝉蜕，升阳中之清阳；姜黄、大黄，降阴中之浊阴，一升一降，内外通和，使疠气之流毒顿消。

【临床运用】临床运用时可配合花粉、葛根生津解肌；若病偏于上焦者，可配合连翘、金银花、栀子、薄荷等以清宣郁热；若病偏于阳明经气者，可配合石膏、知母、黄芩等清泄阳明；若兼便秘者，可配合芒硝、枳实通腑泄热。

升降散临床用于治疗血管性痴呆、紧张性头痛、脓毒症、慢性肾功能不全、流行性感冒、支气管哮喘、肺炎、肠梗阻、急性胰腺炎、慢性腹泻、肠易激综合征等疾病由三焦大热所致者。

4. 毒壅肺胃，热结肠腑

【证候】身热如焚，气粗而促，烦躁口渴，咽痛，目赤，头面及两耳上下前后焮赤肿痛，大便秘结，小便热赤短少，舌赤苔黄，脉数。

【病机】本证为风热时毒炽盛，壅滞于肺胃肠腑之候，常见于大头瘟。肺热壅盛则身热气粗而促；胃热津伤则烦热口渴，小便热赤短少；毒壅肠腑则大便秘结；热毒上攻头面则头面焮赤肿痛，咽痛，目赤；舌赤苔黄、脉数为热毒之象。本证辨证要点为热甚烦渴，头面焮赤肿痛，便秘。

【治法】清透热毒，攻下泄热。

【方药】通圣消毒散（引《通俗伤寒论》）

荆芥　防风　川芎　白芷各一钱　金银花　连翘　牛蒡　薄荷　焦栀　滑石各二钱　风化硝　酒炒生绵纹　苦桔梗　生甘草各五分　犀角尖一钱（水牛角代）　大青叶五钱　鲜葱白三枚　淡香豉四钱　活水芦笋二两　鲜紫背浮萍三钱

方中薄荷、防风、葱白、豆豉、白芷、浮萍、桔梗透泄肺胃热毒；栀子、大青叶、金银花、连翘、牛蒡子清解肺胃热毒；大黄、芒硝通腑泄热；滑石、芦根导热毒随小便而出；水牛角清营凉血解毒，诸药共奏分消表里上下热毒的作用。

【临床运用】口渴甚者，加花粉、麦冬生津止渴；咽喉疼痛较重者，加玄参、马勃、僵蚕清热利咽；头面红肿明显者加夏枯草、菊花清上犯之热；头面肿胀紫赤者，加丹皮、紫草、桃仁等凉血通络；脸上燎疱宛如火烫，痛不可忍，或溃破流水者，用黄连、石膏、紫草、紫花地丁、土茯苓、薏仁清热除湿解毒。邪热炽盛，昏迷谵语者，可用安宫牛黄丸。

通圣消毒散临床常用于湿疹、荨麻疹、痤疮、神经性皮炎、玫瑰糠疹、药物性皮炎等皮肤科疾病的治疗。见图 7–17–2。

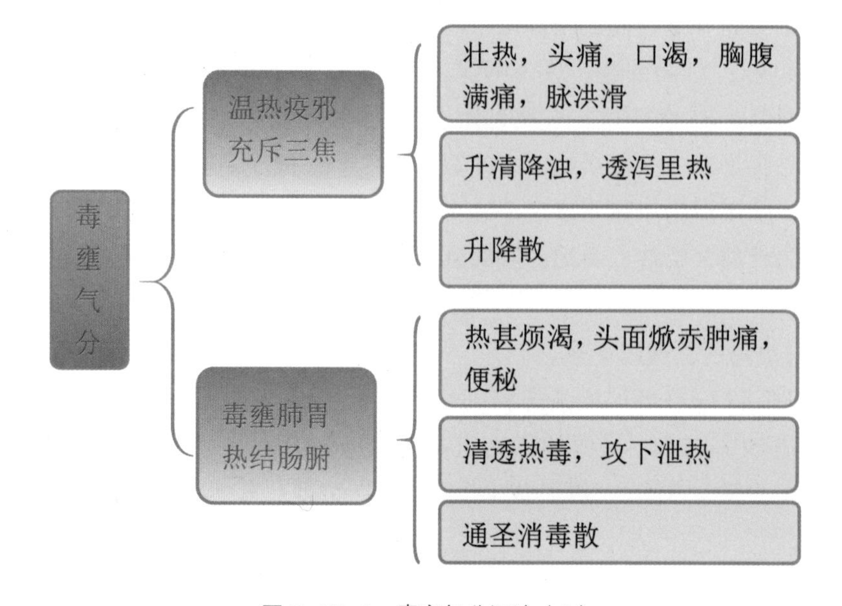

图 7–17–2 毒蕴气分证治（2）

（九）热盛动风

【证候】高热不退，头痛头胀，烦渴，烦闷躁扰，甚则狂乱、神昏，手足抽搐，或见颈项强直，角弓反张，舌干红绛，脉弦数。

【病机】本证是热邪内陷，深入厥阴，热盛动风之候。热毒内盛，故身壮热。热极生风，厥气上逆，扰于清空，则头晕胀痛。热扰心神，则狂乱不宁，甚则神识昏迷。肝藏血，主筋，血热窜扰经脉，并灼伤肝阴则手足躁扰，筋脉拘急，四肢抽搐，甚则颈项强直，角弓反张。邪气内郁，气机受阻，阴阳气不相顺接则四肢厥逆。舌干绛，为血热内郁伤津之象。热盛而肝风内动，故见脉弦数。本证的辨证要点为高热，烦渴，痉厥。

【治法】清热凉肝息风。

【方药】羚角钩藤汤（《通俗伤寒论》）

羚角片一钱五分（先煎） 霜桑叶二钱 京川贝四钱（去心） 鲜生地五钱 双钩藤三钱（后入） 滁菊花三钱 茯神木三钱 生白芍三钱 生甘草八分 鲜竹茹五钱（鲜刮，与羚角片先煎代水）

本方用羚羊角、钩藤为主以凉肝息风止痉。桑叶、菊花轻清宣透，助羚角、钩藤以平息肝风，并透热外出。热炽阴伤，阴伤风动，故重用生地滋养阴液，白芍、甘草酸甘化阴，以加强生地的作用，滋养筋脉以缓挛急。热盛煎熬津液成痰，热夹痰浊，瘀阻络窍，扰乱神明，故用茯神宁心安神，贝母、竹茹清肝胆郁热而化痰通络。诸药合用，可收热清阴复，痉止风定之效。

【临床运用】本证在治疗上应重视祛除引起肝风内动的邪热，故主以清热凉肝以息风。如热势炽盛，体温较高者，可酌用物理降温的方法，如温水或乙醇擦浴、降低体温等。如痉厥兼表气郁闭者，应予解表清里、息风止痉之法，可加入僵蚕、蝉蜕、金银花等以清透表邪，祛风止痉。如气分热盛者，加石膏、知母等以大清气热；营血分热盛见肌肤发斑者，加水牛角、板蓝根、丹皮、紫草等以凉血解毒；若见神志昏狂，可加用安宫牛黄丸，或紫雪丹、至宝丹；腑实便秘者，加大黄、芒硝等以攻下泄热；痰涎壅盛者，加竹沥、姜汁以清热涤痰。

羚角钩藤汤临床常用于原发性高血压、脑出血、流行性乙型脑炎、流行性脑脊髓膜炎、妊娠子痫、高血压性视网膜病变等属肝经热盛，热极生风者。见图7–18。

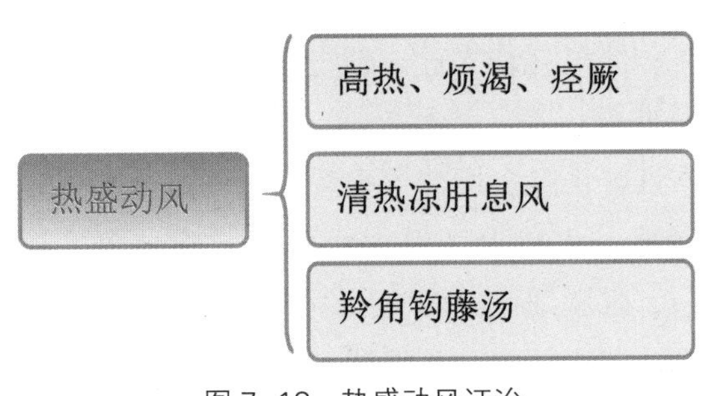

图7–18　热盛动风证治

【医案举例】

春温案（吕景山.施今墨医案解读[M].北京：人民军医出版社，2004）

吕某，男，9岁。

主诉：高热2日。

病史摘要：头痛呕吐，四肢抽搐，颈项强直，角弓反张，昏不知人。经医院抽脑脊液检查，诊断为“流行性脑脊髓膜炎”。治疗两日未见好转，情势危重，口噤未见舌苔，六脉细数无伦。

西医诊断：流行性脑脊髓膜炎。

中医诊断：邪热燔灼，热极生风。

治法：泻肝清热，辛香通窍，以复神志。

方药：姑拟清热镇惊通窍法治之。

全蜈蚣1条，酒杭菊10g，干蝎尾3g，龙胆草2.5g，黄菊花6g，青连翘6g，白僵蚕5g，酒地龙5g，双钩藤6g，首乌藤10g，白蒺藜10g，生地12g，西洋参（另炖兑服）3g，炙甘草2.5g。

另：麝香0.15g，西牛黄0.3g，羚羊角0.6g，研细末，分2次随药冲服。

二诊：昨日1昼夜尽1剂，夜间即现缓解，热势渐退，抽搐停止，但神识仍昏迷，喂药曾吐1次。

处方：前方去麝香、西牛黄、蜈蚣、蝎尾、生地，加郁金5g，夏枯草9g，节菖蒲3g，明玳瑁（打碎先煎）5g，仍用羚羊角粉0.6g，随药冲服。

三诊：前方连服2剂，体温恢复正常，神志清楚，但精神倦怠思睡。病邪乍退，正气未复之象。

处方：北沙参10g，盐元参10g，青连翘6g，双钩藤6g，焦远志5g，寸麦冬5g，紫贝齿（打碎先煎）15g，杭白芍6g，大生地10g，黄菊花6g，白蒺藜10g，制首乌10g，炙甘草1.5g。

按：本案属春温，热盛动风证。患者初诊邪热炽盛，热灼筋经，而见动风痉厥，故施今墨先生以清热镇惊通窍法治之。热势渐退，二诊抽搐停止，故去镇惊开窍之品，佐以清热化痰之剂清除余热。三诊诸症消失，惟热邪伤阴，正气未复而倦怠嗜睡，故以益气养阴之品以助其复。

（十）暑伤津气

【证候】身热心烦，小溲色黄，口渴自汗，气短而促，肢倦神疲，苔黄干燥，脉虚无力。

【病机】本证为暑热亢盛，津气两伤之候。暑热郁蒸，故身热，心烦，小溲色黄。暑为阳邪，主升主散，迫津外泄，故腠理开而汗多。汗泄太过，伤津耗气，故口渴，苔燥，气短而促，肢倦神疲，脉虚无力。本证的辨证要点为身热，口渴汗多，肢倦神疲。

【治法】清热涤暑，益气生津。

【方药】王氏清暑益气汤（《温热经纬》）

西洋参　石斛　麦冬　黄连　竹叶　荷秆　知母　甘草　粳米　西瓜翠衣

本证为暑热仍盛而津气两伤，故治疗时清热涤暑与益气生津并施。方中西瓜翠衣、黄连、竹叶、知母、荷梗清涤暑热；以西洋参、石斛、麦冬、甘草、粳米益气生津。

【临床运用】本方在临床使用时当权衡暑热与津气耗伤两个方面的轻重而予以灵活加减。若暑热较重者，当加重清透暑热药的用量，或加用石膏、金银花之类以清涤暑热；如津气耗伤较甚者，当加重益气生津药的用量，并酌减黄连或不用，防其化燥伤阴。方中西洋参亦可用沙参代之。如久热不退，可去黄连、知母，加白薇、地骨皮、青蒿以退虚热。

王氏清暑益气汤临床常用于治疗夏季热、中暑合并多器官功能障碍，慢性浅表性胃炎、慢性萎缩性胃炎等胃肠疾病，神经衰弱、肋间神经炎等神经系统疾病，慢性肾盂肾炎、慢性肾小球肾炎等肾脏疾病，冠心病、高血压等心血管疾病，肺结核、慢性支气管炎、支气管扩张等呼吸系统疾病，以及顽固型便秘、小儿厌食症、干燥综合征等疾病。见图 7–19。

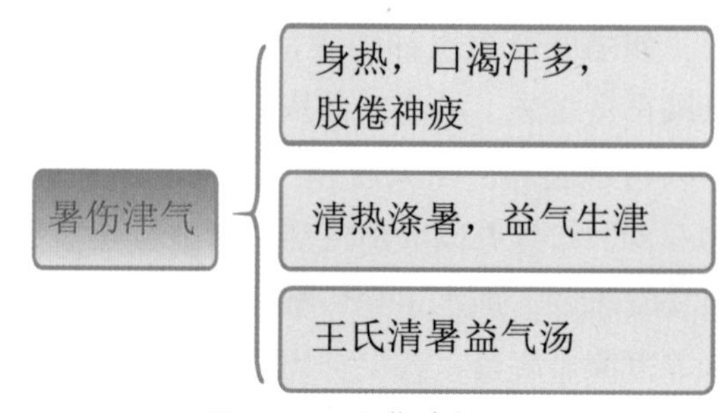

图 7–19　暑伤津气证治

（十一）津气欲脱

【证候】身热已退，汗出不止，喘喝欲脱，脉散大。

【病机】本证为津气耗伤过甚所致的津气欲脱之候。暑热已去故身热已退；正气耗散过甚，固摄无权，津不内守，故汗出不止；津气耗伤太过，肺之化源欲绝，则见喘喝欲脱；津气势欲外脱，则脉散大而无力。本证汗出愈多则津气愈耗，正气愈伤则汗泄愈甚。此与阳气外亡而汗出肢冷，面色苍白，脉微细欲绝者有所不同，但病势亦属重险。若病情进一步发展，亦可出现阳气外亡之危候。本证的辨证要点为身热骤退，大汗不止，喘喝欲脱为主症。

【治法】补敛津气，扶正固脱。

【方药】生脉散（引《温病条辨》）

人参三钱　麦冬（不去心）二钱　五味

子一钱

方中用人参补益气阴，麦冬与五味子酸甘化阴，守阴留阳，气阴内守则汗不外泄、气不外脱。全方有益气敛阴固脱之功，适用于气阴外脱之证。

【临床运用】本方已经制成生脉注射液，通过静脉给药可明显提高疗效。如邪热未尽，可加入金银花、连翘、石膏、知母等清暑泄热。如兼见阳气外脱之四肢厥冷、面色苍白、脉微细欲绝等症，则应加入附子、干姜等以回阳固脱，或选用参附龙牡救逆汤（熟附子、人参、龙骨、牡蛎、白芍、炙甘草，验方）。

生脉散临床常用于治疗冠心病、心绞痛、急性心肌梗塞、病毒性心肌炎、慢性阻塞性肺疾病、心功能不全等心血管疾病。此外，也可用于慢性阻塞性肺疾病、肺结核、矽肺、慢性支气管炎、急性传染性非典型肺炎等呼吸系统疾病属气阴两虚者，以及中暑、老年性痴呆、低血压、神经衰弱、失眠、新生儿硬肿症等属气阴两虚者。生脉注射液是抢救心源性休克、感染性休克等各类休克，以及心肌梗死的常用制剂。见图7-20。

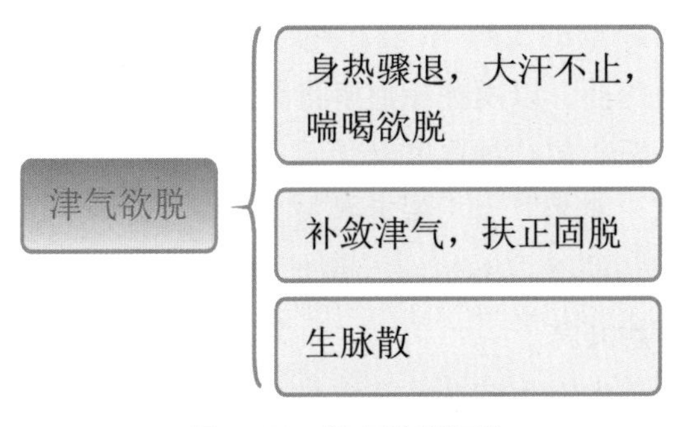

图 7-20　津气欲脱证治

三、营分证治

营分证是指邪热深入营分，劫灼营阴，扰神窜络而出现的一类证候。多由气分邪热不解传入营分，少数则由卫分逆传心营或直接病发于营分；见于风温、春温、暑温等温热类温病的严重阶段。“心主血属营”，因而营分证病变多影响到心包的功能。由于营分邪热尚有外出气分的可能，故治疗当以清营透热或清心开窍为主，辅以滋养营阴。

（一）热灼营阴

【证候】身热夜甚，心烦躁扰，甚或时有谵语，或斑点隐隐，咽燥口干反不甚渴，舌质红绛，脉细数。

【病机】本证既可见于发病之初，营阴素虚而温热病邪直犯营分，也可发生于春温病变过程中因气分邪热不解，进而深入营分者。其主要病机为营热炽盛，营阴受损，心神被扰。热郁营分，营热炽盛则身热夜甚，舌绛。热灼营阴，营阴受损，则咽干不甚渴，脉细数。热邪入营，心神被扰，则心烦躁扰，甚或时有谵语。营热窜络，可见斑点隐隐。本证的辨证要点为身热夜甚，心烦谵语，或斑点隐隐，舌质红绛。

【治法】清营泄热。

【方药】清营汤（《温病条辨》）

犀角（水牛角代）三钱　生地五钱　玄参三钱　竹叶心一钱　麦冬三钱　丹参二钱　黄连一钱五分　金银花三钱　连翘（连心用）二钱

本方为清泄营热的基本方。方中水牛角、黄连、丹参清营泄热；生地、玄参、麦冬清热滋阴；金银花、连翘、竹叶性凉质轻，轻清透热，宣通气机，与清营药配合，可使营热外达，透出气分而解，此即叶天士“入营犹可透热转气”之法。

【临床运用】兼表者，可伴恶寒，无

汗，身痛，属表里同病，可加豆豉、薄荷、牛蒡子等以宣透表邪；兼气分热炽者，伴见高热，烦渴，头痛，目赤，可加石膏、知母清泄气热；若见窍闭神昏，舌謇肢厥者，可加用安宫牛黄丸或紫雪丹开窍醒神；若营热动风，症见高热痉厥者，加钩藤、丹皮以凉肝息风，或再兼用紫雪丹；若黄苔尽退，舌转深绛，斑疹透发，由营渐转入血，可去银、翘、竹叶等气药，加入赤芍、丹皮以凉血散血；若阴液亏损严重，应加强滋阴治疗。

清营汤临床常用于外感热病之流行性乙型脑炎、流脑、败血症等，以及其他热性病具有清营汤证者。杂病中以清营汤治疗烧伤、消渴、痹症、中风、痉厥、癫痫、高血压眩晕、心烦失眠诸症。有报道用清营汤治疗病毒性心肌炎、慢性肾功能衰竭、原发性血小板减少性紫癜、银屑病、药物性皮炎、接触性皮炎、尿毒症、久用激素而不效的部分免疫性疾病等取得较好的疗效。见图7–21。

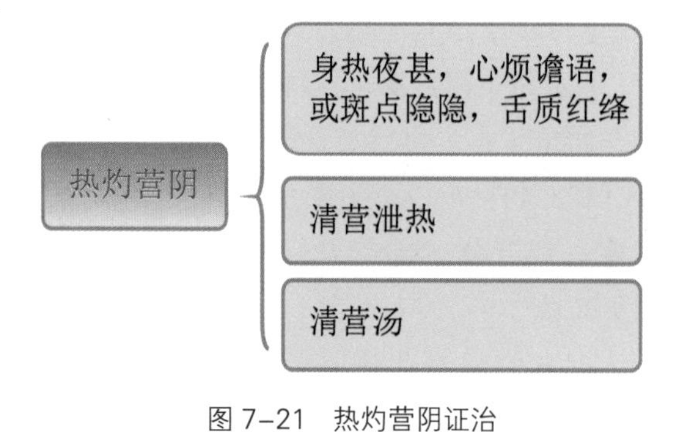

图 7–21 热灼营阴证治

（二）热陷心包

1. 热闭心包

【证候】神昏谵语，或昏愦不语，身体灼热，四肢厥冷，舌謇，舌色鲜泽而绛，脉细数。

【病机】本证多因气分、营血分邪热传入心包所致，也可发生于病变初期，肺卫之邪不顺传气分，直接逆传心包。本证来势凶险，病情较重，属危重之证。邪热内陷，闭阻包络，堵塞窍机，扰乱神明，则见神昏，或昏愦不语；心包热盛，营阴耗损，心之苗窍不利则舌蹇而舌色鲜泽而绛；营阴耗损则脉象细数；邪热内闭，阳气不达于四肢，故见四肢厥冷。其热闭浅者，则肢厥较轻，热闭愈重则肢厥愈甚，即所谓“热深厥亦深”。本证的辨证要点为神昏，肢厥，舌绛。

【治法】清心开窍，凉营泄热。

【方药】清宫汤送服安宫牛黄丸，或紫雪丹、至宝丹

清宫汤（《温病条辨》）

玄参心三钱 莲子心二钱 竹叶卷心二钱 连翘心二钱 犀角尖二钱（水牛角代，磨冲） 连心麦冬三钱

方中水牛角清心凉营，玄参心、莲子心、连心麦冬清心滋液，竹叶卷心、连翘心则清心泄热。诸药合用，清心泄热，凉营滋阴，以使心包邪热向外透达而解。

【临床运用】运用水牛角的剂量应为犀角用量的 5 ～ 10 倍，并可配合大青叶、生地等药，以发挥凉血解毒作用；若症见痰热蒙蔽心包，神昏肢厥，舌苔浊腻者，可去莲心、麦冬，加入芳香透泄，宣化湿浊之石菖蒲、郁金、金银花、赤豆皮，以清心豁痰、芳香开窍。

安宫牛黄丸、至宝丹、紫雪丹三方皆有清热解毒，透络开窍，苏醒神志之功，属凉开之剂，是传统治疗温病神昏之要药，俗称“三宝”。三方药物组成不同，功效各异。安

宫牛黄丸药性最凉，长于清热兼能解毒，主要用于高热昏迷之症；紫雪丹寒凉之性稍次之，长于止痉息风，泄热通便，多用于高热惊厥之症；至宝丹寒凉之性更次之，长于芳香辟秽，多用于窍闭谵语之症。

清宫汤临床上常用于治疗失眠、狂证、房颤、心动过速等疾病，在治疗精神疾病方面有广泛的运用。安宫牛黄丸、紫雪丹、至宝丹临床常用于外感高热，流行性乙型脑炎、病毒性脑炎，中毒性菌痢的治疗。临床研究表明“三宝”用于脑血管意外、帕金森病、更年期综合征、颅脑损伤致意识障碍、肝性脑病、肺性脑病、高血压、晚期肺癌、急慢性黄疸性肝炎、白血病、败血症等，取得较好疗效。

【医案举例】

暑温邪传心包（吴鞠通.吴鞠通医案[M].北京：中国中医药出版社，2001）

壬戌六月廿九日　甘　二十四岁

暑温邪传心包，谵语神昏，右脉洪大数实而模糊，势甚危险。

连翘六钱　生石膏一两　麦冬六钱　银花八钱　细生地六钱　知母五钱　生甘草三钱　竹叶三钱　煮成三碗，分三次服。牛黄丸二丸、紫雪丹三钱，玄参六钱，另服。

七月初一日：温邪入心包络，神昏痉厥，极重之证。

连翘三钱　生石膏六钱　麦冬（连心）五钱　银花五钱　细生地五钱　知母二钱　丹皮三钱　生甘草一钱五分　竹叶二钱　今晚二帖，明早一帖，再服紫雪丹四钱。

按：本例属暑热炽盛，邪陷厥阴而致神昏谵语，甚至动风痉厥。其治疗当着重清解暑热，故投用石膏、金银花、竹叶、连翘等清泄之品。暑热必然耗伤营阴，故又用生地、麦冬、玄参等滋养阴液（即增液汤），邪热郁闭较甚，故配合牛黄丸、紫雪丹以清心开窍、镇痉息风。本例历治数天而症状无明显好转，可见病势深重。二诊时采用“今晚二帖，明早一帖”之法，意在重病投重剂。

2. 热入心包兼阳明腑实

【证候】身热，神昏，舌蹇，肢厥，便秘，腹部按之硬痛，舌绛，苔黄燥，脉数沉实。

【病机】本证为手厥阴心包与手阳明大肠俱病之证。热陷心包，心经热盛则身热，舌色绛；邪热内盛，阳气闭郁，不能外达则肢厥；邪阻包络，闭塞机窍则神昏谵语；阳明腑实，燥屎内结，故大便秘结，腹部按之硬痛；苔黄燥，脉数沉实，为热结肠腑之象。本证的辨证要点为神昏，肢厥，便秘。

【治法】清心开窍，攻下腑实。

【方药】牛黄承气汤（《温病条辨》）

即用安宫牛黄丸二丸，以水化开，调生大黄末三钱。

本方以安宫牛黄丸清心包热闭，生大黄攻阳明腑实。

【临床运用】如燥结津伤甚者，可加入芒硝、玄参等以软坚生津；如心包见症严重而燥结不甚者，可先予清心开窍而后再行攻下。

牛黄承气汤常应用于急性传染病，如流脑、脑疟、病毒性脑炎、病毒性肝炎等，以及脑血管疾病，如中风等疾病的治疗。

【医案举例】

春温热结阳明（清·王士雄.王孟英医案[M].北京：中国中医药出版社，1997）

王皱石弟患春温，始则谵语发狂。连服清解大剂，遂昏沉不语，肢冷如冰，目闭不开，遗溺不饮，医者束手。孟英诊其脉弦大而缓滑，黄腻之苔满布，秽气直喷。投承气汤加金银花、石斛、黄芩、竹叶、玄参、石菖蒲，下胶黑矢甚多，而神稍清，略进汤饮。次日去大黄，加海蜇、莱菔、黄连、石膏，服二剂而战解，肢和苔退，进粥……不劳余力而愈。

按：此邪结阳明，热厥似脱之例，证极险恶，阴阳疑似。孟英辨此，是从脉之弦大缓滑，苔之黄腻满布，更加口秽喷人等里实征象以把握其病机本质，而排除了昏沉、肢冷如冰、目闭遗尿、口不渴等寒厥似脱之假象。可见舌脉在温病辨证中的重要。再者，病初起即谵语发狂，不是邪气直中心包，就是热浊熏蒸上蒙。如是前者治应清心开闭，是后者则须清热涤浊。前医大剂清解而变证生，以为后医审辨之戒鉴，且苔黄、脉滑、口秽，邪结阳明，秽浊壅闭之象已明，故王孟英治用承气涤腑，加元参、石斛生津，金银花、黄芩解毒，菖蒲辟秽，药证相符，其效自捷。从苔黄腻、脉缓滑、口不渴、药后大便胶滞看，此证之因是夹秽浊较甚，方中菖蒲辟秽力弱，若加用紫金片，似更好一些。

3. 内闭外脱

【证候】身体灼热，神志昏愦，倦卧，气息短促，汗多，脉散大或细数无力；或身热骤退，面色苍白，汗出不止，四肢厥冷，虚烦躁扰，气息短促，舌淡，脉微细欲绝。

【病机】风温发生正气外脱可见于热陷心包之后，由邪热内闭于心包，继而正气外脱，即“内闭外脱”。由于邪热闭于心包，故身热而神昏；正气外脱，则倦卧，气息短促，汗多，脉散大或细数无力。内闭外脱可进而引起气脱亡阳。本证也可发生在风温病变过程中，甚至在病之早期，因邪气太盛而正气大虚，导致正气暴脱，阳气外亡，则身热骤降而四肢厥冷；气失固摄，津不内守则汗出不止；气虚不足以息，则呼吸短促；心失所养，心神散佚则虚烦躁扰；心阳虚衰，心血不能上荣则面色苍白而舌淡；脉微细欲绝为心阳虚衰、正气暴脱之征。本证的辨证要点为身热而神昏，汗出不止，或四肢厥冷。

【治法】益气敛阴固脱或回阳固脱，如属内闭外脱者，配合清心开窍

【方药】生脉散或参附汤，属内闭外脱者配合安宫牛黄丸

生脉散（见本章）

参附汤（《校注妇人良方》）

人参一两　熟附子五钱

方中以人参大补元气，附子温壮真阳。二药合用，具有回阳、益气、固脱的功效，适用于阳气暴脱之证。

【临床运用】临证运用时，偏于气阴外脱者，以生脉散为主；偏于阳气暴脱者，以参附汤为主。临床上二者常配合使用。上述方药与温病“三宝”同时服用，以扶正祛邪，开闭固脱。若见汗出淋漓者，可加龙骨、牡蛎以止汗固脱。

参附汤为峻补阳气以救暴脱之剂。除用于心肌梗死，心力衰竭，急性胃肠炎吐泻过多，或某些急证大汗见休克属阳衰阴盛者外，凡大病虚极欲脱，产后或月经暴崩，或痈疡久溃，血脱亡阳等，均可用本方救治。见图 7–22。

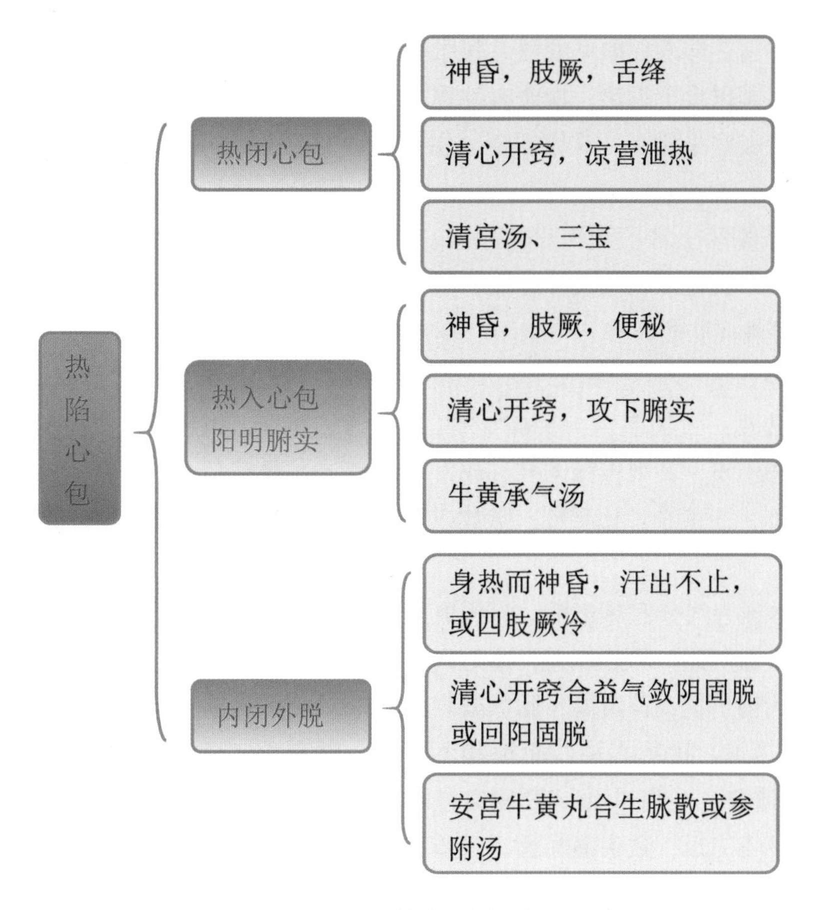

图 7–22　热陷心包证治

（三）气营（血）两燔

1. 气营两燔

【证候】壮热，目赤，头痛，口渴饮冷，心烦躁扰，甚或谵语，斑点隐隐。舌红绛，苔黄燥，脉数。

【病机】本证气分邪热未解，继而营热又起，以致形成邪热炽盛，气营两燔。邪热炽盛，燔灼气分，则壮热，口渴饮冷或大渴引饮；火热炎上则目赤，头痛；热灼营阴，热扰心神，故心烦躁扰，甚或谵语；热伤血络，溢于肌肤，则斑点隐隐。舌绛是热在营分之征，苔黄燥提示气分邪热未解；脉数为热盛之象。本证的辨证要点为壮热，口渴，心烦，斑点隐隐。

【治法】气营两清。

【方药】玉女煎去牛膝、熟地加细生地、玄参方（《温病条辨》）

生石膏一两　知母四钱　玄参四钱　细生地六钱　麦冬六钱

本方系吴鞠通据《景岳全书》玉女煎加减而成。方中石膏、知母清气分邪热；玄参、生地、麦冬清营滋阴。合之共奏清气凉营之效，实寓白虎汤加增液汤之意。

【临床运用】玉女煎去牛膝、熟地加细生地、玄参方又称加减玉女煎，其泻火解毒力较弱，若热毒炽盛者，可加水牛角、大青叶、板蓝根等以清热解毒；如见便秘、腹胀满者，可加入大黄以攻下泻热；如兼有神昏痉厥者，可配合安宫牛黄丸，或加郁金、菖蒲等以开窍息风。

加减玉女煎临床上常用于治疗糖尿病、牙周炎、牙痛、口腔溃疡、三叉神经痛，还可治疗急性斑疹性皮肤病。

2. 气血两燔

【证候】壮热，大渴引饮，头痛如劈，骨节烦痛，烦躁不安，甚则昏狂谵妄，或发斑吐衄，舌深绛，苔黄燥，脉滑数、脉数或洪大有力。

【病机】本证为气分邪热不解，深入血分，热毒充斥气血所致。邪热炽盛，燔灼气分，则壮热，大渴引饮，苔黄燥，脉数或洪大有力；血分热炽，扰乱心神，而烦躁不安，甚则昏狂谵妄；耗血动血，故发斑吐衄，舌深绛；热毒充斥，致头痛如劈，骨节烦痛。本证的辨证要点为壮热，大渴，发斑吐衄，舌深绛。

【治法】气血两清。

【方药】化斑汤或清瘟败毒饮

化斑汤（《温病条辨》）

生石膏（先下）一两（捣细） 知母四钱 生甘草三钱 玄参三钱 犀角二钱 白粳米一合

本方即白虎汤加犀角（水牛角代）、玄参而成。方中白虎汤清气解肌，泄热救阴；配合水牛角、玄参清营凉血以解毒化斑。

清瘟败毒饮（《疫疹一得》）

生石膏大剂六两至八两，中剂二两至四两，小剂八钱至一两二钱 生地黄大剂六钱至一两，中剂三钱至五钱，小剂二钱至四钱 犀角大剂六钱至八钱，中剂三钱至五钱，小剂二钱至四钱 真川连大剂四钱至六钱，中剂二钱至四钱，小剂一钱至一钱半 山栀 桔梗 黄芩 知母 赤芍 玄参 连翘 竹叶 甘草 丹皮（各取一般常用量）

本方由白虎汤、凉膈散、黄连解毒汤及犀角地黄汤四方组合而成。方中石膏、知母大清阳明气热，清热保津；水牛角、生地、玄参、丹皮、赤芍等清营凉血解毒；黄连、黄芩、栀子、连翘清热泻火解毒；竹叶清心除烦；桔梗载药上行，开宣肺气，畅达气机以促药力；甘草解毒利咽，调和诸药。诸药合用，共奏清气凉血，泻火解毒之功。

【临床运用】以上二方皆为气血两清之剂。化斑汤用于热毒炽盛于气血而斑疹显露者；清瘟败毒饮则用于气（营）血两燔之重证，热毒亢盛至极者。斑疹透发不畅者，可加丹皮、大青叶、赤芍等凉血散血、化斑解毒之品，以增凉血化斑之力；若吐衄重者，去桔梗、甘草加白茅根、小蓟；斑疹紫黑者，可重用生地、赤芍，加紫草、丹参、红花、归尾；大便秘结、腹胀满者，加大黄、芒硝。若见神昏谵语，舌蹇肢厥，加郁金、菖蒲，或可加用安宫牛黄丸，或紫雪丹、至宝丹。

化斑汤临床上常用于治疗过敏性紫癜。清瘟败毒饮临床常用于治疗流行性感冒、肾综合征出血热、流行性脑脊髓膜炎、流行性乙型脑炎、登革热、传染性非典型肺炎、医院获得性肺炎、重型病毒性肝炎、传染性单核细胞增多症、手足口病等传染性疾病证属疫毒内盛、气血两燔者。并可治疗脓毒症、DIC、系统性红斑狼疮急性期、慢性阻塞性肺炎急性加重期、急性胰腺炎、尿路感染、阴道炎、带状疱疹、玫瑰糠疹等由火热亢盛所致者。

【医案举例】

暑湿疫（钟嘉熙．中国百年百名临床中医家·刘仕昌 [M]. 北京：中国中医药出版社，2002）

林某，男，37 岁，农民，住院号 59333。1990 年 5 月 3 日。

主诉：发热，恶寒，头身痛 2 天。

病史：症见：发热（体温 40℃），恶寒，表情淡漠，神疲乏力，面胸部皮肤潮红，鼻衄，咳嗽，痰中带血丝，咽痛，口干，全身肌肉疼痛，纳差，舌红，苔黄厚腻，脉弦滑数。实验室检查，血分析：白细胞 5.9×10^9/L，中性粒细胞 0.66，淋巴细胞 0.28，谷丙转氨酶 1379U/L。

诊断：暑湿疫（热毒夹湿，气血两燔）。

治法：清热解毒，清营凉血，佐以化湿。

方药：金银花、水牛角（先煎）、白茅根、薏苡仁各 30 克，大青叶、滑石各 20 克，黄芩 15 克，丹参、佩兰各 12 克，黄连、丹皮各 10 克，甘草 6 克。

水煎服，每日上、下午各一剂。

7 日二诊：体温降低（体温 38℃），神疲乏力，面胸部皮肤仍潮红，纳差，舌红，苔薄黄，脉滑数。效不更方，原方去滑石、黄连、丹皮，加生地 25 克，茯苓 15 克。继服，每日上、下午各一剂。

9 日三诊：服药后体温已正常，精神好转，皮肤潮红消退，腹稍胀，大便每日 4 次、质烂，小便量多，3.7L/d，舌红，苔白腻，脉滑数。此为热病后期、气阴两伤，治宜清除余邪、养阴生津，佐以行气除胀。处方：茵陈、苡仁、大青叶、太子参各 20 克，白茅根 30 克，生地 25 克，茯苓、黄芩、佩兰、莱菔子各 12 克，川厚朴、山栀子各 10 克。水煎服，每日上、下午各一剂。

病者后期出现多尿期，尿量最多至 4.5 升 / 日。经用清热祛湿、益气固肾，诸证基本消失，痊愈出院。

按：患者病发春夏之交，病起急骤，证属热毒夹湿，气血两燔之湿热疫，以高热、全身皮肤潮红、鼻衄、咳痰带血、表情淡漠、神疲乏力、全身肌肉疼痛、舌红苔黄厚腻、脉弦滑数为主证。初起治以清热解毒，清营凉血，佐以化湿；后期养阴生津，益气固肾，佐以行气除胀以善后。本案治疗紧扣不同阶段的病理特点，选方用药精准，经用清热解毒、清营凉血、祛湿、益气固肾等法，诸症解除而愈。

3. 毒燔气营（血）

【症状】咽喉红肿糜烂，甚则气道阻塞，声哑气急，丹痧密布，红晕如斑，赤紫成片，壮热，汗多，口渴，烦躁，舌绛干燥，遍起芒刺，状如杨梅，脉细数。

【病机】本证系温热时毒入里，邪毒进一步化火，燔灼气营（血）之重证。气分热盛，则见壮热，汗多，口渴，烦躁等；血热炽盛，则丹痧密布，红晕如斑；热灼营阴，则舌绛干燥，遍起芒刺，状如杨梅，脉细数；热毒化火，上攻咽喉，则咽喉红肿糜烂白膜，甚至气道阻塞。本证的辨证要点为咽喉红肿糜烂，丹痧密布，杨梅舌。

【治法】清气凉营（血），解毒救阴。

【方药】内服凉营清气汤，外用珠黄散吹喉

凉营清气汤（《丁甘仁医案·喉痧证治概要》）

犀角尖五分（水牛角代，磨冲） 鲜石

斛八钱　黑山栀二钱　牡丹皮二钱　鲜生地八钱　薄荷叶八分　川雅连五分　京赤芍二钱　京玄参三钱　生石膏八钱　生甘草八分　连翘壳三钱　鲜竹叶三十片　茅芦根各一两　金汁一两（冲）

方中栀子、薄荷、连翘壳、川连、生石膏、竹叶清透气分邪热；玄参、石斛、芦根、茅根甘寒生津；水牛角、丹皮、生地、赤芍、金汁清营凉血解毒，甘草调和诸药。本方有玉女煎、凉膈散、犀角地黄汤诸方合用之意，共奏两清气营（血），解毒生津之效。

【临床运用】如痰多加竹沥一两冲服，珠黄散每日服二分；咽喉红肿腐烂者，可加用六神丸口服，并配合外用吹药锡类散；如兼热毒内陷心包，症见灼热昏谵、遍身紫赤、肢凉脉沉等，加服安宫牛黄丸、紫雪丹以清心开窍。如内闭外脱，症见丹痧突然隐没、沉昏如迷、肢体厥冷、气息微弱、脉沉伏等，宜先用参附龙牡汤，救逆固脱，安宫牛黄丸等清心开窍，然后再用上方治疗。珠黄散具有清热解毒止痛功效，治咽喉红肿，单双乳蛾溃烂疼痛，吹于咽喉患处，亦可内服。

凉营清气汤临床上常用于治疗脓毒症、猩红热、登革热、肾综合征出血热、流行性腮腺炎等外感热病。尤其对病毒引起的感冒、病毒性咽炎、喉炎和支气管炎、疱疹性咽峡炎、细菌性咽—扁桃体炎等急性上呼吸道感染有较好的效果。见图 7–23。

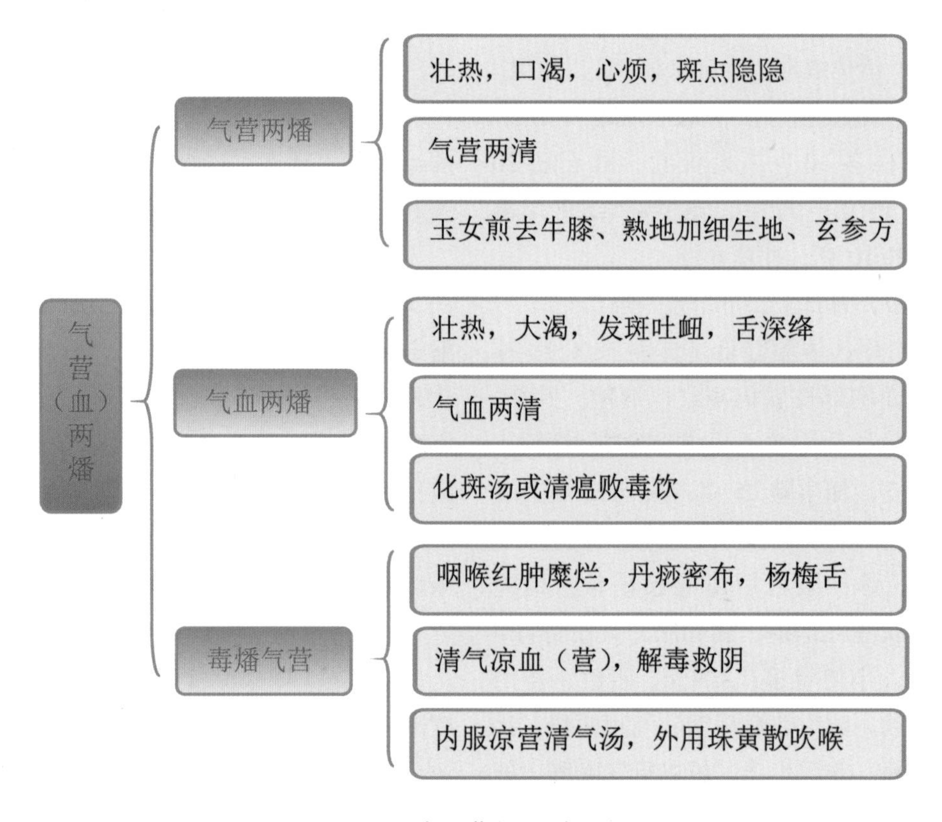

图 7–23　气（营）血两燔证治

【医案举例】

疫喉痧（丁甘仁．丁甘仁医案续编[M]．上海：上海科学技术出版社，2001）

淞沪商埠督办丁文江令郎，疫喉痧六天，痧子已布，身灼热无汗，咽喉焮红肿痛，内关白腐，妨于咽饮，烦躁少寐，舌红绛无津，脉弦数。温邪疫疠化热，由气入营，伤阴劫液，厥少之火内炽，阴液已伤，津少上承，邪势尚在重途，还虑变迁。今拟凉气清营而化疫毒，尚希明正。

犀角片（另煎，冲服）四分　薄荷叶八分　京元参三钱　熟石膏（打）八钱　生甘草八分　金银花五钱　连翘壳三钱　天花粉三钱　生赤芍三钱　川象贝（各）三钱　鲜生地四钱　陈金汁（冲服）一两　鲜竹叶三十张　茅芦根（各）一两

按　本案乃邪毒化火，燔灼气营（血）之危证。气分热炽，热毒蕴结，故身灼热无汗，咽喉焮红肿痛、糜烂，妨碍吞咽，温热时毒扰心，故烦躁少寐，热毒内壅，迫血妄行，故肌肤丹痧已布，舌红绛无津，脉弦数为厥少邪热传营之征。治以清气凉营（血），解毒救阴，方中薄荷、连翘壳、金银花、生石膏、竹叶清透气分邪热；玄参、芦根、茅根甘寒生津；犀角、生地、赤芍、金汁清营凉血解毒；川贝、浙贝化痰散结。金汁清热解毒，凉血消斑，现已少用。本证如配合珠黄散外用吹喉，可提高咽喉红肿溃烂疗效。

四、血分证治

血分证是指邪热深入血分，引起动血、耗血所产生的一类证候。可由卫、气分之邪热不解，深陷血分；或营热不得及时转出气分，而深入血分；或伏气温病发于血分。多见于风温、春温、暑温、烂喉痧等温热类温病的极期阶段，属血分邪热炽盛，化火生毒，阴血耗伤之候。病情危重，预后不佳。血分证的治疗应凉血解毒，滋阴增液，活血散血。见图7–24。

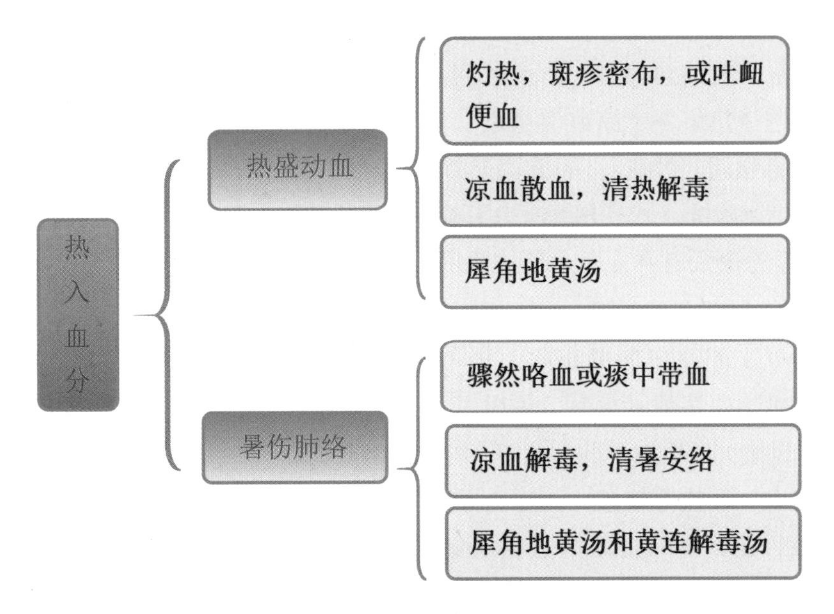

图7–24　血分证治（1）

（一）热入血分

1. 热盛动血

【证候】身体灼热，躁扰不安，甚或昏狂谵妄，斑疹密布，色深红甚或紫黑，或吐衄便血，舌质深绛，脉数。

【病机】本证为邪入血分，血热瘀阻，耗血动血所致。热灼营血故身体灼热，邪热内扰心神，则躁扰不安，甚或昏狂谵妄。热伤血络，迫血外溢肌肤，故斑疹密布，热毒烁血致瘀，瘀热互结，则斑色紫黑；如热伤阳络，血上溢则吐血、衄血；或热伤阴络，血下溢则见便血、溺血。舌质深绛，脉数为热毒已入血分之象。本证的辨证要点为灼热，斑疹密布，或吐衄便血。

【治法】凉血散血，清热解毒。

【方药】犀角地黄汤（引《温病条辨》）。

干地黄一两　生白芍三钱　丹皮三钱　犀角（水牛角代）三钱

方中用水牛角清心凉血，解血分热毒；生地凉血养阴，与水牛角相配凉血止血，滋阴养血；芍药配丹皮清热凉血，活血散瘀。四药配合，共达清热解毒、凉血散血之功。叶天士之所以要强调“散血”，一方面是针对血分证中的热瘀病机，另一方面也为了避免凉血之品过于寒凝而有碍血行，导致留瘀之弊。

【临床运用】如吐血加侧柏叶、白茅根、三七；衄血加白茅根、黄芩、焦栀子；便血加槐花、地榆；尿血加小蓟、琥珀、白茅根以凉血止血。若热毒较甚，昏狂斑紫，加水蛭、大黄，配以神犀丹以活血祛瘀解毒。如热盛伤阴，出血不止、舌紫绛而干者，加紫草、玄参、三七、西洋参以清热凉血，益阴止血。如气血两燔，壮热，大渴引饮，头痛如劈，骨节烦痛，昏狂谵妄，发斑吐衄，舌绛，苔黄燥者，轻证加用化斑汤，重证选用清瘟败毒饮以清气凉血。

犀角地黄汤为治疗温病血分证的代表方剂，近年广泛应用于多种内科杂病。如血小板减少性紫癜、免疫性溶血性贫血、过敏性紫癜、白血病等血液系统疾病；脑出血、脑梗死、缺血性中风等脑血管疾病；银屑病、神经性皮炎、糖尿病皮肤瘙痒、痤疮等皮肤病；鼻炎、慢性咽炎等五官科疾病；以及重症肝炎、红斑狼疮、新生儿出血症、红斑性肢痛症、病毒性肺炎等。

【医案举例】

热盛动血（史宇广．当代名医临证精华[M].北京：中国古籍出版社，1999）

史某，男，24岁，东北某大学来农场劳动学生。

病史摘要：患流行性出血热第9天，起病壮热，次日即神识不清，至今深度昏迷不醒，鼻及眼结膜出血。鼻饲管内及尿导管内，尽是出血成块，大便如黑酱，身体布满紫斑，舌绛紫津少，脉细弦数，经专派医护抢救1周，病情不断恶化，危象毕露。曾用“醒脑静”5日共7支，注后似能略见目张躁动，但不久又复为原状。

西医诊断：流行性出血热。

中医诊断：此乃邪热深入血分，血热妄行无度，神明为蒙。

治法：亟宜大剂凉血清血投之。

处方：犀角粉、生地、玄参、鲜菖蒲、黄连、黄芩、大黄、鲜大青叶、山栀、连翘、丹皮、白芍、川贝、玳瑁、龙齿、珍珠母、鲜藕节、鲜茅根、生石膏、墨旱莲、女贞子等出入。大锅煎服，频频温灌。

同时分别以至宝丹、牛黄清心丸交替使用，用胃管鼻饲，连用4日夜，神识渐清，全身出血得止，6日后热退。仍以养阴生津调治，渐能进食，调理月余，始得康复。

按 本案病患持续壮热，神识不清直至昏迷不醒，多窍道出血，全身密布紫斑，舌绛紫津少，脉细弦数，当属热盛动血。乃邪热侵入血分，血热妄行，神明为蒙。里热炽盛，热毒烁血治以清热解毒；血热妄行，瘀热互结治当凉血散血。本案以大剂凉血清血之剂投之，犀角地黄汤合化斑汤凉血化斑；加黄连、黄芩、大黄、鲜大青叶、山栀、连翘以清热解毒；加鲜茅根、鲜藕节凉血止血；用鲜菖蒲、川贝、玳瑁、龙齿、珍珠母以清心涤痰；加鲜芦根、墨旱莲、女贞子养阴清热；同时加服至宝丹、牛黄清心丸清心开窍。神识渐清，全身出血得止，热势减退。

2. 暑伤肺络

【证候】灼热烦渴，头目不清，咳嗽气粗或喘促，骤然咯血或痰中带血丝，烦躁，舌质红，苔黄而干，脉象细数。

【病机】本证为暑热犯肺，损伤阳络所致。因其主症骤然咯血、咳嗽，颇似痨瘵，故有“暑瘵”之称。暑热内盛，消灼津液，则灼热烦渴、头目不清；暑热迫肺，肺失清肃，则咳嗽气粗或喘促；暑热损伤肺络，血从上溢，故咯血或痰中带血丝，甚则可出现口鼻鲜血外涌，迅速出现气随血脱之危候；暑热上扰心神则烦躁。舌质红，苔黄而干，脉象细数，均为暑热内盛而气阴受伤之象。本证的辨证要点为灼热，咳嗽或喘促，骤然咯血或痰中带血丝。

【治法】凉血解毒，清暑安络。

【方药】犀角地黄汤合黄连解毒汤。

黄连解毒汤（《外台秘要》）

黄连三钱　黄柏二钱　黄芩二钱　山栀二钱

本证由暑热化火生毒，灼伤肺络所致，治疗当清暑凉血解毒以安肺络而止血。故选犀角地黄汤以凉血止血，黄连解毒汤以清暑解毒。

【临床运用】若肺热尚轻，亦可用银翘散去豆豉、芥穗、薄荷，合犀角地黄汤清肺宁络止血。若兼气分热盛而烦渴甚者，属气血两燔之证，加石膏、知母等以清气泄热，热毒甚者可投清瘟败毒饮以大清气血热毒。若出血较多者，加参三七、茅根、侧柏叶炭、藕节炭等以清热泻火，凉血止血；若出现气随血脱之证，须急投独参汤、参附汤等益气固脱之剂。

黄连解毒汤临床上常用于治疗败血症、脓毒血症、痢疾、肺炎、泌尿系感染、流行性脑脊髓膜炎、流行性乙型脑炎、重症肛周脓肿、糖尿病等疾病。

【医案举例】

暑陷营血（清王士雄．王孟英医案[M]. 北京：中国中医药出版社，1997）

李德昌之母，仲夏患感，医诊为湿，辄与燥剂，大便反泻。遂疑高年气陷，改用补土，致气逆神昏，汗多舌缩，已办后事，始乞诊于孟英。脉洪数无伦，右尺更甚。与大剂犀角、石膏、黄芩、黄连、黄柏、知母、花粉、栀子、石斛、竹叶、莲心、元参、生地之药，另以冷雪水调紫雪，灌一昼夜，舌即出齿，而喉舌赤腐，咽水甚痛，乃去三黄，加金银花、射干、豆根，并吹锡类散。三日后，脉证渐和，稀糜渐受。改授甘凉缓剂，旬日得坚黑矢而愈。

按：本案盛夏感暑，前医或燥湿或补土，一误再误，遂致暑热内陷营血，病情危殆。王孟英依气逆神昏，汗多舌缩，脉洪数无伦，右尺更甚。急拟大剂凉血解毒，犀角、生地、元参、竹叶、莲心清心凉营（血）；石膏、黄芩、黄连、黄柏、知母、栀子清热涤暑，泻火解毒；另加紫雪丹以凉开醒神。一俟暑热渐减，即去苦寒三黄，以免过用寒凉而冰伏凉遏，针对喉舌赤腐，咽水甚痛，加用清利咽喉诸药，终以甘凉清养之品善后。

3. 暑入血分

【证候】灼热躁扰，神昏谵妄，斑疹密布，色呈紫黑，吐血、衄血、便血，或兼见四肢抽搐，角弓反张，喉间痰声辘辘，舌绛苔焦。

【病机】本证为暑热火毒燔灼血分，内陷心包，生痰动风之重险证候。血分热毒炽盛，内陷心包，扰乱心神，则见躁扰不宁，昏迷谵妄；热盛动血，迫血妄行，则见身体灼热，斑色紫黑，吐、衄、便血；热盛引动肝风，则可见四肢抽搐，角弓反张；风动痰涌，喉间痰声辘辘。舌绛苔焦为血分热毒极盛的表现。本证辨证要点为灼热，神昏谵妄，斑疹密布，吐血、衄血、便血。

【治法】凉血解毒，清心开窍。

【方药】神犀丹合安宫牛黄丸

神犀丹（引《温热经纬》）

犀角尖（磨汁，用水牛角代） 石菖蒲 黄芩各六两 粪清 连翘各十两 生地（冷水浸透绞汁）金银花各一斤（如有鲜者捣汁用尤良） 板蓝根九两（无则以飞净青黛代之） 香豉八两 玄参七两 花粉 紫草各四两

本方以水牛角、生地、玄参、紫草咸寒合甘寒之品，凉血散血，解毒化斑；黄芩、板蓝根、粪清清热解毒；金银花、连翘、豆豉轻清宣透邪热；天花粉与生地、玄参共奏生津养阴之功；石菖蒲芳香化痰开窍。诸药合用，凉血散血，清热解毒化斑。

【临床运用】如窍闭较甚，可配合安宫牛黄丸，既可加强开窍醒神之力，又能增强清热凉血解毒之效；若见动风抽搐，则加入羚羊角、钩藤以凉肝息风，或加服止痉散以增强止痉之效；痰涎壅盛者，加天竺黄、胆星、竹沥清化热痰，或送服猴枣散以清化痰热；若气血两燔，则加生石膏、知母等清气药，或用清瘟败毒饮加减；若发斑兼吐血者，加茅根、知母、茜草；斑色紫黑者加生地、紫草、大青叶等。

神犀丹临床可用于杂病出现瘀热、阴津损伤者，如干燥综合征、系统性红斑狼疮、结节性红斑等免疫性疾病，紫癜性肾炎、慢性肾炎等肾病，血小板减少性紫癜等血液病，以及皮肤病。见图 7–25。

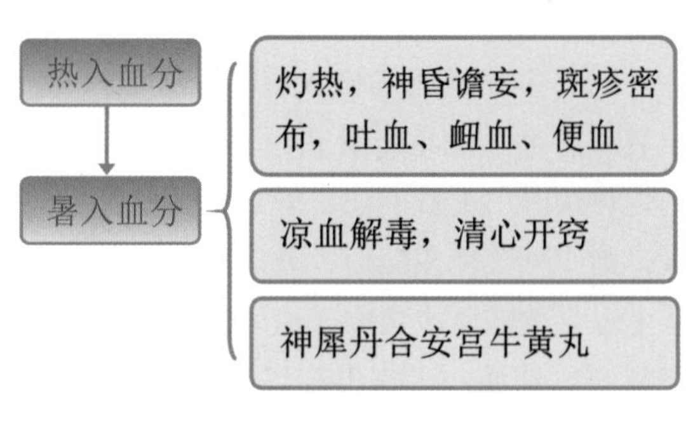

图 7–25 血分证治（2）

【医案举例】

湿热深入营血，闭阻包络（清王士雄．王孟英医案 [M]. 北京：中国中医药出版

社，1997）

翁嘉顺之妇弟吴某，劳伤之后，发热身黄。自以为脱力也。孟英察脉软数，是湿温重证，故初起即黄，亟与清解。大便渐溏，小溲甚赤，湿热已得下行，其热即减。因家住茅家埠，吝惜舆金，遽尔辍药。七八日后复热，谵语昏聋，抽痉遗溺。再肯孟英视之，湿热之邪扰营矣。投元参、犀角、菖蒲、连翘、竹茹、竹叶、银花、石膏，泄卫清营之法，佐牛黄丸、紫雪丹而瘳。臀皮已塌，亟令贴羊皮金，不致成疮而愈。

按 病患劳伤，脾运失职，湿热熏蒸而致黄疸，王孟英亟予清利湿热之剂显效，然患者辍药，湿热复炽，酿成邪陷心营，蔽阻包络，动风痉厥之危重证候。王孟英自拟神犀丹，合以凉开之剂以凉血解毒，清心开窍，方转危为安。本案辨证准确，用药果断，且示后人祛邪务尽，方不致死灰复燃。

（二）热与血结

【证候】身热，少腹坚满，按之疼痛，小便自利，大便色黑，神志如狂，或清或乱，口干而漱水不欲咽，舌紫绛色暗或有瘀斑，脉象沉实而涩。

【病机】本病乃热毒内陷血分，热与血结，瘀蓄下焦所致。热与血结，蓄于下焦，故见少腹坚满，按之疼痛，大便色黑而小便自利；血分瘀热随经上扰心神，则神志如狂，或清或乱；热灼营阴，津液耗伤故口干；热蒸营阴上潮，故口干而漱水不欲咽；瘀热胶结，气血运行不畅，故见舌绛紫色暗或有瘀斑，脉象沉实而涩。本证的辨证要点为少腹坚满，小便自利，大便色黑，神志如狂。

【治法】泻热通结，活血逐瘀。

【方药】桃仁承气汤（《温病条辨》）。

大黄五钱　芒硝二钱　桃仁三钱　芍药三钱　丹皮三钱　当归三钱

本方是以《伤寒论》桃核承气汤去辛温之桂枝、甘缓之甘草，加丹皮、芍药、当归而成。热瘀相结，若独清热则瘀不去，独祛瘀则热不解，故当清热祛瘀并用。方中大黄、芒硝泻热软坚，攻逐瘀结；丹皮、赤芍、桃仁清热凉血消瘀；当归和血养血，并行血中之气。

【临床运用】若兼昏谵、斑疹、吐血、衄血者，为血分热盛，烁血致瘀，宜与犀角地黄汤合用，兼以凉血化瘀解毒；若神志昏狂，可加用安宫牛黄丸或紫雪丹开窍醒神；若少腹疼痛较甚者，可加生蒲黄、五灵脂以增强活血化瘀止痛之功；若热盛阴伤严重者，可加玄参、麦冬以滋阴生津。

桃仁承气汤临床常用于治疗急性盆腔炎、胎盘滞留、附件炎、肠梗阻、子宫内膜异位症、急性脑出血、消化性溃疡出血、情感性障碍、早期单纯胸腰椎骨折腹痛等疾病属于瘀热互结下焦者。见图 7–26。

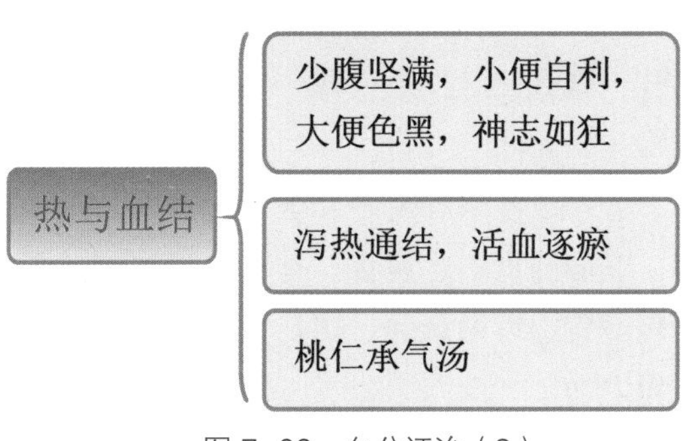

图 7–26　血分证治（3）

五、后期证治

温热类温病，在卫气营血阶段，经过恰当、及时的治疗，病可向愈。若经积极治疗但未能彻底祛除病邪，而致邪恋正虚，产生诸多变证。所以病至后期，可表现为邪热虽退但正气虚极难复，或邪气仍盛，而正气已虚，或余邪未尽留扰阴分等。温热类温病后期的治疗应以养阴为主，当分辨肺胃阴伤与肝肾阴虚之别，采用甘寒或咸寒的滋阴方法，也须分别余邪的性质选用不同清解余邪的治法，调治将养以善其后。

（一）肺胃阴伤

1. 肺胃津伤

【证候】低热或不发热，干咳不已或痰少而黏，口舌干燥而渴，舌干红少苔，脉细。

【病机】本证多见于风温或秋燥后期。尚有余邪未净，可见低热不退；或邪热已解，则不发热；肺阴耗伤，不能润养肺金，则干咳无痰，或痰少而黏；肺胃阴伤则口舌干燥而渴；舌干红少苔，脉细均为阴液不足的征象。本证辨证要点为低热或不发热，干咳，口干燥而渴。

【治法】滋养肺胃，清涤余邪。

【方药】沙参麦冬汤（《温病条辨》）

沙参三钱　玉竹二钱　生甘草一钱　冬桑叶一钱五分　麦冬三钱　生扁豆一钱五分　花粉一钱五分

方中以沙参、麦冬、玉竹、花粉甘寒生津，润养肺胃；生扁豆、甘草扶助胃气；桑叶轻清宣透以散余邪。诸药相配，共奏清养肺胃之功。

【临床运用】肺经热邪尚盛者，加知母、地骨皮等；胃阴伤明显者，加石斛、芦根；咳重者加杏仁、贝母、枇杷叶等；纳呆者加炒谷麦芽、神曲等。肺胃阴伤还可配合饮食疗法，如进食雪梨汁、荸荠汁、石斛茶等，或用五汁饮（梨汁　荸荠汁　鲜苇根汁　麦冬汁　藕汁，《温病条辨》），常有较好效果。同时应注意避免过早进食油腻和辛辣食物。

沙参麦冬汤临床用于治疗急、慢性咳嗽、慢性咽炎、支气管肺炎、支原体肺炎、支气管哮喘等呼吸系统疾病证属肺阴不足者，亦可用于治疗功能性便秘、慢性萎缩性胃炎、慢性胃炎等消化系统疾病证属胃阴耗伤者。近年来亦有运用于治疗晚期非小细胞肺癌、鼻咽癌放射性口咽炎的临床报道。

【医案举例】

肺热阴虚（朱世增主编．蒲辅周论温病[M]．上海：上海中医药大学出版社，2009）

胡某，女，8个月，病例号191220。1961年3月18日。

主诉：麻疹后16天继发高烧而喘1日。

病史：入院前16天出麻疹，继发高热在39℃～42℃，咳喘逐渐加重，曾用青霉素、链霉素、金霉素和中药生脉散加味，均未见效。现体温39℃～40℃，脉搏174次/分，发育营养不良，颅方形，前囟2cm×2cm，软，面色苍白，呼吸急促，无明显发绀，皮肤有色素沉着，胸对称，肋串珠明显，两肺呼吸音粗糙，右肺中下有管状呼吸音，叩右肺较浊。血化验：白细胞22300/L，中性67%，淋巴31%，单核2%。咽拭子分离为Ⅶ型腺病毒，补体结合实验抗体升高。胸透及照片：左下肺野内带纹理粗厚模糊，右上肺内带片状阴影，右中下肺野见大片致密阴影。3月20日请蒲老会诊：高烧39.2℃，无汗，咳嗽多痰，喘促烦躁，胸腹满，大便干燥，面灰，口唇青紫，舌绛而脉数无力。

诊断：麻疹后继发腺病毒肺炎；重度营养不良。

治法：本体素秉不足，疹后肺胃阴液大伤，伏热未清，属阴虚夹痰火之证，治宜养阴润肺，清热化痰。

处方：玉竹二钱，麦冬一钱，知母一钱，黄连三分，清阿胶二钱，大青叶一钱，蛤粉三钱，花粉一钱，粳米三钱。

连服两剂。

3月22日复诊：体温下降至37℃以下，烦减，喘憋亦减，面转黄，舌质已不绛无苔，脉虚。痰热虽减，阴液未充，继宜益气生津为治。处方：

人参一钱，麦冬八分，五味子十枚，浮小麦三钱，大枣三枚。

服两剂后，诸症悉平，停药观察三日出院。

按：本案患儿年幼，素禀不足，麻疹后体虚，又继发高热、咳喘。综合分析所见症状，其证属肺胃阴伤，伏热未清，阴虚夹痰火之虚实夹杂证，治以养阴润肺，清热化痰，两剂则热减阴复，再用益气生津法而获痊愈。甘寒生津、滋养肺胃之法多用于温病后期余热未清、肺胃阴伤证，但本案素体阴虚，肺热痰盛同时而肺胃阴液已伤，故清热与养阴并用兼以化痰。临证时须准确辨证，灵活用药，方能收获较好疗效。

2. 胃热阴伤

【证候】身热自汗，面赤，口舌干燥而渴，虚烦不眠，气短神疲，身重难以转侧，时时泛恶，纳谷不馨，苔黄而燥，舌红而干，脉细数。

【病机】本证为胃热津伤之证。邪热入胃，胃热炽盛，邪正剧争则身热；阳明之脉起于鼻而绕于颜面，胃热上扰则面赤；胃热炽盛，迫津外泄则汗出；胃津已伤，则口舌干燥而渴；胃热内扰则虚烦不眠；气虚未复，则气短神疲；气随津泄则气机失运，故身重难以转侧；胃之气阴两伤，失于和降，故时时泛恶，纳谷不馨；苔黄舌红、脉细数是邪热未解而阴液已伤之象。本证辨证要点为身热，口舌干燥而渴，虚烦不眠，时时泛恶，纳谷不馨。

【治法】清泄胃热，生津益气。

【方药】竹叶石膏汤（《伤寒论》）

竹叶二把　生石膏一斤　半夏（洗）半升　麦冬（去心）一升　人参二两　甘草（炙）二两　粳米半升

方中竹叶、石膏清泄阳明胃热，麦冬滋养胃阴，粳米和胃生津；半夏虽为辛温之品，但能降逆解郁，并能和胃，在寒凉滋润药中少量用之，既可防止麦冬之滋腻，又合甘草以保胃气；人参益气养胃生津。诸药配伍，祛邪不伤正，扶正不恋邪，共奏清热生津，益气和胃之功。

【临床运用】气阴耗伤较重者，方中人参可用西洋参替代以益气阴；痰热内阻者，可加竹沥清热化痰；热毒较重者，可加入金银花、虎杖、败酱草、鱼腥草等以清热解毒；呕恶较甚，加竹茹、橘皮和胃止呕。

竹叶石膏汤临床用于治疗伤寒、副伤寒、肾综合征出血热、乙型脑炎、麻疹、小儿手足口病等传染性疾病证属余热未尽、气阴两伤者。亦可用于治疗感染性心内膜炎、川崎病、病毒性心肌炎等心内科疾病，反流性食管炎、放射性食管炎等消化系统疾病。近年来有运用于治疗复发性口疮、干燥综合征、2型糖尿病、急性痛风、恶性肿瘤发热等证属气阴亏耗者。

【医案举例】手术后高热（乳腺炎术后败血症）［董建华．中国现代名中医医案精粹（第2集）·刘渡舟医案[M].北京：人民卫生出版社，2010］

张某，女，25岁。

病史：因患乳腺炎，经手术后，发热在38.5～39.5℃之间。西医认为手术后感染，注射各种抗生素无效。后用“安乃近”发汗退热，然旋退旋升，不能巩固。症见呕吐而不欲饮食，心烦，口干，头晕，肢颤，脉数而无力，舌质嫩红苔薄黄。余问医院主治医曰：此何病耶？答曰：此乃败血症，不知中医能治愈否？余曰：患者已气阴两伤，犹以胃液匮乏为甚，而又气逆作呕，不能进食，则正气将何以堪？

诊断：手术后高热（乳腺炎术后败血症）

治法：必须清热扶虚，气阴两顾，方为合法。

处方：生石膏30g　麦冬24g　党参10g　炙甘草10g　粳米一撮　竹叶10g

此方药仅服4剂，则热退呕止，胃开能食。

按：竹叶石膏汤为热病后期所常用，滋补气液而清热，主治胃热未清而气阴两伤。本案为手术后感染，发热、心烦、苔薄黄、脉数为气分胃热；体质虚弱及邪热耗伤气阴，则症见口干、头晕、肢颤、舌质嫩红、脉虚无力；胃之气阴耗损，故呕吐而不欲饮食。综合本证病机为胃热气阴两伤，故用竹叶石膏汤治疗极为对证。该方用于手术后高热，亦属古方新用之一端。

3. 胃阴耗伤

【证候】身热已退，头面焮肿消失，口渴欲饮，不欲食，咽干，目干涩，唇干红，舌红少津，无苔或少苔，脉细数。

【病机】本证为肺胃热毒已解，胃阴耗伤之候，多见于大头瘟后期。肺胃热毒已解，则热退，面赤红肿消失。但胃津已伤，故口渴欲饮；胃阴不足，则不欲饮食；胃阴耗伤，阴津不能上荣，则咽干，目涩，唇干红等，舌干少津无苔或少苔，脉细数为胃阴耗损之征。本证的辨证要点为口渴，但欲饮不欲食，咽干，舌干少津。

【治法】滋养胃阴。

【方药】七鲜育阴汤（《重订通俗伤寒论》）

鲜生地五钱　鲜石斛四钱　鲜茅根五钱　鲜稻穗二支　鲜雅梨汁　鲜蔗汁各两瓢（冲）　鲜枇杷叶（去毛炒香）三钱

方中生地、石斛、茅根、梨汁、蔗汁甘寒生津，滋养胃液；鲜稻穗养胃气；枇杷叶和降胃气。诸药合用，使胃阴得复，胃气和降，自能进食。方中鲜稻穗可用谷芽代替。

【临床运用】余热未净者，加玉竹、桑叶以清泄邪热；胃阴耗伤严重者，加北沙参、麦冬以滋养胃阴。并可加少量砂仁以振奋胃气，取阳生阴长之意。见图7–27。

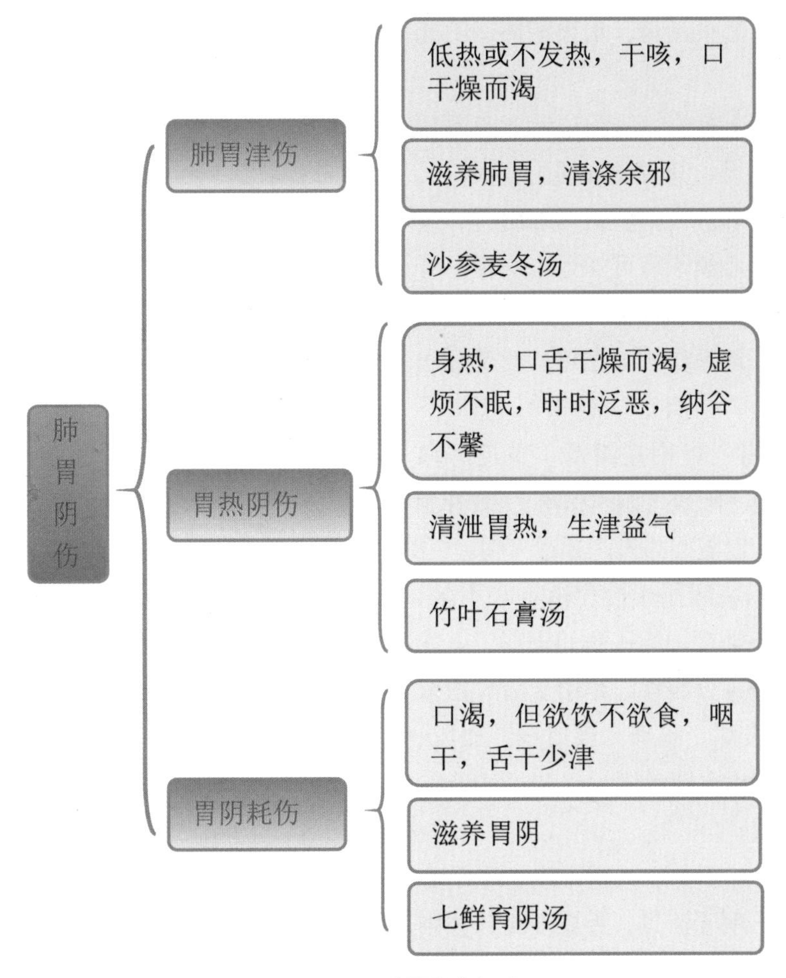

图 7-27　肺胃阴伤证治

（二）热灼真阴

1. 阴虚火炽

【证候】身热，心烦不得卧，口干咽燥，舌红苔黄或薄黑而干，脉细数。

【病机】本证为春温后期，邪热久羁而耗伤肾阴，心火亢盛之候。热邪深入少阴，心火上亢，肾阴下虚，以致水亏火旺，水火不能相济，火愈亢而阴愈伤，阴愈亏而火愈炽，相互影响，其病益甚，故致心烦不得卧。心火炽盛则身热，心烦，舌红苔黄；肾水亏则口干咽燥、脉细。本证的辨证要点为身热，心烦不寐，口燥咽干。

【治法】清心火，滋肾水。

【方药】黄连阿胶汤（引《温病条辨》）

黄连四钱　黄芩一钱　阿胶三钱　白芍一钱　鸡子黄二枚

本方即《伤寒论》黄连阿胶汤，只是在用量上作了相应的缩减。方中黄连、黄芩苦寒泻心火而坚真阴，阿胶、白芍甘酸咸寒滋真阴而抑心火，鸡子黄为血肉有情之物，下能补肾而益阴，上能宁心而安神，有安中焦、补精血、通心肾之功。诸药刚柔相济，可使肾阴渐复，心火渐清，水火相济，阴能纳阳则诸症自除。

【临床运用】黄连阿胶汤是针对春温后期阴虚火炽证而设，其时既有真阴亏损，又有邪热亢盛。若邪热尚盛者，可加山栀、莲子心等清心火；心烦不寐可加远志安神；肾阴虚严重者，可合用加减复脉汤加减；低热者，可加白薇、地骨皮等清虚热。若暑温病后期出现暑伤心肾，而见心热烦躁，消渴不已，肢体麻痹者，可用连梅汤（黄连　乌梅　麦冬　生地　阿胶《温病条辨》）酸苦泄热合酸甘化阴，以清心泻火，滋肾养阴。

黄连阿胶汤临床用于治疗由肾水不足、心火亢盛所致各类精神类疾病如失眠、焦虑症、抑郁症、精神分裂症。亦用于治疗糖尿病及糖尿病并发症、湿疹、银屑病、血尿、尿道炎等证属阴虚火旺者。

2. 真阴亏损

【证候】身热不甚，久留不退，手足心热甚于手足背，咽干齿黑，舌质干绛，甚则紫晦，或神倦，耳聋，脉虚软或结代。

【病机】本证为热毒深入下焦，余邪久羁，耗损肝肾真阴，以致精血耗伤，虚热不退，属邪少虚多之候。阴虚不能制阳，则阳偏亢而低热不已，手足心热甚于手足背。咽干齿焦，是肾阴亏损，津难上承之象。舌质干绛，甚则紫晦，为肝血肾液耗伤之征。邪少虚多则脉虚软无力，阴亏液涸则脉行艰涩，故搏动时止而见结代脉。若阴精亏损较甚，神失所养，则可见神倦欲眠之虚衰疲惫表现。此外，肾开窍于耳，肾阴亏耗，精气无力上通于耳，则肾窍失聪。本证辨证要点为手足心热甚于手足背，舌质干绛枯萎，脉虚细或结代。

【治法】滋养肝肾阴液。

【方药】加减复脉汤（《温病条辨》）

炙甘草六钱　干地黄六钱　生白芍六钱　麦冬五钱（不去心）　阿胶三钱　麻仁三钱

本方由《伤寒论》炙甘草汤去参、桂、姜、枣加白芍而成，方中白芍、地黄、阿胶、麦冬滋养肝肾真阴，炙甘草、麻仁扶正润燥。全方共奏滋阴退热、养液润燥之功，为治疗温邪深入下焦，肝肾阴伤之主方。

【临床运用】因误治汗之不当，耗伤心气，以致汗自出，心无所主，震震悸动者，宜去麻仁加生牡蛎、生龙骨，名救逆汤，以滋阴敛汗，摄阳固脱。若下之不当而兼见大便溏者，去麻仁加生牡蛎，成一甲复脉汤以滋阴固摄。如虚风将起而见手指蠕动者，加生牡蛎、生鳖甲，成二甲复脉汤以防痉厥。如虚衰至极而见脉虚大欲散者，更加人参以补益元气，增加固脱之力。加减复脉汤是针对真阴损伤而设，若邪热尚盛者，不得与之，以防滋腻恋邪难解，必真阴耗损，热由虚生者方可用之。

加减复脉汤临床常用于治疗冠心病、心绞痛、各类型心律失常、病毒性心肌炎、脑卒中恢复期等心脑血管疾病证属邪热久羁、营阴亏虚者。亦可用于治疗急性耳鸣、耳聋。见图 7-28-1。

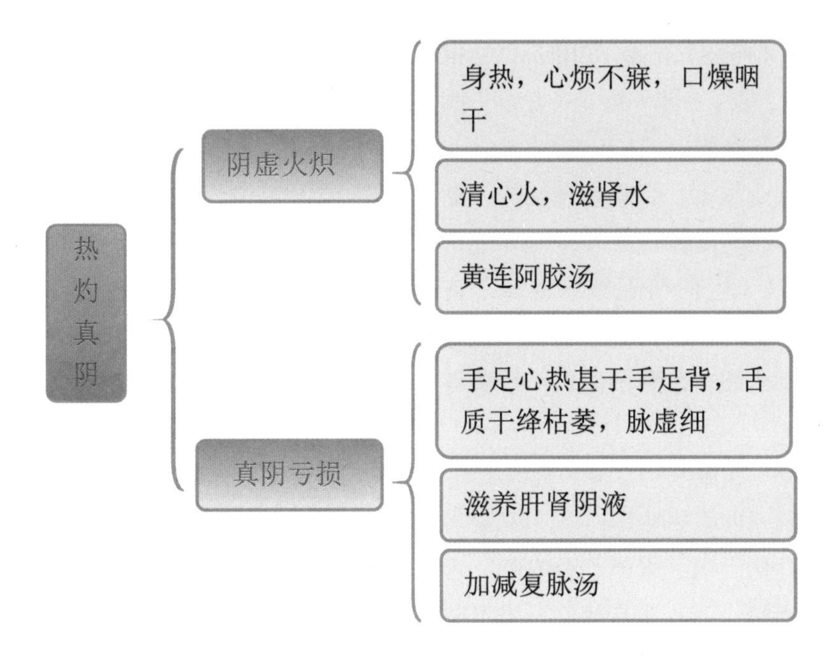

图 7-28-1　热灼真阴证治（1）

【医案举例】

风温（吴鞠通．吴鞠通医案 [M]. 北京：中医古籍出版社，2007）

己丑二月十三日　兆　二十八

风温误汗，以致谵语兼秽。诸病怕秽，症见危急。现在右脉洪大而数，目白睛赤缕缠绕，肺热旺矣！肺主降气，肺气受病则气不得降，是以秽耳。勉于玉女煎加柿蒂、云苓，急降肺气以止秽。其谵语可与紫雪丹。

生石膏四两　知母四钱　炙甘草三钱　次生地五钱　麦冬（连心）五钱　云苓块五钱　柿蒂三钱　京米一撮

水五碗，煮成两碗；渣再以水六碗，煮两碗。分四次服，日三夜一。外紫雪丹三钱备，夜间谵语重则多服，轻则少服。

初三日：风温误汗致秽，与玉女煎加茯神、柿蒂。现在秽止而热未退，右脉洪大微芤，项下有疹，于原方重加育阴合化斑汤，以清续出之邪。

生石膏四两（先煎代水）　知母五钱　犀角三钱　次生地六钱　丹皮四钱　麦冬（连心）五钱　生白芍三钱　沙参四钱　京米一撮　炙甘草五钱

煮四杯，分四次服。

初五日：温热大便已见，里气已通，热退七八，脉亦渐小，但微有谵语，耳聋，津液为表药所伤之故。与重填津液要紧。

次生地六钱　知母六钱　麦冬（连心）六钱　生白芍六钱　黄芩二钱　炙草三钱　生石膏一两　犀角三钱　丹皮五钱

煮四杯，分四次服。

初六日：于前方内加生地二钱，石膏一两，再服一帖。

初七日：温热，宿粪渐下若许，口黏，津液前为燥药所伤，一时难以猝复，舍育阴法，皆外道也。现在脉未静，微有谵语，紫雪丹、石膏辈，尚不能尽去。

生石膏一两　丹皮三钱　犀角二钱　次

生地八钱　麦冬（连心）五钱　知母三钱　生白芍四钱　黄芩二钱　京米一撮　炙甘草三钱

煮三杯，分三次服。

初八日：邪少虚多，自觉精神恍惚，加纯静以守神，与三甲复脉法。

真生地六钱　生白芍五钱　麦冬（连心）四钱　生阿胶一钱　炙甘草三钱　生龟板四钱　生牡蛎六钱　生鳖甲四钱　炒黄芩四钱

煮三杯，分三次服。

初九日：照原方服一帖。

初十日：脉犹洪数，未能十分安静，舌起白苔，尺肤尚热，语言犹有颠倒，未可恣意饮啖，仍与三甲复脉汤。

真大生地六钱　生龟板六钱　麦冬（连心）四钱　生白芍四钱　生鳖甲六钱　麻仁三钱　生阿胶二钱　炙甘草四钱　生牡蛎四钱

浓煎三杯，分三次服。

十一日：外热尽退，脉犹大，但不数耳。照前方再服一帖。

十二日：脉静身凉，一以复丧失之阴为主，数日不大便，与三甲复脉汤去牡蛎。

真大生地八钱　生龟板四钱　麦冬（连心）四钱　生白芍四钱　生鳖甲五钱　麻仁三钱　生阿胶二钱　炙甘草五钱

煮三杯，分三次服。

十三日：大便已见，于前方内加生牡蛎五钱。

十四日：右脉洪大，目白睛赤缕又起，余邪续出，饮食留神，加意调护。

真大生地五钱　生鳖甲五钱　云苓块五钱　生牡蛎五钱　生阿胶二钱　炙甘草三钱　麦冬（连心）五钱　生白芍三钱

煮成三杯，分三次服。

十九日：温病后，阴气大伤，与三甲复脉法。

真大生地六钱　阿胶三钱　麦冬（连心）四钱　生龟板六钱　牡蛎五钱　生鳖甲五钱　生白芍四钱　麻仁二钱　炙甘草三钱

煮三杯，分三次服。

二十四日：温热愈后，阴气不坚，相火已劫，右尺独大，与坚阴泻相火法。

真大生地六钱　阿胶三钱　知母（炒）三钱　生白芍四钱　牡蛎五钱　黄柏（盐水炒）三钱　麦冬（连心）四钱　麻仁二钱　炙甘草三钱

煮三杯，分三次服。二帖。

二十八日：服前方二帖，右尺已小，遂停汤药，服专翕大生膏半料。

按：吴鞠通指出："热邪深入，或在少阴，或在厥阴，均宜复脉。"加减复脉汤是吴鞠通治疗温病后期肝肾阴伤证的主方，在《吴鞠通医案·卷一外感疾病》多个温病后期案例的治疗中用此方收功。三甲复脉汤是加减复脉汤加生牡蛎、生鳖甲、生龟板，治疗肝肾阴伤重证，以及水不涵木、虚风内动者。本案风温误汗，以致病情危急，出现热陷心包、气血两燔等证，后期阴伤严重。在本案后期治疗的18天中，始终辨其证属肝肾阴伤，连用三甲复脉汤加减达10帖，方使病愈。叶天士指出："热邪不燥胃津，必耗肾液。"温病后期须重视滋养阴液，根据肝肾阴伤的轻重程度和出现的不同病机，及时正确选用加减复脉汤及其类方。

3. 阴虚风动

【证候】低热，手足蠕动或瘛疭，心中憺憺大动，甚则时时欲脱，形消神倦，齿黑唇裂，舌干绛或光绛无苔，脉虚。

【病机】本证为肾阴耗损，水不涵木，以致虚风内动之候。多见于温病的后期，由肾阴耗损证发展而来。阴虚不制阳则生内热，此属虚热，多为低热不去；肝为风木之脏，赖肾水以滋养，热邪久羁，真阴被灼，水亏木旺，筋脉失养而拘挛，以致出现手足蠕动，甚或瘛疭之动风见症。心中憺憺大动，系肾水耗竭，不能上济于心，心失所养之故。时时欲脱，是指真阴亏耗，不能维系阳气，随时可出现阴阳离决的危候。形消神倦，为精竭不能养形充神所致。齿黑唇裂，舌干绛或光绛无苔，脉虚皆为肾阴耗损之征。本证辨证要点为手指蠕动，或瘛疭，舌干绛而痿，脉虚。

【治法】滋阴息风。

【方药】三甲复脉汤或大定风珠

三甲复脉汤（《温病条辨》）

炙甘草六钱　干地黄六钱　生白芍六钱　麦冬五钱（不去心）　阿胶三钱　麻仁三钱　生牡蛎五钱　生鳖甲八钱　生龟板一两

本方系加减复脉汤加牡蛎、鳖甲、龟板而成，在滋养肝肾之阴的同时，加三甲以潜阳息风。

大定风珠（《温病条辨》）

生白芍六钱　阿胶三钱生　龟板四钱　干地黄六钱　麻仁二钱　五味子二钱　生牡蛎四钱　麦冬六钱（连心）　炙甘草四钱　鸡子黄二枚　生鳖甲四钱

本方系三甲复脉汤加鸡子黄、五味子而成，为治疗肝肾阴虚，虚风内动重证之主方。鸡子黄为血肉有情之品，滋补心肾，以增强滋阴息风之效，五味子补阴敛阳以防厥脱之变，合加减复脉汤滋补肝肾之阴、三甲滋阴潜阳息风。本方为救阴重剂，适用于纯虚无邪，阴虚至极，阴阳时时欲脱之虚风内动重证。

【临床运用】三甲复脉汤和大定风珠是针对真阴损伤严重，虚风内动而设，需邪热已去，纯属阴虚风动者方可使用。若邪热尚盛者，不得与之，以防滋腻恋邪难解。肺气将绝而喘息气促者，急加人参培元固本。若将成阴阳两脱之势而兼见自汗者，加龙骨、人参、浮小麦以益气敛汗固脱；若心阴心气大伤，而兼见心悸者，加人参、茯神、炒枣仁、浮小麦以益气养心安神。

三甲复脉汤临床常用于治疗冠心病、心绞痛、各类型心律失常、高血压、病毒性心肌炎、脑卒中恢复期、脑动脉硬化等心脑血管疾病证属水不涵木、虚风内动者。亦可用于治疗小儿多动症、帕金森、糖尿病周围神经病变、甲状腺功能亢进症、围绝经期综合征、慢性肾炎。

大定风珠临床常用于治疗多发性抽动症、帕金森氏病、面肌痉挛等神经系统疾病证属津液耗伤、阴虚动风者。亦可用于高血压、脑卒中、产后抑郁、肝纤维化、慢性肾衰等疾病的治疗。

4. 邪留阴分

【证候】夜热早凉，热退无汗，能食形瘦，舌红苔少，脉沉细略数。

【病机】本证多见于春温后期，由于余邪留伏阴分所致。人体卫气昼行于阳而夜行于阴，阴分有余邪，卫气夜入阴分，必与阴分中之余邪相搏，故夜热；至晨卫气从阴分出于阳，不与余邪相争，故早凉；但因余热仍处营阴，不随卫气外出，故热虽退而身无汗。邪留阴分，病不在胃肠，故能进饮食；

然余热久留，营阴耗损而不能充养肌肤，故形体消瘦。舌红苔少，脉沉细略数，均为余热耗损阴液之象。本证的辨证要点为夜热早凉，热退无汗，能食形瘦。

【治法】滋阴清热，搜邪透络。

【方药】青蒿鳖甲汤（《温病条辨》）

青蒿二钱　鳖甲五钱　细生地四钱　知母二钱　丹皮三钱

本证纯用养阴恐滋腻恋邪，单用清热又惧苦燥伤阴，只宜养阴透热并举。方中鳖甲咸寒滋阴，入络搜邪；青蒿芬香，透络清热；两药相配，导邪从阴分而出。生地滋阴养液，丹皮凉血、散血中余热，知母清热生津润燥，并清气分之邪热，合而用之使阴分邪热得以透解。

【临床运用】若兼肺阴虚者，可加沙参、麦冬、川贝母等滋养肺阴；若兼胃阴虚者，可加玉竹、石斛、山药等滋养胃阴，还可佐以食疗，如进食雪梨汁、荸荠汁、石斛茶等。若虚热明显呈五心烦热者，可加地骨皮、白薇、胡黄连等清退虚热。

青蒿鳖甲汤临床常用于治疗围绝经期综合征、社区获得性肺炎、晚期肺癌癌性发热、乳腺癌术后低热、糖尿病、肺结核等证属气阴两虚、余热未尽者。近年来亦有用于治疗慢性特发性血小板减少性紫癜、系统性红斑狼疮、成人 still 病、白塞氏病等自身免疫性疾病，青春期面部痤疮、小儿口疮、小儿性早熟、小儿佝偻病等儿科疾病的临床报道。见图 7–28–2。

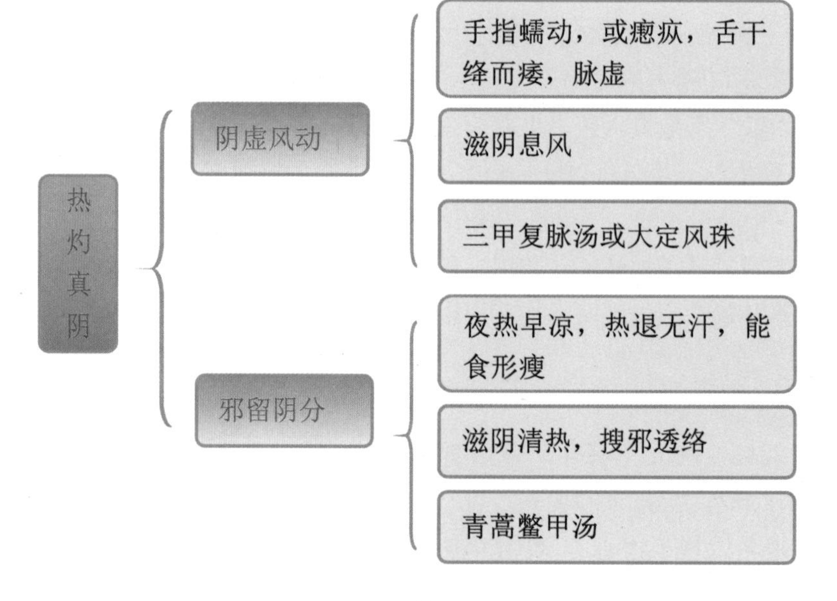

图 7–28–2　热灼真阴证治（2）

小 结

温热类温病包括风温、春温、暑温、秋燥、大头瘟、烂喉痧、暑热疫等。由于致病邪气属阳热性质，具有火热、酷烈等特性，所以温热类温病都具有起病较急、传变较快、热象明显、易伤津液、易内陷生变等特征，治疗以清热祛邪为主，并注意时时顾护阴津。风温与秋燥都病起于肺卫，以肺为病变中心，但风温多发于春季，而秋燥多病于秋季；春温是发于春季的伏气温病，初起以热郁胆腑或热郁营分为特点，病情重，变化多，后期多伤肝肾真阴；暑温发于炎夏盛暑之季，病起于阳明，易伤津耗气；大头瘟、烂喉痧则属温毒范畴，除了温热病里热亢盛的表现外，还具有局部红肿热痛甚至溃烂，或肌肤密布斑疹等特征；暑热疫除有暑热致病的特点外，还有强烈的传染性与流行性。

温热类温病的卫分阶段，多见风热犯卫、燥热犯卫、风热时毒犯卫、温热时毒犯卫等证候，以发热，微恶风寒，口微渴为辨证要点，多伴有头痛，少汗，咽痛，咽痒，咳嗽，舌边尖红，苔薄白，脉浮数等症。治疗以泄卫透表为基本大法，宜选用辛凉之剂，解表泄热，透邪外出。忌辛温发散之剂。

气分阶段，由于温邪入里，正邪剧争，里热炽盛，导致脏腑功能紊乱，常见燥干清窍、邪热壅肺、燥热伤肺、肺热发疹、热郁胆腑、热郁胸膈、热灼胸膈、痰热结胸、热炽阳明、热结肠腑、小肠热盛、肺热腑实、肺热移肠、肺燥肠热、肺燥肠闭、毒盛肺胃、毒壅气分、毒壅肺胃、里热充斥三焦、热盛动风等一系列证候。临床表现除具备发热，不恶寒，口渴，苔黄等基本特征外同，常因病变部位的不同，而出现相应的临床证候。治疗以寒凉清里热为主，并根据感邪轻重及病位差异，选择辛寒、苦寒、甘寒等法。气分阶段，因邪势较甚，正不胜邪，也可出现津气外脱的变证，又当益气敛津固脱。

营分阶段多因邪热深入营分，劫灼营阴，扰神窜络而常见热灼营阴、热闭心包、内闭外脱、气营两燔、气血两燔、毒燔气营（血）等证候。由于营分邪热尚有外出气分的可能，故治疗当以清营透热或清心开窍为主，辅以滋养营阴。

血分阶段因邪热深入血分，引起动血、耗血而常见热盛动血、暑伤肺络、暑入血分、热与血结等证候。病情危重，预后不佳。血分证的治疗应凉血解毒，滋阴增液，活血散血。

温热类温病后期的治疗应以养阴为主，当分辨肺胃阴伤与肝肾阴虚之别，采用甘寒或咸寒的滋阴方法，也须分别余邪的性质选用不同清解余邪的治法，调治将养以善其后。

复习思考题

1. 试述风温、春温、暑温、秋燥的区别。
2. 试述温热类温病卫分阶段的辨治。
3. 试述温热类温病邪热在肺的辨治。
4. 试述温热类温病热结肠腑的辨治。
5. 试述温热类温病邪入营血的辨治。
6. 试述温热类温病后期的辨治。

第八章

湿热类温病辨治

导　学

湿热类温病包括湿温、暑湿、伏暑、湿热疫等主要发生于夏秋季节的温病，通过学习各种温病的概念、病因病理、辨证论治原则，特别是上焦湿热证治、中焦湿热证治、下焦湿热证治、三焦湿热证治、湿热转化证治、后期证治，为临床辨治湿热病奠定基础。

湿热类温病是指感受湿热性质的温邪所致的一类急性外感热病。湿热性质的温邪包括湿热病邪、暑湿病邪等，常见的病种有湿温、暑湿、伏暑、湿热疫等。此类温病四时可见，但多发生于气候炎热、雨湿较盛的夏秋季节。因湿性氤氲黏滞，所以此类温病较之温热类温病传变缓慢，缠绵难愈，病情复杂多变，病程较长，病理特征既有湿象又有热象，病理演变特点是湿邪逐渐化热化燥，病理变化既可伤阴又易伤阳；治疗当以化湿清热为主，并注意分解湿热，顾阴护阳。

第一节　湿温

湿温是由湿热病邪引起的急性外感热病。初起以身热不扬，身重肢倦，胸闷脘痞，苔腻脉缓为主要特征。起病较缓，病势缠绵，病程较长。病变主要稽留于气分，以脾胃为病变中心。本病四时均可发生，但以夏秋季节雨湿较盛、气候炎热之时为多。

湿温病名首见于《难经·五十八难》，该书将其归属于广义伤寒范畴。叶天士《温热论》中将温病分为“夹风”“夹湿”两大类，并对湿热为病者作了精辟的论述。薛生白撰写《湿热病篇》专著，对其发生发展、病因病机、辨证论治作了全面、系统的论述，并创按湿热在上、中、下三焦辨治的方法，被称为湿热病三焦辨证。此后，吴鞠通《温病条辨》详细阐述了湿温三焦分证论治的规律，还记载有众多治疗湿温名方，如三仁汤、五加减正气散、黄芩滑石汤、薏苡竹叶散、三石汤等，均被后世沿用。

西医学中的伤寒、副伤寒、沙门菌属感染、钩端螺旋体病、某些肠道病毒感染等，与湿温的临床特征相似，多属于湿温的范围，可参考本病进行辨治。此外，临床各科消化系统疾病也可参考本病相关证候辨证论治。

一、病因病机

夏秋季节，天暑下逼，地湿上蒸，人处气交之中，则易感受湿热病邪。湿温发病与否，尚与患者的脾胃功能密切相关。若素禀脾胃虚弱，或饮食失慎，恣食生冷，则脾胃受损而运化失司，导致内湿停聚。此时，若外感湿热病邪，内外相合而发为湿温。

湿热病邪侵犯人体多由口鼻而入，由肌表伤者较少。因湿为土之气，而脾为湿土之脏，胃为水谷之海，二者同属中土，湿土之气同类相召，故湿热致病多阳明、太阴受病，发展演变亦往往以脾胃为病变中心。

湿温初起，以湿中蕴热、邪遏卫气为主。其后，卫表见症逐渐消除，则病机以湿热郁蒸气分为主，病位重心在中焦脾胃。湿热蕴阻脾胃，其病有偏于脾和偏于胃之分。病偏于脾者，证候表现为湿重于热；病偏于胃者，则证候表现为热重于湿。一般而言，病程的前期阶段多以湿重热轻为主，随着病程发展，湿邪逐渐化热，则逐渐转化为热重湿轻。同时，中气的盛衰也影响着湿热的转化。素体中阳偏旺者，邪入中焦易从热化而病变偏于阳明胃，表现为热重湿轻；素体中阳较弱者，则邪入中焦易从湿化而病变偏于太阴脾，表现为湿重热轻。若中阳之盛衰无明显偏颇，则大多为湿热并重之证。

湿热之邪郁蒸气分，虽以中焦脾胃病变为主，但湿邪有蒙上流下的特性，故又能弥漫三焦，波及其他脏腑。如湿热蒸腾，蒙蔽于上，清窍壅塞，可引起神志昏蒙；如湿热下注小肠，蕴结膀胱，可致小便不利；如湿热内蕴肝胆，可致身目发黄；如湿热外蒸肌腠，则可外发白㾦等。湿温病变过程中，湿热郁蒸过久，既可因湿热化燥而伤阴，也可因湿盛困阻而伤阳。若气分湿热郁蒸不解，进而化燥化火，内迫营血，甚则因出血过多而致气随血脱。若湿邪久留不去，可致阳气衰微，即“湿胜阳微”，甚至可转化为寒湿。至恢复期，湿热渐消，多见胃气未醒、脾虚不运等证候。见图 8–1。

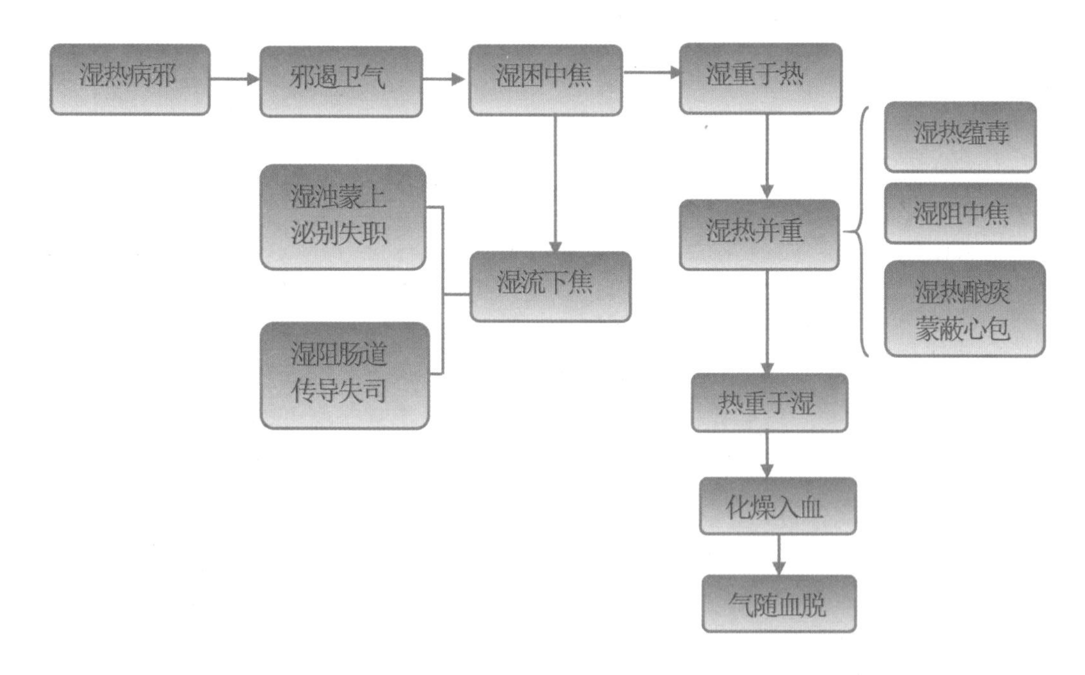

图 8–1 湿温病机演变

二、诊断依据

1. 发病以夏秋季节为多。特别是夏末秋初，雨湿较重的季节较易发生。

2. 起病较缓，初起虽有恶寒发热，但热势不扬，并且头身重痛，胸闷脘痞，舌苔垢腻，脉濡缓等。

3. 传变较慢，病势缠绵，湿热留恋气分阶段较长，病变以脾胃为中心，可涉及他脏。

4. 病程中易见白痦；后期邪热化火、损伤肠络，可见便下鲜血的严重证候。

三、辨治要点

（一）辨证要点

1. 辨湿热轻重　湿为阴邪，热为阳邪，辨湿热轻重是湿温病辨证的关键，也是湿温病治疗的重要依据。湿温病气分阶段常有湿重于热、湿热并重、热重于湿三种病理类型，均可有胸痞、身重、苔腻等湿性黏腻秽浊为特征的主症；而湿重于热者，以伴见身热不扬，苔白腻、脉濡缓为特点；湿热并重者，以伴见发热较甚，苔黄腻，脉滑数为特点；热重于湿者，以伴见壮热，烦渴，苔黄腻偏干，舌质红，脉滑数为特点。其中，辨舌苔是辨别湿热轻重的重要依据。在整个湿温病过程中，初期及前期阶段多表现湿重于热，随着病情的进展，湿渐化热，可转化为湿热并重和热重于湿。

2. 辨湿热所侵部位　湿温病虽以脾胃为中心，但湿邪有蒙上流下的特点。因此，辨湿热偏上焦、中焦、下焦，以及三焦所属脏腑，对诊治至关重要。湿热偏于上焦肺卫，多见恶寒发热，头胀重，胸痞闷或咳嗽，耳聋；湿热蒙蔽心包，轻则神志淡漠，重则昏蒙谵语。若湿热阻于中焦胃脘，多见脘胀，恶心，呕吐；偏于中焦脾则见腹胀，知饥不食，大便溏薄等症。若偏于下焦膀胱则见小便不利，尿频尿急；若湿阻肠道则见大便不爽，腹满，下利黏垢。

3. 辨证候的虚实　湿热病以邪实为主，初期的卫气同病，中期的湿热并重，化燥入营，动血均为实证；但湿邪如留恋日久，又常损伤阳气，出现湿胜阳微的虚实夹杂之证；湿热化燥动血，引起肠道出血，如出血过多，又可见气随血脱的虚脱之证。

（二）治则治法

1. 治则　祛湿清热为本病的治疗原则。

2. 治法　湿温病具体治法的确立当根据湿热之偏盛程度、湿热所在部位以及证候的虚实而灵活运用。

初起湿邪偏盛，宜芳香宣透表里之湿；中期若湿热郁蒸气分，湿浊偏盛，则以化湿为主，稍佐泄热，使湿去而热孤；热邪偏盛，则以清热为主，兼以化湿；湿热俱甚者，则清热化湿并重。当湿热完全化燥化火，治疗则与一般温病相同。

邪在上焦，治宜芳香化湿，重在宣展肺气。邪在中焦，湿浊偏盛，湿中蕴热者，治以苦温开泄，佐以清热；若湿热俱盛者，宜苦辛通降；至热重于湿时，则以清热为主，佐以化湿。邪在下焦，以淡渗利湿为主，使湿邪从小便而出。

对湿温的治疗还应重视宣畅气机与利小便。湿邪黏腻，易阻遏气机，湿阻气滞，气滞更加重湿阻，故治疗当祛湿与宣畅气机并举，气机流畅有助湿邪祛除。另外，治疗湿未完全化燥者，均可配合利小便之法，使湿热之邪有外出之路。

第二节 暑湿

暑湿是感受暑湿病邪所致的急性外感热病，初起以身热，微恶风寒，头胀，胸闷，身重肢酸等暑湿阻遏肺卫为特征。本病好发于夏末秋初。

暑湿列为专病论述较晚。叶天士在《临证指南医案》和《幼科要略》中指出：“暑必兼湿。”俞根初在《通俗伤寒论》中首立暑湿伤寒专节，并分暑湿兼外寒、内寒两种证型论治。王孟英则认为：“暑令湿盛，必多兼感。”何廉臣《重印全国名医验案类编》列暑湿为专病，收病案多例。近代曹炳章的《暑病证治要略》把暑湿分为十三症进行辨证论治，系统描述了暑湿病的因证脉治。

夏秋季节多发的上呼吸道感染、急性胃肠炎、钩端螺旋体病、夏季热以及部分流行性乙型脑炎等病临床表现类似暑湿者，可参考本病辨治。

一、病因病机

夏末秋初，气候炎热，雨湿较多，天暑下逼，地湿上蒸，湿气与暑热相合，则形成暑湿病邪。暑湿病邪兼有暑邪炎热酷烈、传变迅速和湿邪重浊、易犯中焦、弥漫三焦、病势缠绵的双重特点。本病发病的内在因素是元气不足、脾胃虚弱。炎暑湿盛之际，人体脾胃运化呆滞，加之饮食不节，损伤中气，脾胃更见虚弱，暑湿病邪易乘虚而入发病。

本病初起，肺先受邪，病在上焦肺卫，气失调畅，外则邪困肌肤，内则邪阻肺络。此外，夏暑气候炎热，患者多贪凉饮冷，或触冒风雨，易为寒邪所侵，阳气为阴寒所遏，故病初亦可见暑湿兼寒之证。若邪由卫传气，则邪气留连，或壅滞肺络，或邪干胃肠，或弥漫三焦，但更多见暑湿困阻中焦。若暑热夹湿，其邪化燥化火，则易内陷心营，或损伤肺络，或邪郁成毒，毒入肝经而突见黄疸，则属险恶重症。若暑湿病邪日久不去而致元气更伤，阴液暗耗，或素体元气亏虚，感受暑湿者，易成暑湿伤气之证。恢复期可见暑湿余邪蒙扰清窍。

总之，本病发病急骤，以肺脾为病变中心，既可邪留气分而病情缠绵难解，亦可迅速内陷营血；除表现暑热见证外，还有湿邪郁阻的症状。见图 8-2。

二、诊断依据

1. 发病季节在夏末秋初，气候炎热，雨湿较盛之时。

2. 起病急骤，初起以暑湿郁遏肌表为主，暑湿内郁兼表寒者亦多见。

3. 临床上既有发热、心烦、尿赤等突出的暑热内盛症状，又兼有身重、胸痞、苔腻等湿邪内阻症状。

三、辨治要点

（一）辨证要点

1. 辨病位 暑湿初起，邪困肌表，以发热，微恶风寒，身痛，苔腻为主要辨证依据。入气则须辨别邪气所犯部位，邪干胃肠，则发热腹痛，呕吐，泻下臭秽，舌红苔腻；困阻中焦，则壮热，汗出，烦渴，脘痞呕恶，苔腻，脉洪；弥漫三焦，则身热，耳聋头眩，胸闷脘痞，大便溏臭，小便短赤，苔腻脉滑数。

2. 辨预后 暑湿大多留连气分，病势缠绵，邪气久羁不去亦可耗气伤津，但经适当治疗，大多预后较好。即使深入营血，一

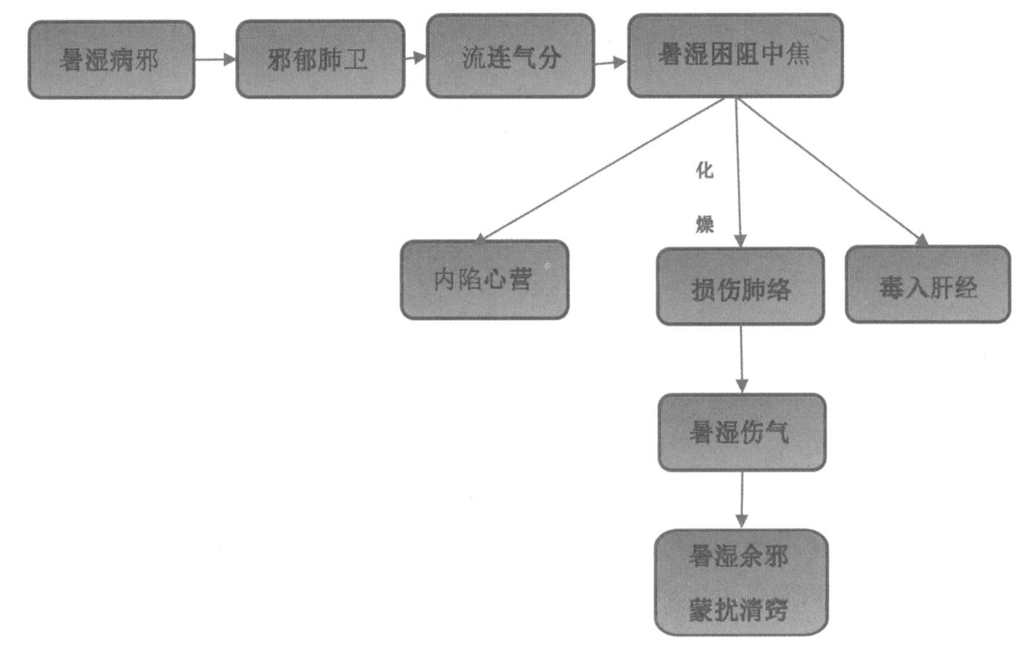

图 8-2　暑湿的病机演变

般病情也不及暑温凶险，但若损伤肺络，出现咯血，咳喘，烦躁，或暑湿化毒，毒犯肝经，出现黄疸，神昏，多处出血者，则属危重证候。

（二）治则治法

1. 治则　本病治疗原则为清暑化湿。

2. 治法　初起暑湿在卫，治宜透表达邪、涤暑化湿。入气分后须视病变在脾、胃、肠不同而随证遣方。其中暑湿干扰胃肠者，宜清解暑热、化气利湿；困阻中焦者，宜清暑化湿；暑湿弥漫三焦，当清暑化湿，宣通三焦；如化燥入血，邪伤肺络而见咳血，当清暑凉血安络；如暑湿伤及元气，当清暑化湿，培元和中；暑湿内陷心营者，当清心开窍，涤暑化湿。本病后期，多表现为暑湿余邪未净，治宜清化暑湿余邪。一旦暑湿郁阻，蒸迫肝胆而见黄疸，化燥伤络而见出血，此时除辨证论治，应及时予以对症处理，控制病情发展。

第三节　伏暑

伏暑是发于秋冬而临床上具有暑湿或暑热内蕴见证的一种急性热病。本病起病急骤，初起即可见暑湿发于气分或暑热炽于营分等里热见症，病势深重且缠绵难解。本病的发病在季节上有秋冬迟早的不同，所以又有“晚发”“伏暑秋发”“冬月伏暑”等名称。

《黄帝内经》中虽未明确提出伏暑的名称，但已有暑邪伏而为病的记载。《素问·阴阳应象大论》说：“夏伤于暑，秋必痎疟。”这与本病的病因、症状、发病季节等十分相似。至宋代《太平惠民和剂局方》首次提出了“伏暑”之词，但其所指为病因而非病名。正式以“伏暑”为病名的，当推明代方广的《丹溪心法附余》，其载有桂苓甘露饮治疗“伏暑”。继则李梴《医学入门》

对伏暑邪伏部位、病机和临床表现进行了论述。到了清代，许多温病学家对伏暑的因、证、脉、治有了更加深入的研究，如周扬俊的《温热暑疫全书》、俞根初的《通俗伤寒论》、吴鞠通的《温病条辨》、吴坤安的《伤寒指掌》、陆子贤的《六因条辨》等书，都设专章讨论伏暑的发生、发展及诊治规律，从而使伏暑的理论和辨治渐臻完善。

西医学中的肾综合征出血热、散发性脑炎、钩端螺旋体病等，发于秋冬季节而见有上述临床特点者，可参考本病辨证治疗。此外，临床各科中消化系统、血液系统及神经系统疾病，也可参考本病相关证候辨证治疗。

一、病因病机

本病的发生，历代医家认为是夏月摄生不慎，感受暑湿或暑热病邪，未即时发病，至深秋或冬月，复感当令时邪而诱发。感受外邪是否发病，主要决定于正邪两方面因素。伏暑发病的内因是正气亏虚，主要是气虚。根据邪正强弱不同，有不病、即病、邪气隐伏过时而发三种可能：如人体正气盛，而邪气致病力不强，可不为外邪所干，则不发病；如正盛邪实多感邪而即时发病；如邪气较弱，而正气亦虚，邪微不足以致病，正虚不足以抗邪外出，邪气即伏藏于内，不出现症状，多不被察觉，但随着时日的迁延，病邪不断耗伤正气，正邪双方逐渐发生变化，甚至失去平衡，至秋冬复感时令之邪触动而发病。

暑湿病邪容易阻遏气机，所以本病发于气分为多，但如患者阴虚阳盛，病邪则容易化燥伤阴而内舍于营分而初病即为营分热盛。因此本病的发病类型有邪在气分与邪在营分之别。一般来说，发于气分者暑湿性质显著，病势较轻；发于营分者暑热性质较突出，病势较重。前人还认为，暑邪伏而后发的病情轻重与发病季节有关，如吴鞠通《温病条辨》强调本病“霜未降而发者少轻，霜既降而发者则重，冬日发者尤重”。本病不论发于气分还是营分，均有时令之邪引动而发，故两种类型初起均兼有卫表见症。感受暑湿之邪伏而内发者，初起多见卫气同病。当表证解除后，气分暑湿之邪多郁蒸少阳，出现形似疟疾的见症。如其邪转入中焦脾胃而湿邪未尽的，多表现为湿热交蒸或热重于湿之证，其临床症状、病机与暑温兼湿及湿温大体相同。如患者内有积滞，每每致湿热与积滞胶结胃肠，出现便溏不爽、胸腹灼热不除等症状。亦可因暑湿化燥化火而入营入血，出现营血证。感受暑热病邪伏而内发者，初起多见卫营同病。当表证解除后，热郁营分，可见心营热盛下移小肠证；营热进而深入血分，出现痰热瘀闭心包、热盛动风、斑疹透发等见症。不论是暑湿内郁气分，还是暑热内舍营分，均可在病程中有正气耗伤，甚至导致气阴两脱，或阳气外脱。后期可见肾气大伤，下元亏虚，固摄失司的病机变化。也有少数病例因痰瘀阻络，或肾气难以恢复而留下后遗症。见图 8-3。

二、诊断依据

1. 发病季节在深秋或冬季。

2. 起病急骤，病势深重，初起即见有暑湿或暑热内蕴的里热证候。若为暑湿发于气分者，可见发热，心烦，口渴，脘痞苔腻等症；暑热发于营分者，起病即见高热，心烦，口干，舌绛，甚至皮肤、黏膜出血而发斑等症。两种类型均兼有恶寒等卫表证，但

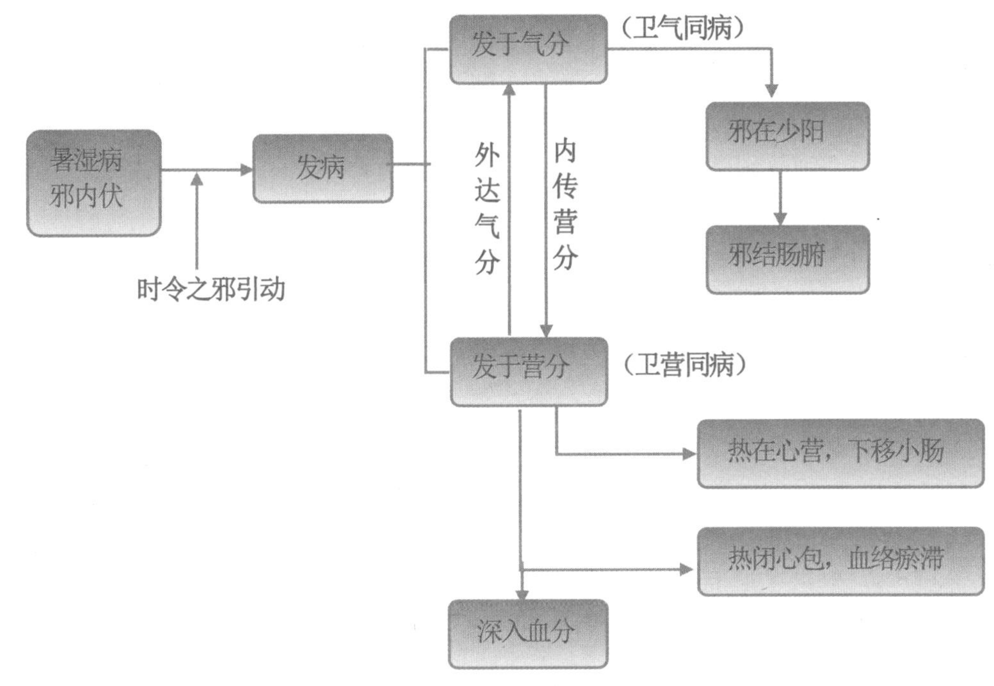

图 8-3　伏暑的病机演变

卫分见症较短暂，随即呈现一派里热证候。

3. 本病气分阶段，可见寒热似疟，口渴，心烦，脘痞，胸腹灼热，苔黄白而腻的暑湿郁阻少阳证；或但热不寒，入夜尤甚，天明得汗稍减而胸腹灼热不除，大便不爽，色黄如酱，肛门灼热的湿热夹滞郁于胃肠证。二证均为本病的特征表现。

4. 部分患者可迅速出现尿少、尿闭，出血，发斑，神昏，抽搐，厥脱等危重证候。待邪退后，可见多尿、遗尿等肾虚之象。

三、辨治要点

（一）辨证要点

1. 辨伏邪之性质　伏暑为伏气温病，发病之初即有伏邪外发之证。若见高热，心烦，口渴，脘痞，舌红苔腻者，为暑湿伏邪发于气分；若见高热，烦躁，口干不甚渴饮，舌绛苔少者，则为暑热伏邪发于营分。伏邪外发皆外邪引动，深秋冬日，虽以风寒多见，但若气候反常，应寒反温，亦可形成风热病邪，故对外邪性质，亦须详加分辨。

2. 辨病发之部位　暑湿发于气分，其病位多在少阳、脾胃、肠腑等；暑热发于营分，其病位多涉及心包、小肠、肝肾和全身脉络。

（二）治则治法

1. 治则　本病初起多为表里同病，故总的治疗原则是解表清里，但重点在清泄伏邪。

2. 治法　对本病初起的治疗，要针对暑邪郁发的部位和病邪性质而治，如发于气分兼表者，宜解表清暑化湿；发于营分兼表，当解表清营。表证解除后，邪在气分，暑湿郁于少阳，宜清泄少阳，分消湿热。暑湿在气分诸证，其治疗大法与暑湿、湿温之气分证治基本相同，可互相参照。而邪在营血者，其治疗又大体与暑温邪入营血的证治相同。

本病多有小便改变及出血、斑疹的发生。小便短少不利者，可见于气、营、血各阶段，若为气分热结阴伤，治当滋阴生津，泻火解毒；若为心营邪热下移小肠，治当清心凉营，导热通腑；若因热瘀内阻肾络而见尿闭者，急予凉血化瘀，泄浊解毒。小便频数量多者，可见于本病后期，乃病变过程中肾气受损所致，治当益肾缩尿。其斑疹乃血分热瘀交结，脉络损伤，迫血妄行所致，治当凉血化瘀。如邪热瘀滞较甚，或大量出血，可导致脏腑衰竭，出现气阴两脱或阳气外脱，则应益气养阴或回阳固脱。

本病部分患者于大病瘥后，可能留有震颤、瘫痪等后遗症，可用滋阴息风、化痰祛瘀通络等法予以调治。

第四节　湿热疫

湿热疫是由湿热疠气所引起的急性外感热病。其特点为初起以疠气遏伏膜原的表现为主要证候，临床常见寒热交作，苔白厚腻如积粉，脉不浮不沉而数等表现。以夏季和热带多雨水地区多见。

明末医家吴又可论述温疫的专著《温疫论》，阐述了湿热秽浊之疠气所引起的疫病在病因、病机、传变上的特点，提出湿热疫疠之邪来势凶猛，从口鼻而入，初起病机既非在表，亦非在里，而是在半表半里之膜原，并创立疏利透达法祛除疫邪，为温疫学说的建立做出了巨大贡献。继之研究温疫者层出不穷。如清代戴天章的《广温疫论》，即是在《温疫论》基础上，对温疫的辨证施治广为发挥，特别在辨气、辨色、辨舌、辨脉、辨神、辨温病兼夹证方面尤有心得，并立汗、下、清、和、补五法施治。刘奎撰《松峰说疫》，沿袭吴又可温疫学说，新订“除湿达原饮”，明确以湿热相称，为温疫的分类奠定了基础。此外，陆九芝、何廉臣等亦有所发挥，进一步丰富了本病的辨证论治的内容。

西医学中的霍乱、急性病毒性肝炎、流行性感冒等疾病，凡具有湿热疫特征者，可参考本病辨证论治。

一、病因病机

湿热疫的外因是具有湿热性质的疠气。湿热疫的产生与气候条件、地理环境、卫生条件、生态环境等诸多自然和社会因素有关。此类疠气引起发病与正气强弱、感邪轻重密切相关。如正气相对充足，感邪较轻，不一定发病，即使发病也较为轻浅；如元气匮乏，感邪又重，则为病深重。因此，正气不足，抗病能力低下，是湿热疫发病的内因。此外，发病轻重与疠气致病力强弱有关，若致病力强者，无论体质强弱，一经感染即可发病。

湿热性疠气多从口鼻而入，侵入人体之初，病邪既非在表，亦非在里，而是遏伏表里分界之膜原，影响气机之出入。疠气溃离膜原，必行传变。概而言之，不外出表、入里两端。所谓出表，系指轻浅之证，稍加治疗病邪即可外出，疾病向愈。而受邪深重，或元气不支者，病邪势必由膜原直走中道，内传入里，而犯及脾胃、大小肠、三焦等脏腑。溃离之邪内传脾胃，与积滞夹杂，无路而出，愈蒸愈闭，则胶闭大肠；损伤脾胃，波及大肠、小肠，导致清浊相干，升降失常而吐泻交作；疫毒夹秽浊或夹冷气过重，郁闭中焦，气机窒塞而上下不通，病势深重；

若平素脾虚湿盛，疫毒内传，困遏脾土则反侮肝木。若疫毒遏伏而无出路，夹秽浊蒸郁波及营血，则病三焦俱急，甚则邪入心脑。疫毒化燥，内传阳明，或现热盛伤津之证；或成邪结腑实之候。阴津耗竭则有亡阴之变，津液耗竭严重者，筋脉失于濡养，可引起肢体拘急，均为险恶之证；病情不能控制，进而阴损及阳，阴竭阳脱，又有性命之虞。病久深入厥阴，主客浑受，络脉凝滞，正衰邪恋而为痼疾。诊治恰当，客邪早逐，未行化燥而转入恢复期，与一般湿热类温病转归相近。如果化燥深入营血，则与暑热疫营血证病机相似。

总之，本病起病急骤，病情大多凶险，具有强烈传染性并能引起流行；疫气始伤，遏伏膜原，虽然传变无常，总以流连气分为多。

二、诊断依据

1. 具有强烈的传染性和流行性。应依据流行特点作为重要诊断线索。

2. 起病急，病情重，病初多见邪伏膜原证候。

3. 病程中易见脾胃、大小肠，或流连三焦气分证候。

4. 有本病接触史。

三、辨治要点

（一）辨证要点

湿热疫初始多以先憎寒而后发热，头身疼痛，乏力，苔白腻为特点。因感邪轻重而膜原之证不尽相同，苔薄白而腻，发热不甚，脉不数者，为病较轻；身热持续，苔白腻厚如积粉，脉不浮不沉而数，则为病重；其中，白苔薄与厚是辨别轻重的关键。胶闭大肠，则腹痛痞满，泻下极臭之物，状如黏胶。清浊相干，随之剧烈吐泻，伤津耗液严重则显转筋；疫秽郁闭中焦，致腹中绞痛，欲吐不得吐，欲泻不得泻。疫困脾土，肝木反乘者，见胁痛，腹胀，乏力等症。疫弥漫三焦，波及营血，以身大热，烦躁，发黄，尿黄赤，苔黄腻，舌质红绛为特征；邪入心脑，则躁扰谵妄，或嗜睡，或昏迷。化热内传阳明者，可见壮热，口渴，脉洪大；或身热不退，腹满痛，舌黑起刺。阴液耗竭，故尿短赤，舌干红，脉细数；阴竭阳脱，症见身冷，汗出不止，脉微欲绝。病至后期，若主客交浑，则身热，肢体时痛，或神识不清，脉数等。

（二）治则治法

1. 原则　祛除湿热疠气。

2. 治法　初起疠气遏伏膜原，治宜疏利透达；感之轻者，服达原饮一二剂，其病自解；稍重者，亦以本方促其战汗而解。溃离膜原，传变入里，依其病候，随证变法，总宜视其前后可解之处，逐邪为主，兼顾气阴。胶闭大肠者，治宜导滞通腑逐邪之法，轻法频下；清浊相干，治宜芳香化浊，分利逐邪；疫秽郁闭中焦，急以辟秽解毒，利气宣中。疫困脾土，当渗利逐邪；疫漫三焦，波及营血，直须芳化解毒，渗利逐邪，清凉并施；邪入心脑，开窍为先，以复苏心神为急务；阳明热盛，则清热生津；邪结肠腑，宜攻下逐邪；耗气亡阴，急急益气养阴，生津救逆；阴竭阳脱，速予益气固脱，回阳救逆。化燥深入营血者，考其在气在血之不同，气分为主兼入营血者，治气分湿热为主，兼治营血；营血证为主，参照暑热疫证治。转入恢复期可参考湿热类温病调治。

第五节 湿热类温病主要证治

湿热类温病的病因具有阴阳双重属性。湿热类温病的病理变化，主要反映了三焦所属脏腑的功能失调及实质损害，其临床表现特点：一是多以脾胃为中心而弥漫全身的湿热症状；二是阴阳合邪的特征性症状，如身热而不扬，面色不红而淡黄，不烦躁而表情淡漠，渴而不欲饮，知饥而不欲食，大便数日不下而不燥结等，须细加辨识。治疗当以清热化湿为基本治则。清热药多用苦寒，但苦能化燥伤阴，寒可遏湿难化；化湿药多偏温燥，而温能助热增邪，燥则易伤阴津。故临床必须审度病势，合理遣方用药，力求做到清热不碍湿，祛湿不助热，而同时兼顾到阴津盛衰。另由于湿性胶著腻滞，不易速祛，治疗切勿急于求成而用刚猛之剂，否则将造成邪未祛而正已伤之态势，反致困顿。

一、上焦湿热证治

湿热郁阻上焦，多见于湿热类温病早期，以恶寒少汗，身热不扬，胸闷脘痞，苔腻脉缓等湿遏卫气见症为多。治疗以芳香透表为主，尤当注重宣肺，流气以化湿，忌用汗、下、滋腻之法。若湿热酿痰，蒙蔽心包，表现为神识昏蒙，似清似昧，或时清时昧，又当清热化湿，豁痰开窍。

（一）湿遏卫气

【证候】恶寒少汗，身热不扬，午后热甚，头重如裹，身重肢倦，胸闷脘痞，面色淡黄，口不渴，苔白腻，脉濡缓。

【病机】本证见于湿温病初起，既有湿郁卫表的表证，又有湿郁气分，脾湿不运的里证。湿遏卫阳，腠理开合失常，故恶寒少汗。湿邪在表，卫气不得宣泄而发热，但热处湿中，热为湿遏，故身热不扬，午后热甚。湿性重着，蒙蔽清阳，故头重如裹。湿邪客于肌腠，故身重肢倦。湿阻中焦，气机升降不畅，故胸闷脘痞，面色淡黄，口不渴，苔白腻，脉濡缓等，均为湿邪偏盛的征象。本证的辨证要点为恶寒，身热不扬，胸闷脘痞，苔白腻。

【治法】芳香辛散，宣气化湿。

【方药】藿朴夏苓汤或三仁汤

藿朴夏苓汤（《医原》）

藿香二钱　姜半夏钱半　赤苓三钱　杏仁三钱　生苡仁四钱　蔻仁六分　猪苓钱半　泽泻钱半　淡豆豉三钱　厚朴一钱

方中淡豆豉、杏仁宣肺解表，肺气宣化，则湿随气化。藿香、厚朴、半夏、蔻仁芳香化浊，燥湿理气，使里湿除而气机得畅。生苡仁、猪苓、赤苓、泽泻淡渗利湿，引湿邪从小便而去。本方集芳香化湿、苦温燥湿、淡渗利湿于一方，以使表里之湿内外分解。

三仁汤（《温病条辨》）

杏仁五钱　飞滑石六钱　白通草二钱　白蔻仁二钱　竹叶二钱　厚朴二钱　生苡仁六钱　半夏五钱

本方用杏仁宣开上焦肺气；白蔻仁、厚朴、半夏芳香化浊、燥湿理气；生苡仁、滑石、通草淡渗利湿；合用竹叶以轻清宣透郁热。吴鞠通说："惟以三仁汤轻开上焦肺气，盖肺主一身之气，气化则湿亦化也。"

【临床运用】藿朴夏苓汤和三仁汤两方组成相似，均有开上、运中、渗下的作用，能够宣化表里之湿，所以都适用于湿温初起湿遏卫气、表里合邪之证。但藿朴夏苓汤用豆豉配藿香疏表透邪，用生苡仁、猪苓、泽泻淡渗利湿，故芳化及渗湿作用较强，适用于湿邪较重，热象不显，表证较显著者；三仁汤用竹叶、滑石、通草泄热利湿，故更适用于湿中蕴热者。

本证见发热恶寒，头痛少汗，类似风寒表证，但脉不浮紧而濡缓，且胸闷不饥，苔白腻，湿郁见症明显，可资鉴别。其胸膈痞满，不饥，有似食滞，但无嗳腐食臭，当可鉴别。其午后热甚，状似阴虚，但无五心烦热，颧红盗汗，舌红少苔之阴虚内热见症，故不难鉴别。

对湿温初起邪遏卫气证的治疗虽用开上、运中、渗下之法，但因病邪偏于上中焦，所以用药主以芳香化湿之品以宣化湿邪，常用藿香、佩兰、大豆黄卷、白豆蔻、荷叶等。同时配伍宣展肺气之品，如杏仁、淡豆豉等，以取流气化湿之效。如湿中蕴热者，则伍以竹叶、连翘、黄芩等轻清之品。至于茯苓、滑石、通草、苡仁等淡渗之品，也每配伍使用，既可通过利小便导湿外出，又有助于使邪热从小便外泄。

藿朴夏苓汤临床常用于治疗慢性浅表性胃炎、慢性萎缩性胃炎、反流性食管炎、功能性消化不良等消化系统疾病证属脾胃湿热者。亦可用于治疗慢性咳嗽、糖尿病肾病、艾滋病、慢性疲劳综合征等由湿热所致者。

三仁汤临床常用于治疗慢性浅表性胃炎、慢性萎缩性胃炎、反流性食管炎、功能性消化不良、功能性便秘、肠易激综合征等消化系统疾病证属湿热郁闭、中焦不利者。亦可用于治疗糖尿病、高脂血症、复发性阿弗他口腔溃疡、类风湿性关节炎急性发作期、慢性咳嗽、慢性肾病、荨麻疹、功能性低热等由湿热所致者。见图 8-4。

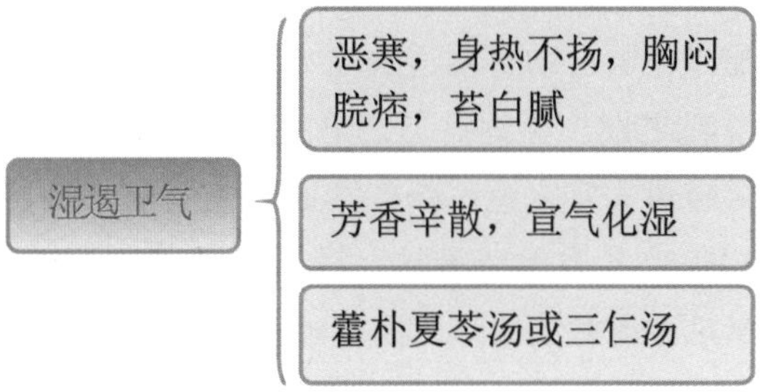

湿遏卫气
- 恶寒，身热不扬，胸闷脘痞，苔白腻
- 芳香辛散，宣气化湿
- 藿朴夏苓汤或三仁汤

图 8-4　湿遏卫气证治

（二）暑湿在卫

【证候】身热，微恶风寒，或恶寒明显，甚则寒战，身形拘急，头痛胀重，身重肢节酸楚，无汗或微汗，胸脘痞闷，心中烦，时有呕恶，苔白腻或微黄腻，脉浮濡数或浮弦。

【病机】此为暑湿之邪郁遏肌表之证。暑湿袭表，闭阻卫分，则见微恶风寒；邪正交争而为身热，暑性炎热，故其身热较高。腠理郁遏，则无汗或微汗；邪热壅盛，则头重胀痛；暑湿遏阻经络肌肤，则身重，肢节酸楚。湿邪内阻，清阳失展，气机升降失常故胸脘痞闷，心中烦，时有呕恶。苔白腻或微黄腻，脉浮滑数为暑湿在表之象。若暑湿为寒邪所遏，寒邪外束，腠理闭塞，则为恶寒明显，甚则寒战，身形拘急。本证的辨证要点为发热无汗，恶寒，脘闷心烦，苔腻。

【治法】透邪达表，涤暑化湿。

【方药】卫分宣湿饮或新加香薷饮

卫分宣湿饮（《暑病证治要略》）

西香薷一钱　全青蒿钱半　滑石四钱　浙茯苓三钱　通草一钱　苦杏仁钱半　淡竹叶三十片　鲜冬瓜皮一两　鲜荷叶一角

方取香薷辛苦性温，气味芳香，能解

表散寒，涤暑化湿；青蒿味苦性寒，气亦芳香，有清解暑邪，宣化湿热的作用。两药相配，香薷可助青蒿透表之力，青蒿可制香薷辛温之性。青蒿后下之意在于取气之芳香，合轻可去实之意。杏仁宣通上焦气机，鲜荷叶气味芳香而清暑热，滑石、茯苓、通草、冬瓜皮等甘淡渗湿，淡竹叶清热生津。

新加香薷饮（《温病条辨》）

香薷二钱　金银花三钱　鲜扁豆花三钱　厚朴二钱　连翘二钱

本方为香薷饮加金银花、连翘而成。方中香薷芳香可透在表之暑湿，辛温以解在表之寒，虑其湿邪在里而难散，故用厚朴燥湿和中，再合金银花、扁豆花、连翘以辛凉清热涤暑。药仅五味，却合散寒、化湿、清暑于一方。

【临床运用】卫分宣湿饮和新加香薷饮均可治疗暑湿在卫，但前方辛温合以甘淡，意在透邪达表而化湿，适用于暑热之象较轻者；后方辛温配伍辛凉，重在解表寒清暑湿，适用于寒邪外束而暑湿内郁之证。

若暑热较甚，可加西瓜翠衣、大青叶等，以加强清解暑热之力。外寒甚而见恶寒明显、脉象浮紧者，可加荆芥、蔓荆子疏风散寒。如尿黄赤短少，可加芦根、滑石等，以导湿下行，并使暑热有出路。若药后汗出恶寒解，香薷即应停用，以免其发散太过而耗伤正气。

新加香薷饮临床常用于治疗普通感冒、流行性感冒、夏季发热、社区获得性肺炎等病。见图 8-5。

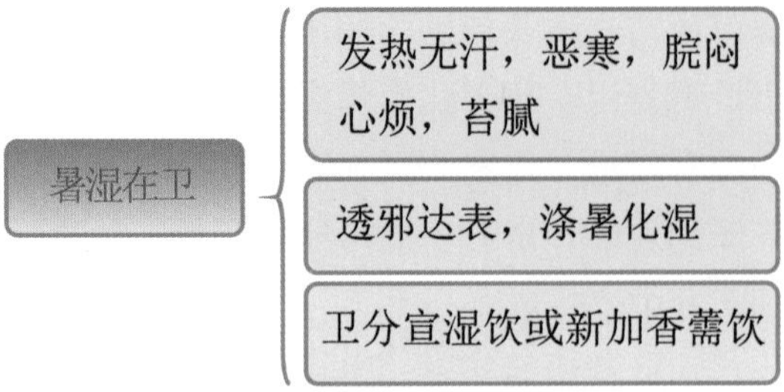

暑湿在卫
- 发热无汗，恶寒，脘闷心烦，苔腻
- 透邪达表，涤暑化湿
- 卫分宣湿饮或新加香薷饮

图 8-5　暑湿在卫证治

（三）湿热酿痰，蒙蔽心包

【证候】身热不退，朝轻暮重，神识昏蒙，似清似昧，或时清时昧，时或谵语，舌苔黄腻，脉濡滑而数。

【病机】本证病机为湿热酿蒸成痰，痰浊蒙蔽心包。心包为湿热痰浊所蒙，心神受其蔽扰，故见神识昏蒙，似清似昧，或时清时昧；气分湿热郁蒸，故身热不退，朝轻暮重；舌苔黄腻、脉濡滑数为湿热蕴结，热邪偏盛的征象。本证的辨证要点为身热不退，朝轻暮重，神识昏蒙，苔黄腻。

【治法】清热化湿，豁痰开窍。

【方药】菖蒲郁金汤合苏合香丸或至宝丹

菖蒲郁金汤（《温病全书》）

鲜石菖蒲三钱　广郁金一钱　炒栀子三钱　青连翘二钱　灯心二钱　鲜竹叶三钱　丹皮二钱　淡竹沥五钱（冲）　细木通钱半　玉枢丹五分（冲）

菖蒲郁金汤中以菖蒲、郁金、竹沥、玉枢丹等化湿豁痰、开窍苏神；用山栀、丹皮、连翘、竹叶清泄湿中之蕴热；木通、灯心导湿热下行，适用于气分湿热郁蒸，酿痰蒙蔽心包之证。

【临床运用】湿热酿痰蒙蔽心包与热闭心包，均以神志异常为主要表现，但二者为性质不同的两种临床类型。前者为湿热酿痰，包络受其蒙蔽，病在气分，以神志昏蒙为特征，舌苔黄腻；后者为热邪内陷，机窍受其阻塞，病入营分，以神昏谵语或昏愦不语为特征，并伴舌蹇肢厥，舌质红绛。临床当注意鉴别。

在临床治疗时，可根据痰湿、痰热的偏重，配合使用芳香开窍的成药。若痰热较重，邪热炽盛者，可加服至宝丹，以清心化痰开窍；若湿浊偏盛而热势不著者，可送服苏合香丸以化湿辟秽、芳香开窍。

现代临床常用苏合香丸汤治疗流行性乙型脑炎、脑血管意外、癔病性昏厥、癫痫、肝昏迷、冠心病心绞痛、心肌梗死、胆道蛔虫症、过敏性鼻炎等。菖蒲郁金汤临床常用于治疗失眠、病毒性脑炎、脑卒中、脑卒中后抑郁症、围绝经期抑郁症、急性一氧化碳中毒后脑病、阿尔兹海默综合征、肝性脑病、慢性阻塞性肺疾病等疾病由痰热郁结所致者。见图 8-6。

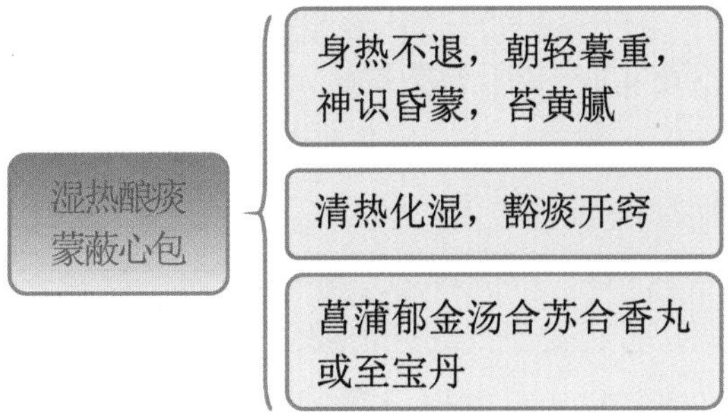

湿热酿痰蒙蔽心包
- 身热不退，朝轻暮重，神识昏蒙，苔黄腻
- 清热化湿，豁痰开窍
- 菖蒲郁金汤合苏合香丸或至宝丹

图 8-6　湿热酿痰，蒙蔽心包证治

【医案举例】

湿热酿痰，蒙蔽心包（蒋雨平.临床神经疾病学[M].上海：上海医科大学出版社,1999）

李某，女，33 岁，2009 年 11 月初诊。

病史：患者平时性格开朗，因夫妻感情不和，致使夜间不寐，随后心情时而烦躁不安，时而默默不语，曾有自杀倾向。曾去医院心理门诊治疗，未见明显好转。服多种西药镇静剂（药名、药量均不详）有一定疗效，但出现了剧烈的胃痛，饮食日见减少，身体逐渐消瘦，故求中医诊治。诊见：患者精神抑郁，表情苦闷，语无伦次，时而自语不休，口出大话，脉滑数，舌质红，苔黄腻。

诊断：抑郁症（痰火扰心，神明不清）。

治法：治以清热化痰，开窍宁神，调和肝胃。

处方：石菖蒲 15g　郁金 15g　北沙参 15g　麦门冬 15g　竹叶 12g　生石膏 12g　竹沥 12g，黄连 3g　海螵蛸 6g　天竺黄 10g　白芍 10g　朱砂 1g（冲服）。水煎服。5 剂后精神症状好转。30 剂后全部精神症状消失，精神稳定，体重增加 4kg，睡眠、饮食均正常，能胜任正常工作，随访半年未见复发。

按：抑郁症是临床常见的心理疾病，本例主要是情感不和，气郁化火，火炼津液成痰，痰蒙心窍，以致心神不宁，脏腑阴阳失调。本病治疗重在清热祛痰，开窍宁神，调理肝胃，故重用石菖蒲、郁金、竹沥等。

（四）卫气同病

【证候】头痛，周身酸痛，恶寒发热，无汗或有汗，心烦口渴，小便短赤，脘痞，苔腻，脉濡数。

【病机】本证常见于伏暑初起，由新感引动内伏之暑湿所致，为暑湿内郁气分，时邪外束肌表的卫气同病之证。时邪袭表，卫气郁闭，故见头痛，周身酸痛，恶寒发热，无汗或有汗；暑热内郁，故见心烦口渴，小便短赤，脉数；湿邪郁阻气机，故见脘痞，苔腻，脉濡。

本证的辨证要点为恶寒发热，心烦口渴，小便短赤，脘痞苔腻。

【治法】解表透邪，清暑化湿。

【方药】银翘散去牛蒡子、玄参加杏仁、滑石方或黄连香薷饮

银翘散去牛蒡子、玄参加杏仁、滑石方（《温病条辨》）

即于银翘散内去牛蒡子、玄参，加杏仁六钱　飞滑石一两

方中银翘散辛凉疏解在表之邪。因湿邪内阻，故去牛蒡子、玄参之润，加杏仁开宣肺气，以肺主一身之气，气化则湿亦化；滑石清利暑湿。合用之可使表里之邪各得分解。

黄连香薷饮（《类证活人书》）

香薷一两半　扁豆　厚朴各二两　黄连二两

本方由香薷饮加黄连而成，又称四物香薷饮。方中用香薷、厚朴、扁豆解表散寒，涤暑化湿；黄连清热除烦。适用于表寒外束，暑湿内蕴，而暑热较甚者。

【临床运用】临床治疗时，如胸闷，加郁金、豆豉宣畅气机；湿阻气滞而脘痞泛恶者，可酌加半夏、陈皮等理气开痞化湿；如湿邪在表，虽有汗而热不解者，可加藿香、佩兰化湿解表；如暑热较甚还可加生石膏、寒水石、竹叶心等以清在里之郁热。

黄连香薷饮临床用于治疗夏季急性腹泻、小儿夏季感冒由暑湿内侵、湿热互结所致者。见图 8–7。

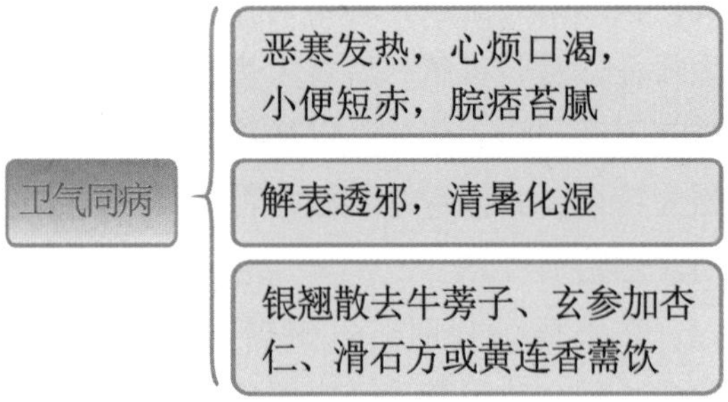

卫气同病
- 恶寒发热，心烦口渴，小便短赤，脘痞苔腻
- 解表透邪，清暑化湿
- 银翘散去牛蒡子、玄参加杏仁、滑石方或黄连香薷饮

图 8–7　卫气同病证治

【医案举例】

暑湿在卫（严世芸，郑平东，何立人整理. 张伯臾医案 [M]. 上海：上海科学技术出版社，2003）

汤某，女，29 岁，住院号：68/5574。

一诊：7 月 19 日　体温 40.1℃

壮热无汗二日，微恶寒，头痛口干，胸闷，脉浮数，苔薄白腻而干。寒暑湿错杂之邪，蕴蒸气分，拟黄连香薷饮加味解表清暑。

炒川连 2.4g，香薷 6g，扁豆花 9g，川朴花 4.5g，淡豆豉 12g，黑山栀 9g，广郁金 9g，鲜芦 1 支，防风 9g，鸡苏散 18g（包煎）。1 剂

二诊：7 月 20 日　T38.5℃

药后微汗，身热较减，头痛倦怠，半夜略咳，口干，大便未解，脉仍浮数，苔薄。暑湿表症虽减未解，腑气未通，仍守前法出入。

前方去川朴花，加枳实 9g，杏仁 9g。1 剂

三诊：7 月 21 日　T36.7℃

得汗不多，但寒热已退，大便亦解，头痛未止，头汗齐颈而还，脉浮小滑，苔薄腻。暑湿虽化未清，再拟芳香宣化。

鲜藿佩各9g，冬桑叶9g，菊花6g，薄荷3g（后入），芦根1支，茯苓12g，炒枳壳9g，桔梗4.5g，青蒿9g，白薇9g。3剂

按：本例用黄连香薷饮加减治疗。香薷饮适用于暑天感受风寒之邪，症见壮热恶寒，无汗苔白，用香薷发汗退热，即《黄帝内经》所谓"体若燔炭，汗出而散"。然因暑天，故每多夹热，本例即属此类，故又有黄连香薷饮方，其所以用黄连者，暑邪入心故也。关于香薷，古代有冬季麻黄，夏令香薷之说，是指其发汗之力犹如麻黄。然而单味麻黄并不发汗，仅为开肺平喘，需与桂枝相配始能得汗；而香薷单味即可发汗，且其性味辛温，故暑天感冒发热而有汗者用香薷须慎重审之。若感受暑热之邪，香薷更需斟酌而用。

二、中焦湿热证治

湿为土之气，而脾为湿土之脏，胃为水谷之海，两者同属中土，湿土之气同类相召，故湿热致病多太阴、阳明受病，发展演变亦往往以脾胃为病变中心。故中焦湿热证候在湿热类温病中最为常见，临床应把握湿与热的主次、轻重，细辨湿重于热、湿热并重与热重于湿的不同，治疗以清热化湿为原则，依据湿热的变化而灵活遣方用药。

（一）湿重于热

1. 湿困中焦

【证候】身热不扬，脘痞腹胀，恶心呕吐，口不渴，或渴而不欲饮，或渴喜热饮，大便溏泄，小便混浊，苔白腻，脉濡缓。

【病机】本证病机为湿浊偏盛，困阻中焦，脾胃升降失司。湿中蕴热，热为湿遏，故见身热不扬；脾胃受湿所困，脾升胃降功能失常，则见脘痞腹胀，大便溏泄；湿阻于内，故口不渴；若湿阻清阳，津液失于上布，则口渴，但渴不欲饮，或喜热饮；因脾气升运受阻，胃气失于和降，浊气上逆而见恶心呕吐；湿邪下趋，泌别失职，则见小便浑浊；苔白腻，脉濡缓，为湿邪偏重的征象。本证的辨证要点为身热不扬，脘痞腹胀，苔白腻。

【治法】芳香化浊，燥湿运脾。

【方药】雷氏芳香化浊法（《时病论》）

藿香叶一钱　佩兰叶一钱　陈广皮一钱五分　制半夏一钱五分　大腹皮一钱（酒洗）　厚朴八分（姜汁炒）　鲜荷叶三钱

方中藿香、佩兰芳化湿浊；陈皮、半夏、厚朴、大腹皮燥湿理气和中；佐以鲜荷叶透热升清化浊。全方具有芳香化浊，燥湿理气的功效。

【临床运用】本证因湿浊偏盛，湿中蕴热，治疗当先开其湿，而后清热。不可早投寒凉而致闭郁湿浊，气机阻滞。亦不可过早投以健脾益气之品，恐其恋邪不解。如湿邪已有化热之象，见口微渴，小便黄赤，苔微黄腻者，可加入竹叶、栀子、黄芩、滑石、生甘草以增泄热之力。如胸闷脘痞较甚，可加枳壳、郁金、苏梗等理气之品。如湿浊蒙上，见神识如蒙，头胀，呕恶，渴不多饮，治宜芳香化浊，辟秽开窍，方用苏合香丸。

雷氏芳香化浊法临床常用于治疗慢性浅表性胃炎、胆汁反流性食管炎、腹泻型肠易激综合征等消化系统疾病证属湿热郁闭、中焦不利者。亦可用于治疗糖尿病、糖尿病胃轻瘫。

2. 邪阻膜原

【证候】寒热往来如疟状，寒甚热微，身痛有汗，手足沉重，呕逆胀满，舌苔白厚

腻浊，或厚如积粉，脉缓。

【病机】本证为湿热秽浊郁伏膜原，阻遏阳气所致，是湿温初发的又一类型。膜原，外通肌肉，内近胃腑，为一身之半表半里。湿热秽浊之邪从口鼻而入，直趋中道，可归于膜原。湿热秽浊郁伏膜原，阻滞表里之气机，阳气被湿浊阻遏，不能布达于肌表故恶寒，至阳气渐积，郁极而通，则恶寒消失而发热汗出；邪正反复交争，则寒热往来，起伏如疟；因湿浊偏盛，阳气受郁，故寒甚而热微；膜原湿浊外渍肌肉，经络之气不通，则身体疼痛，手足沉重；湿浊内阻脾胃，中焦气机失调，胃气上逆，则呕逆胀满；舌苔白厚腻浊，或如积粉，脉缓，皆为湿浊内盛之象。本证的辨证要点为寒热往来，寒甚热微，舌苔白厚腻浊。

【治法】疏利透达膜原湿浊。

【方药】达原饮或雷氏宣透膜原法

达原饮（《温疫论》）

槟榔二钱　厚朴一钱　草果仁五分　知母一钱　芍药一钱　黄芩一钱　甘草五分

方中槟榔、厚朴、草果苦温燥湿，辛开气机，直达膜原，透达湿热秽浊；配知母滋阴清热，白芍敛阴和血，黄芩清湿中之蕴热，甘草和中。全方共奏疏利透达膜原湿浊之功。

雷氏宣透膜原法（《时病论》）

厚朴一钱（姜制）　槟榔一钱五分　草果仁八分（煨）　黄芩一钱（酒炒）　粉甘草五分　藿香叶一钱　半夏一钱五分（姜制）　生姜三片

本方即达原饮去酸敛滋润之白芍、知母，加化湿泄浊之半夏、藿香。方中厚朴、槟榔、草果辛温燥烈，直达膜原，开泄透达膜原湿浊；辅以藿香、半夏芳香理气，化湿除秽；佐黄芩清湿中蕴热；甘草和中。另以生姜为引，目的在于和胃降逆，宣通气机，以利湿浊透化。

【临床运用】两方均为邪阻膜原的代表方，但达原饮方中有知母、黄芩，清热之力稍盛，适用于湿热邪阻膜原，湿遏热伏，苔如积粉而舌质绛者。雷氏宣透膜原法方中用藿香叶、半夏，燥湿化浊之力更盛，适用于湿浊阻滞膜原，苔厚腻如积粉，舌红者。

本证湿浊郁结较甚，一般化湿之剂难以取效，须投以疏利透达之剂，以开达膜原湿浊之邪。达原饮和雷氏宣透膜原法药力均较峻猛，且药性偏于温燥，临床运用时必须辨证准确，并应注意中病即止。一旦湿开热透，热势转盛，即应转手清化，慎勿过剂使用，以免助热劫津而酿生他变。

达原饮临床常用于治疗长期不明原因发热、感染性发热、癌性发热等湿热郁阻膜原所致发热性疾病。亦用于治疗流行性感冒、急性支气管炎、失眠、高脂血症、便秘、慢性乙型肝炎、荨麻疹、胆囊炎由湿热秽浊之邪所致者。见图 8-8。

（二）湿热并重

1. 湿热困阻中焦

【证候】发热汗出不解，口渴不欲多饮，脘痞呕恶，心中烦闷，便溏色黄，小便短赤，苔黄腻，脉濡数。

【病机】本证病机为湿郁化热，湿热并重，互结中焦，脾胃升降失常，是湿温病湿热并重，湿热交蒸，郁阻中焦脾胃的代表证型。里热渐盛，热蒸湿动，则发热汗出，但湿性黏滞，不易速祛，故发热不为汗解。热盛伤津，而口渴，湿邪内留，则所饮不多。

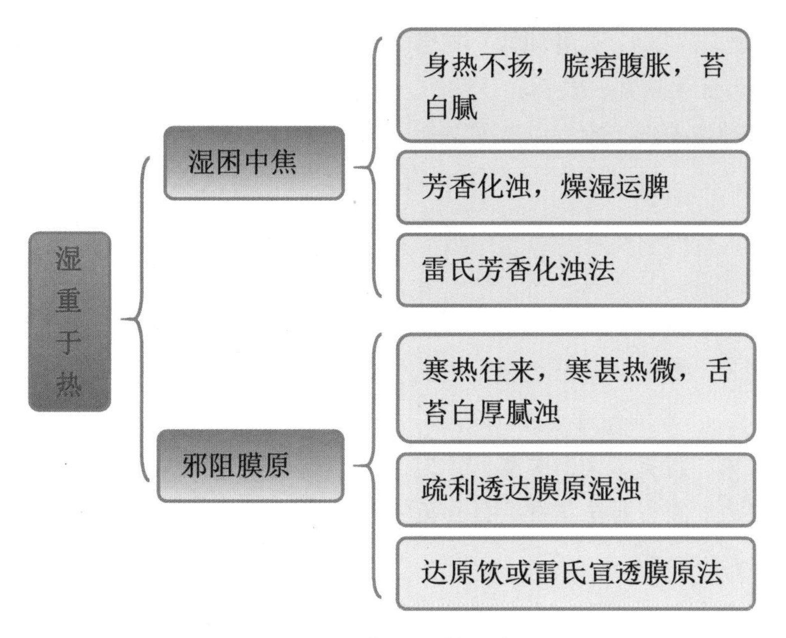

图 8-8　湿重于热证治

湿热中阻，气机不畅，浊气不得下降，故脘痞呕恶。湿热熏扰心胸则心烦而闷。脾不升运，湿浊下迫，小肠泌别失司，故便溏色黄，小便短赤。苔黄腻，脉濡数，皆为湿热俱盛之征象。本证的辨证要点为发热汗出不解，脘痞呕恶，心中烦闷，苔黄腻。

【治法】辛开苦降，清热燥湿。

【方药】王氏连朴饮（《霍乱论》）

制厚朴二钱　川连（姜汁炒）　石菖蒲　制半夏各一钱　香豉（炒）　焦栀各三钱　芦根二两

本证病机重点是湿热交蒸于中焦脾胃，徒清热则易碍湿，徒化湿则易助热，故治疗必须两相兼顾。方中以黄连、山栀清泄里热，厚朴、半夏燥湿化浊，淡豆豉配合山栀清宣郁热，菖蒲芳香化浊，芦根清利湿热，生津止渴。

【临床运用】临床治疗时，若湿热较重，可酌加黄芩、滑石、通草、猪苓等以增强清热利湿之功；若呕吐较甚者，可加姜汁、竹茹降逆止呕。如湿热互结，中焦痞塞不通者，可用吴鞠通《温病条辨》半夏泻心汤去人参、干姜、甘草、大枣加枳实、生姜方（半夏、生姜、黄连、黄芩、枳实）。

临床运用王氏连朴饮可治疗胆汁反流性胃炎、口腔炎、舌炎、慢性胃炎、慢性结肠炎、伤寒、副伤寒、病毒性肝炎、湿疹、阳痿、不孕症等多种疾病。

【医案举例】

湿热困阻中焦（钱星若 . 自怡医庐论症医案选存 [M]. 南京：江苏科学技术出版社，2010）

张某，男，61 岁。

湿温七日，身热口渴不欲多饮，汗少胸闷，夜不安寐，神情烦躁，脉弦数，舌黄垢腻，病情未有进展，予辛苦宣泄以达其邪。

鲜菖蒲一钱五分　广郁金三钱　黑山栀三钱　连翘三钱　黄芩三钱　制川朴一钱五

分　滑石四钱　远志三钱　豆卷四钱　甘露消毒丹四钱　另万氏牛黄丸一粒吞。

本方两剂后神情安定，改方以芳辛苦泄之剂，数日而安。

按：本例属于湿温病，湿热并重，困阻中焦之证。患者身热、口渴而不欲多饮，苔黄而垢腻，皆是湿热俱重之象。故以辛开苦降为法，药用菖蒲、郁金、厚朴之辛，以化湿，连翘、黄芩、甘露消毒丹苦寒以清热，共为辛开苦降之法。滑石、大豆黄卷、远志加强化湿清热之力。患者神情烦躁，故加万氏牛黄清心丸以开窍安神。

2. 湿热蕴毒

【证候】发热口渴，胸闷腹胀，肢酸倦怠，咽喉肿痛，小便黄赤，或身目发黄，苔黄而腻，脉滑数。

【病机】本证病机为湿热交蒸，蕴酿成毒，充斥气分。湿热俱盛蒸腾于内，损耗津液，则发热口渴，热毒上壅则咽喉肿痛。湿热蕴结下焦，则小便黄赤。湿热蕴阻，气机不展则胸闷腹胀，肢酸体倦。如湿热交蒸，内蕴肝胆，胆汁溢于肌肤则见身目发黄。苔黄腻，脉滑数，均为湿热并重，湿热蕴阻之象。本证辨证要点为发热，胸闷腹胀，咽喉肿痛，或身目发黄，苔黄腻。

【治法】清热化湿，解毒利咽。

【方药】甘露消毒丹（引《温热经纬》）

飞滑石十五两　绵茵陈十一两　淡黄芩十两　石菖蒲六两　川贝母　木通各五两　藿香　射干　连翘　薄荷　白豆蔻各四两

方中用黄芩、连翘、薄荷清热透邪；射干、贝母解毒散结，利咽消肿；藿香、蔻仁、石菖蒲芳香化浊，宣上畅中；茵陈、滑石、木通渗利湿热以导邪下行。

【临床运用】若黄疸明显者，本方可减去贝母、薄荷，加大黄通便，以加强清热排毒退黄的作用，口渴明显者可酌加芦根、花粉生津止渴，咽喉肿痛较明显者，可加玄参、重楼、桔梗、生甘草等解毒利咽。

甘露消毒丹在临床广泛用于无名高热、急性黄疸型肝炎、急性血吸虫病伴肝损害、胃炎、伤寒、咳喘、夏季感冒、小儿鹅口疮、手足口病等各科疾病。

3. 暑湿郁阻少阳

【证候】寒热似疟，口渴心烦，脘痞，身热午后较重，入暮尤剧，天明得汗诸症稍减，但胸腹灼热不除，苔黄白而腻，脉弦数。

【病机】本证为暑湿之邪郁阻少阳气分之证。邪阻少阳，枢机不利，故寒热往来如疟状，脉弦数；暑热内郁则口渴心烦；湿邪内阻则脘痞苔腻；湿为阴邪，旺于阴分，午后及暮夜属阴，邪正相争较剧，所以身热午后较重，入暮尤剧；天明阳气渐旺，机体气机一时伸展，腠理开泄而得以汗出，故身热下降，诸症减轻；但因湿邪郁遏，邪未能尽解，故胸腹灼热不除。

本证的辨证要点为寒热似疟，口渴心烦，脘痞苔腻。

【治法】清泄少阳，分消湿热。

【方药】蒿芩清胆汤（《重订通俗伤寒论》）

青蒿钱半至二钱　青子芩钱半至三钱　淡竹茹三钱　仙半夏钱半　枳壳钱半　陈皮钱半　赤苓三钱　碧玉散三钱（包）

方中青蒿、黄芩清泄少阳胆热而疏利枢机；半夏、陈皮、枳壳、竹茹理气化湿，和胃降逆；赤苓、碧玉散既清利湿热又导胆热下行。诸药合用，胆热清，痰湿化，三焦气机通利，则湿热得以分消。

【临床运用】如心烦较甚，可加栀子、淡豆豉等清热除烦；恶心呕吐明显，可加黄连、苏叶、陈皮行气降逆；若湿邪较重，可加大豆卷、白豆蔻、薏苡仁、通草等，以加强化湿、利湿之力。

蒿芩清胆汤临床常用于治疗慢性浅表性胃炎、胆汁反流性食管炎、胆囊炎、慢性乙型肝炎、功能性消化不良、溃疡性结肠炎等消化系统疾病证属胆胃湿热者。亦有用于治疗肺炎、流行性感冒、支气管哮喘等呼吸系统疾病由湿热所致者。见图 8–9。

【医案举例】

伏暑邪郁少阳（李聪甫.李聪甫医案.长沙：湖南科学技术出版社，1979）

曾某，男 40 岁。

起病恶寒发热，头痛身疼，前医屡用羌、独、柴、防，汗出而热不解。病变手足瘛疭，呕恶昏瞀，四肢逆冷，呓语喃喃。

诊视脉弦而数，舌苔黄燥。证因暑伏于内，消灼胃津，又因辛温发汗，重夺津液。经脉失营，故显瘛疭、厥冷，热淫于内，故呈呓语昏瞀。湿热交炽，脘膈不舒，脉弦苔黄，当从枢解，治以转枢泄热。

香青蒿 10g，淡黄芩 7g，瓜蒌仁（捣）

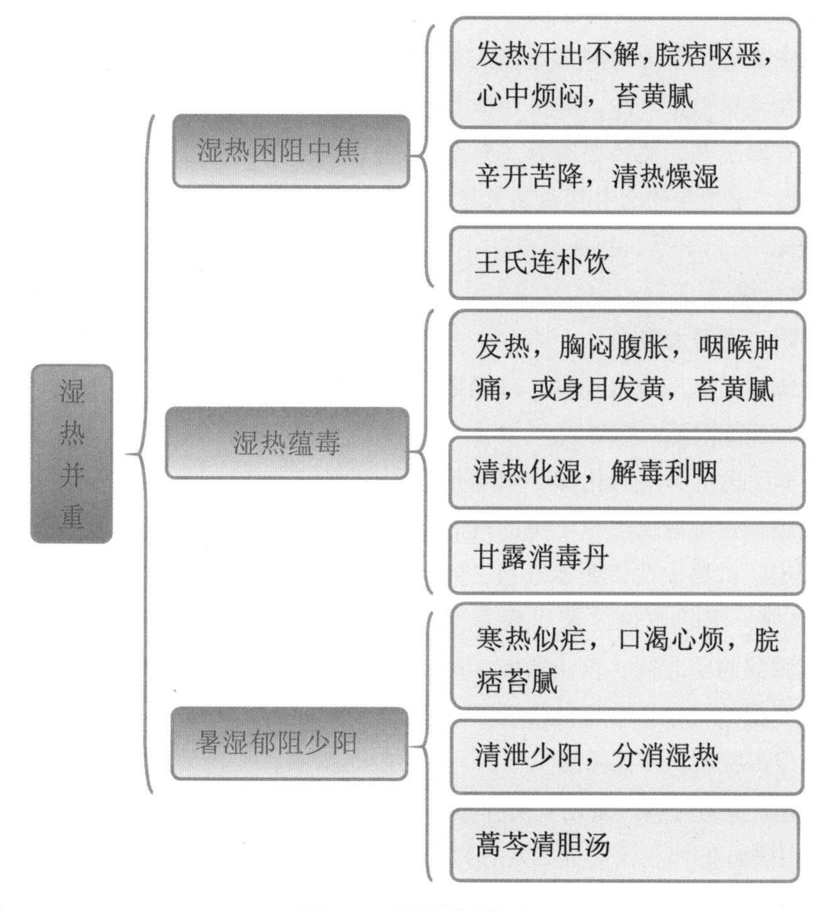

图 8–9 湿热并重证治

10g，鲜竹茹10g，鲜枇杷叶10g（刷净），炒山栀7g，川郁金5g，润玄参7g，连翘心10g，鲜芦根13g，益元散10g，左金丸（分吞）3g。

复诊：诸症俱解，如释重负。知饥不食，热伤胃阴。法当甘寒以滋养胃阴，少佐苦寒以清化余热。

鲜石斛10g，麦门冬10g，鲜竹茹10g，枇杷叶10g，杭白芍7g，瓜蒌仁（捣）7g，润玄参6g，鲜芦根10g，淡黄芩5g，炒山栀5g，川郁金5g，炒枳实3g，生甘草3g。

连服数剂，余热尽退，食纳增进而痊。

按：伏暑夹湿，热淫于内，非伤寒而误表。湿与热合，起病亦有恶寒，发热，身重，头痛，湿在肌表，不为汗解，过汗反伤津液。因此，在湿热郁伏之际，当用辛平转枢化热，佐以苦寒泄热，使湿热得解。热解津伤，胃阴受损，当变辛平为甘寒滋复胃津，佐苦寒以泄余热。主次分明，药随病变。

（三）热重于湿

1. 热炽阳明，湿困太阴

【证候】高热汗出，面赤气粗，口渴欲饮，脘痞身重，苔黄微腻，脉滑数。

【病机】本证病机为湿邪化燥，阳明热炽，兼太阴脾湿，是湿温病热重于湿的代表证型。高热汗出，口渴欲饮，面赤气粗，皆为阳明气分热盛，里热蒸迫之象。身重脘痞，为兼太阴脾湿内阻之征。苔黄微腻，脉滑数，为热重于湿的征象。本证的辨证要点为高热汗出，口渴脘痞，苔黄微腻。

【治法】清泄阳明胃热，兼化太阴脾湿。

【方药】白虎加苍术汤（《类证活人书》）

石膏一斤　知母六两　甘草（炙）二两　粳米三两　苍术三两

本方由白虎汤加苍术而成。暑热夹湿为患，徒清热则湿不退，而湿祛则热易清，故治疗以清热为主，化湿为辅，清暑祛湿同施。方以白虎汤清阳明胃热，苍术燥太阴脾湿。

【临床运用】若阳明热盛较著，可加竹叶、金银花等以清透暑邪；若热盛化火，可加黄芩、黄连、栀子以清热解毒。如中焦湿邪较盛，可加藿香、佩兰、滑石、大豆卷、通草等以芳化渗利。如属中焦暑湿俱盛而呈现湿热并重者，可取辛开苦降之法，药用厚朴、黄连、半夏、黄芩等。若肢体酸楚较甚者，可加桑枝、汉防己等以化湿通络。

白虎加苍术汤临床用于治疗糖尿病、小儿夏季高热、传染性非典型性肺炎等疾病由中焦湿热所致者。

【医案举例】

热重于湿（丁甘仁．丁甘仁医案[M]. 上海：上海科学技术出版社，2001）

张左，湿温蕴蒸阳明。身热甚壮，有汗不解，口干欲饮，苔黄脉数，两足逆冷。是热在阳明，湿在太阴。与中寒者不同，症势沉重。姑拟加味苍术白虎汤，清温燥湿，以望转机。

生石膏五钱　天花粉三钱　黑山栀钱半　肥知母钱半　金银花三钱　活芦根一两去节　生甘草五分　连翘壳钱半　制苍术一钱

按：本案是典型的热重于湿的证候。身热、汗出、口干，为热盛于阳明之象，而有汗不解，口干而欲饮，苔黄，提示湿盛之象。故用苍术、芦根、连翘壳以化湿清热；石膏、知母、山栀、金银花、生甘草以清热。

2. 热结阴伤

【证候】小便短少不利，身热，口渴，无汗，舌干红，苔黄燥，脉细数。

【病机】本证为暑湿化燥，热郁气分，热结阴伤之候。内热炽盛，则身热；热灼伤阴，津液干涸，故口渴、无汗、小便短少不利；舌干红、苔黄燥，脉细数是热结阴伤之象。本证小便短少不利，非膀胱气化失司，乃阴伤液涸，泉源枯竭所致；无汗亦非外邪束表，腠理闭塞，而是津液枯竭，无作汗之源。宜详辨之。本证的辨证要点为小便短少不利，身热，舌干红。

【治法】清热泻火，滋阴生津。

【方药】冬地三黄汤（《温病条辨》）

麦冬八钱　黄连一钱　苇根汁半酒杯（冲）　元参四钱　黄柏一钱　金银花露半酒杯（冲）　细生地四钱　黄芩一钱　生甘草三钱

本方用黄连、黄芩、黄柏苦寒以清泄郁热；生地、麦冬、元参甘寒养阴，滋阴生津；花露、苇汁甘凉滋润，清泄肺热；甘草配生地等以化阴生津，共成甘苦合化阴气法，以治疗热结阴伤之小便不利。吴鞠通强调温病热结阴伤之小便不利者，禁用淡渗法，忌五苓、八正散之类，也不可纯用苦寒，避免化燥伤阴。冬地三黄汤用甘寒十之八九，用苦寒十之一二，体现了甘苦合化之意，临床上注意其用药比例。

【临床运用】如伴见神昏谵语者，加水牛角、连翘、竹叶卷心以清心泄热；如阴液亏耗严重，可加用生脉散益气敛阴生津；如小便短少而兼有瘀热结于下焦，可加大黄、芒硝、桃仁以通腑化瘀，亦有助于增加小便。

冬地三黄汤临床用于治疗慢性阻塞性肺疾病合并真菌感染、急性肾衰竭、湿疹、神经性皮炎由热结阴伤所致者。见图 8–10。

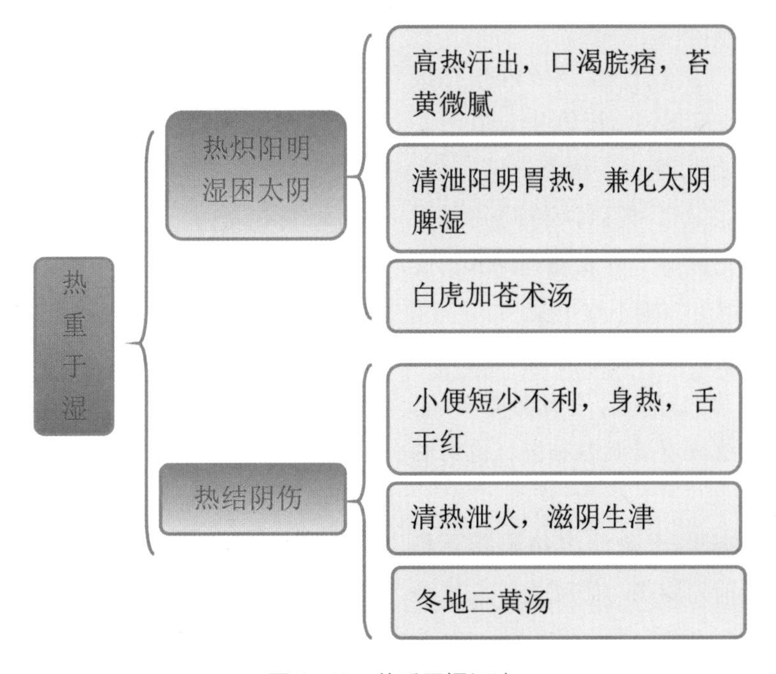

图 8–10　热重于湿证治

三、下焦湿热证治

下焦湿热证多为湿浊阻于膀胱或肠道所致，表现为小便不利，便溏不爽或大便不通，治宜清化湿浊，淡渗利湿。由于湿邪下趋，故常可通过淡渗之品利小便而渗湿于下。

（一）湿浊上蒙，泌别失职

【证候】热蒸头胀，呕逆神迷，小便不通，渴不多饮，舌苔白腻。

【病机】本证为湿浊久困而致蒙上流下之候。湿热郁蒸于上，则热蒸头胀，甚则蒙蔽心包而神迷；湿困中焦，胃气不能下降则见呕逆；湿浊流注于下，泌别失职故小便不通；渴不多饮，苔白腻，属湿遏气机，湿重于热之象。本证的辨证要点为热蒸头胀，小便不通，舌苔白腻。

【治法】先予芳香开窍，继进淡渗利湿。

【方药】芳香开窍用苏合香丸，淡渗利湿用茯苓皮汤

茯苓皮汤（《温病条辨》）

茯苓皮五钱　生苡仁五钱　猪苓三钱　大腹皮三钱　白通草三钱　淡竹叶二钱

茯苓皮汤中有茯苓皮、猪苓、薏苡仁、通草等淡渗利湿之品，佐以淡竹叶利湿泄热，大腹皮理气化湿。全方能渗利湿邪，使小便得畅，湿浊得下，则不致上蒙。

【临床运用】由于神迷、小便不通均属危急之症，临床可先用苏合香丸芳香开闭，通窍醒神，再用茯苓皮汤淡渗利湿，也可两方同时使用。

茯苓皮汤临床用于治疗湿热阻滞下焦所致尿路感染、前列腺炎、阴道炎、皮肤瘙痒。见图 8-11。

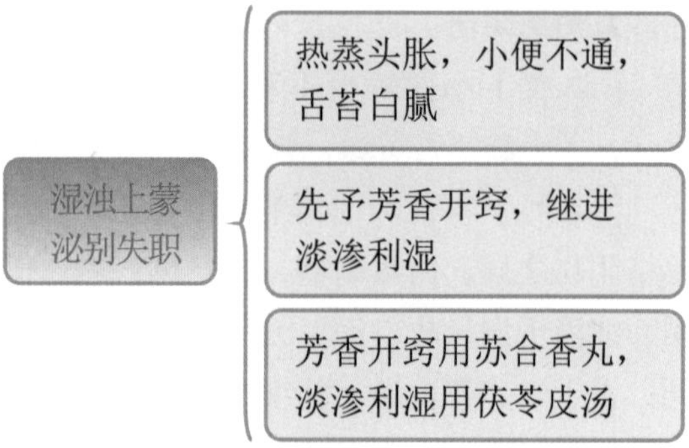

湿浊上蒙
泌别失职

热蒸头胀，小便不通，舌苔白腻

先予芳香开窍，继进淡渗利湿

芳香开窍用苏合香丸，淡渗利湿用茯苓皮汤

图 8-11　湿浊上蒙，泌别失职证治

（二）湿阻肠道，传导失司

【证候】少腹硬满，大便不通，神识如蒙，苔垢腻。

【病机】本证的主要病机是湿热浊邪郁结肠道，气机痹阻，传导失司，故见少腹硬满，大便不通，舌苔垢腻。若浊气上逆，则可见神识昏蒙。本证多见于湿温病邪在气分日久不解，肠道湿热垢浊蕴而成结，虽属湿重热轻之证，但一般不见于病之早期。本证的辨证要点为少腹硬满，便秘，苔垢。

【治法】宣通气机，清化湿浊。

【方药】宣清导浊汤（《温病条辨》）

猪苓五钱　茯苓五钱　寒水石六钱　晚蚕沙四钱　皂荚子（去皮）三钱

本方用晚蚕沙清化湿浊；皂荚子化湿除秽，宣通气机；猪苓、茯苓、寒水石利湿泄热。浊化热清，气机宣通，则大便自可通畅，诸症皆可缓解。

【临床运用】若肠腑湿浊较甚，少腹胀满拘急者，可加杏仁、瓜蒌实、槟榔等肃肺气以畅腑气；若神志昏蒙较甚，可加服苏合香丸开窍醒神。本证大便不通非热结肠道所致，故不可用苦寒攻下。

宣清导浊汤临床用于治疗慢性肾炎、

慢性肾衰竭由湿浊弥漫三焦所致者。见图8-12。

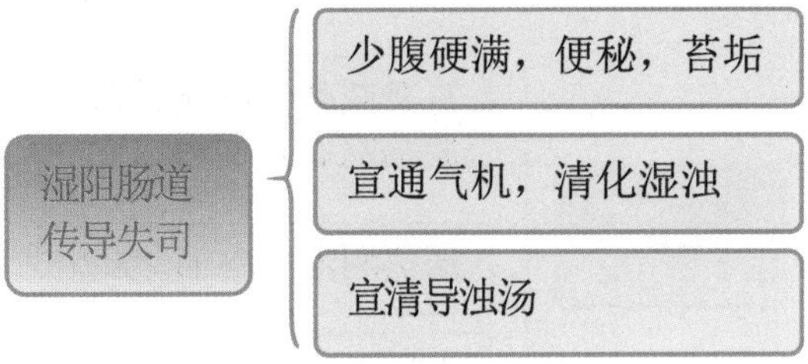

湿阻肠道
传导失司

少腹硬满，便秘，苔垢

宣通气机，清化湿浊

宣清导浊汤

图 8-12　湿阻肠道，传导失司证治

（三）暑湿夹滞，阻结肠道

【证候】胸腹灼热，呕恶，便溏不爽，色黄如酱，苔黄垢腻，脉濡数。

【病机】本证为暑湿病邪郁蒸气分，并与积滞互结阻于肠道所致。暑湿郁蒸于内，则胸腹灼热；湿热阻遏气机，胃气失降而上逆故见恶心呕吐；湿热与积滞胶结于胃肠，故大便溏而不爽，色黄如酱，且其气臭秽，肛门有灼热感；苔黄垢腻，脉濡数，均为里有湿热之征。本证辨证要点为身热稽留，胸腹灼热，便溏不爽，色黄如酱，苔黄垢腻。

【治法】导滞通下，清热化湿。

【方药】枳实导滞汤（《重订通俗伤寒论》）

小枳实二钱　生大黄钱半（酒洗）　山楂三钱　槟榔钱半　川朴钱半　川连六分　六曲三钱　连翘钱半　紫草三钱　木通八分　甘草五分

本证为暑湿夹滞阻于肠道，暑湿宜清化，积滞须通导，故用枳实导滞汤苦辛通降，清热化湿，消积化滞。方中大黄、厚朴、枳实、槟榔推荡积滞，理气化湿；山楂、六曲消导化滞和中；黄连、连翘、紫草清热解毒；木通利湿清热；甘草则调和诸药。

【临床运用】本证为暑湿夹滞，非阳明腑实，故不宜用三承气汤苦寒下夺或咸寒软坚，若误投承气，不仅暑湿之邪难以清化，而且徒有伤阳损正之弊。又因本证为湿热夹滞胶着黏滞肠道，每非一次攻下即能使病邪尽除，往往需要连续攻下，但所用制剂宜轻，因势利导，不宜重剂猛攻，即所谓“轻法频下”。临床上亦有下后不久，邪气复聚，大便再见溏而不爽者，此时，可再行轻剂消导，泄热下行，总以胃肠邪尽，湿热夹滞之证消失为度。

枳实导滞汤临床常用于病毒性肠炎、便秘、肛病术后胃肠功能紊乱、肠易激综合征、肠梗阻、急性胰腺炎、肠系膜淋巴结炎等消化系统疾病由湿热内蕴所致者。亦用于治疗痤疮、糖尿病、肾综合征出血热等疾病。见图8-13。

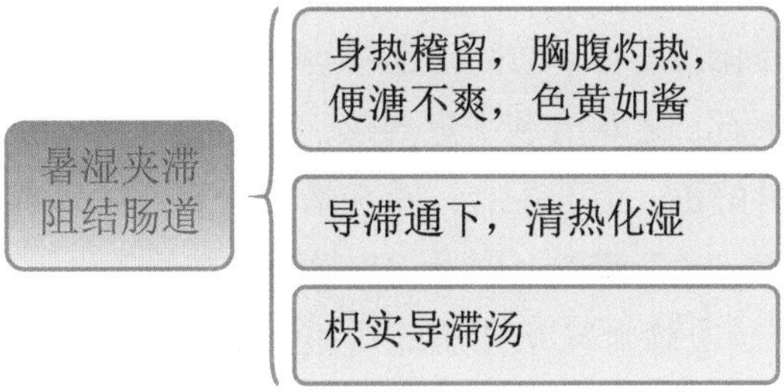

暑湿夹滞
阻结肠道

身热稽留，胸腹灼热，
便溏不爽，色黄如酱

导滞通下，清热化湿

枳实导滞汤

图 8-13　暑湿夹滞，阻结肠道证治

四、三焦湿热证治

湿热之邪具有蒙上、流下的特点，虽以脾胃为病变中心，但可影响及上、中、下三焦。临床常见暑湿弥漫三焦之证，治当清热利湿，宣通三焦。

暑湿弥漫三焦

【证候】身热面赤，耳聋眩晕，咳痰带

血，不甚渴饮，胸闷脘痞，恶心呕吐，大便溏臭，小便短赤，舌质红赤，苔黄腻，脉滑数。

【病机】本证为暑湿弥漫三焦，邪在气分，暑湿均盛之候。暑湿内盛，故见身热不退；暑湿蒸腾，上蒙清窍则面赤耳聋；暑热侵袭于肺，肺气不利，肺络受损，则见胸闷，咯痰带血；暑湿困阻中焦，脾胃升降失司，则脘腹痞闷而不甚渴饮；湿热蕴结下焦，肠道失于分清泌浊，则见小便短赤，下利稀水；舌红赤，苔黄滑为暑湿之象。本证辨证要点为耳聋眩晕，咳痰带血，脘痞呕恶，便溏尿赤，苔黄腻。

【治法】清热利湿，宣通三焦。

【方药】三石汤（《温病条辨》）

滑石三钱　生石膏五钱　寒水石三钱　杏仁三钱　竹茹二钱（炒）　金银花三钱（露更妙）　金汁一酒杯（冲）　白通草二钱

方中杏仁宣开上焦肺气，气化则暑湿易化；石膏、竹茹清泄中焦邪热；滑石、寒水石、通草清利下焦湿热；金银花、金汁涤暑解毒。诸药配合，重在清暑泄热，兼以利湿，共奏清利上中下三焦暑湿之功。

【临床运用】临床应根据暑湿弥漫三焦部位的侧重不同选择用药。如暑湿偏于上焦者，主用杏仁、荷叶、大豆卷、淡豆豉等；偏重于中焦者，主用石膏、竹叶、竹茹、苍术、半夏、厚朴等；偏重于下焦者，主用滑石、寒水石、猪茯苓、泽泻、通草等。此外，若心胸烦闷较甚者，可加栀子皮、竹叶心；痰多带血者，可加川贝、竹沥、白茅根；小便色赤热痛明显者，可加车前草、薏苡仁等以加强清利暑湿之力。

三石汤临床用于治疗手足口病、流行性感冒、恙虫病、颅脑术后发热、湿疹、小儿重型腹泻等疾病由湿热毒邪所致者见图8–14。

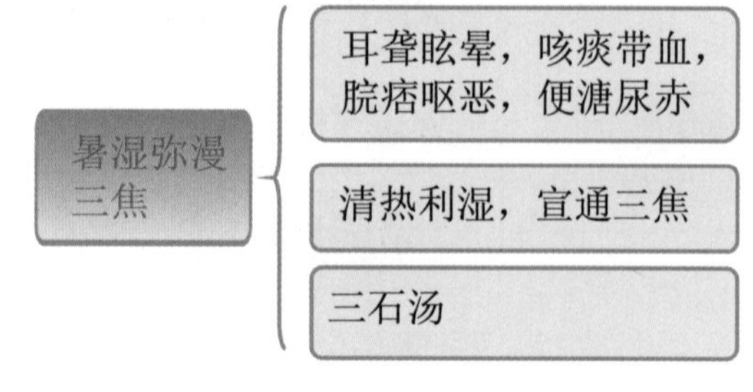

图8–14　暑湿弥漫三焦证治

五、湿热转化证治

湿热类温病的病情变化与湿热之邪的转化密切相关。在湿热类温病病程中湿热之邪大多缓慢化热化燥，当湿邪完全化热之后，其致病特点与温热类温病相同，可入营动血，闭窍动风，治疗当清营凉血，开窍息风。但部分患者，由于素体阳气不足，湿热之邪反从寒化，导致寒湿内阻，损伤脾阳，治当温化寒湿。

（一）湿从热化

1. 化燥入血

【证候】身灼热，心烦躁扰，发斑，或上窍出血，或便下鲜血，舌绛而干。

【病机】本证多见于湿温类温病的后期，为湿热化燥，深入营血，动血伤阴所致。湿热化燥，深入营血分，热盛阴伤，故身灼热，舌干绛；血热扰心，则心烦躁扰；血热迫血妄行则上下腔道出血或发斑，其中尤以便下鲜血多见。本证的辨证要点为身灼热，发斑，或上窍出血，或便血，舌绛而干。

【治法】清热凉血，化瘀止血。

【方药】犀角地黄汤

【临床运用】如有明显出血，可适当加

入紫珠草、地榆炭、侧柏炭、茜草根、参三七等以助止血之效。若兼身灼热不已，烦躁不安，小便短赤，可加山栀仁、醋炒大黄、黄连等清泄热毒；若兼腹痛，可重用白芍缓急止痛；若兼神昏狂躁，舌黑短缩，皮肤斑点紫黑，可加入人中黄、桃仁、丹参、紫珠草，并送服安宫牛黄丸，以清热化瘀、开窍醒神。若伴见四肢厥冷，大汗淋漓，脉虚数者为气阴外脱之象，当急予生脉散益气敛阴固脱。若出血不止，骤然热退身凉，伴面色苍白，汗出肢冷，舌淡无华，脉象微细欲绝者，为气随血脱之危象，应急予独参汤、参附汤或四逆加人参汤（甘草、附子、干姜、人参《伤寒论》）频频送服，以益气固脱。待元气恢复，虚脱危象解除之后，再予温阳健脾，养血止血之法治之，可选用黄土汤：甘草、干地黄、白术、附子（炮）、阿胶、黄芩（《金匮要略》）加减。

2. 热在心营，下移小肠

【证候】身热夜甚，心烦不寐，口干但不甚渴饮，小便短赤热痛，舌绛，脉细数。

【病机】本证为心营热甚，下移小肠所致。心营热甚，营阴被灼，则见身热夜甚，口干但不甚渴饮，舌绛，脉细数；营热扰心则见心烦不寐；心营之热下移小肠，则见小便短赤热痛。本证的辨证要点为身热夜甚，心烦不寐，小便短赤热痛，舌绛。

【治法】清心凉营，清泄火腑。

【方药】导赤清心汤（《重订通俗伤寒论》）

鲜生地六钱 辰茯神二钱 细木通五分 原麦冬一钱（辰砂染） 粉丹皮二钱 益元散三钱（包煎） 淡竹叶钱半 莲子心三十支 辰砂染灯心二十支

本证热在心营，治当清心凉营；又兼小肠热盛，则须清泄火腑，方用导赤清心汤。方中生地、丹皮、麦门冬清热凉营养阴；朱茯神、莲子心、朱砂染灯心清心热、宁心神；木通、淡竹叶、益元散、童便清导小肠之热。诸药配合，使心营之热得清，小肠之热得解。

【临床运用】心营热盛者，可加水牛角、玄参、赤芍、黄连等增强清心凉营，滋阴泻火的力量。若伴见神昏谵语，舌蹇肢厥，可加安宫牛黄丸，或紫雪丹。

导赤清心汤临床用于治疗尿路感染、前列腺炎、尿路结石等泌尿系统疾病由心火亢盛、灼伤真阴所致者。亦可治疗精神分裂症属于心火妄动者。

【医案举例】

热在心营，下移小肠（钟嘉熙，林兴栋.温病学临床应用[M].北京：科学出版社，2010）

杨某，女性，26岁。初诊日期：1980年5月3日。

主诉：尿频、尿少、尿黄、腰痛、心烦不寐已4天。

病史摘要：诊见面颊潮红，舌质赤，苔薄黄，脉弦数。尿检：脓球（++）、红细胞（+）、蛋白（+）。

诊断：淋证（湿热内蕴，流注下焦成）。

治法：当清热利湿，通淋为要。拟导赤清心汤。

鲜生地 18g 辰茯神 6g 细木通 1.5g 朱麦冬 3g 粉丹皮 6g 淡竹叶 4.5g 益元散 9g（包煎） 莲子心 30 支 朱灯心 20 支 洁童便 1 杯） 加生栀子 10g

嘱连进 3 剂。

药后症状基本消失，唯腰部稍痛，舌质红，苔薄黄。尿检：脓球少许，遂仍处原方，嘱连进3剂收工。

原按：心为火脏，内藏心神；小肠为火腑，与心相为表里。湿热下注，小肠膀胱热盛，气化失常，泌别失职，故见尿频、尿少、尿黄等热淋之症；邪热上扰，心火亢盛，则面颊潮红，心烦不寐；腰痛为湿热下注，腰部经络受阻之征；舌赤苔黄，脉弦数为里热亢盛之象。正合王纶“治暑之法，清心利小便最好”之旨。

3. 热闭心包，血络瘀滞

【证候】身热夜甚，神昏谵语，口干而漱水不欲咽，皮肤、黏膜出血斑进行性扩大，斑色青紫，舌绛无苔，望之若干，扪之尚润，或紫晦而润。

【病机】本证为血分热瘀闭塞心包，阻滞脉络之证。邪热深入血分则身热夜甚，邪热炼血为瘀，热瘀交结，损伤脉络，迫血妄行，则见皮肤黏膜出血而斑点扩大；瘀热阻闭心包，故神昏谵语；漱水不欲咽，舌绛无苔，望之若干，扪之尚润，或紫晦而润为瘀血阻络之象。本证的辨证要点为神昏谵语，口干而漱水不欲咽，斑色青紫。

【治法】凉血化瘀，开窍通络。

【方药】犀地清络饮（《重订通俗伤寒论》）

犀角汁四匙（冲） 粉丹皮二钱 青连翘二钱半（带心） 淡竹沥二瓢（和匀） 鲜生地八钱生赤芍钱半 原桃仁九粒（去皮） 生姜汁二滴（同冲） 鲜茅根一两 灯心五分 鲜石菖蒲汁两匙冲

本证为热瘀交结，阻闭心包。故治疗当以凉血通瘀，清心开窍之法。故用犀地清络饮轻清透络，通瘀泄热。方用犀角地黄汤清热凉血散血，加桃仁、茅根活血凉营化瘀，滋阴通络；连翘、灯心清心泄热；菖蒲汁、姜汁、竹沥涤痰开窍，从而达到清泄包络瘀热的目的。

【临床运用】心包热盛，神昏谵语较重，可加用安宫牛黄丸，或紫雪丹；若瘀热阻于心包络，神昏程度严重者，可配合犀珀至宝丹（《重订广温热论》）以增强清心化痰开窍之力。

犀地清络饮临床用于治疗脓毒血症、DIC、急性肺损伤由血热妄行、瘀热互结所致者。见图8-15。

（二）湿从寒化

湿伤脾阳

【证候】脘腹胀满，大便不爽，或溏泻，食少无味，苔白腻或白腻而滑，脉缓。

【病机】本证多见于湿热类温病后期，由脾阳素虚或病中过用寒凉，导致湿邪久羁从寒而化所致，其病机为湿重热微，湿郁伤阳，从寒而化，困阻中焦。病位仍以中焦脾胃为主，湿困中焦，导致脾胃升降失司，气机不畅，故脘腹胀满；脾阳不升，湿浊下流则大便不爽或溏泻；脾失健运，胃气不降则少食无味；苔白腻而滑，脉缓为寒湿困脾的征象。本证的辨证要点为脘腹胀满，大便不爽，或溏泻，苔白腻或白腻而滑。

【治法】温运脾阳，燥湿理气。

【方药】四加减正气散或五加减正气散

四加减正气散（《温病条辨》）

藿香梗三钱 厚朴二钱 茯苓三钱 广皮一钱五分 草果一钱 楂肉（炒）五钱 神曲二钱

五加减正气散（《温病条辨》）

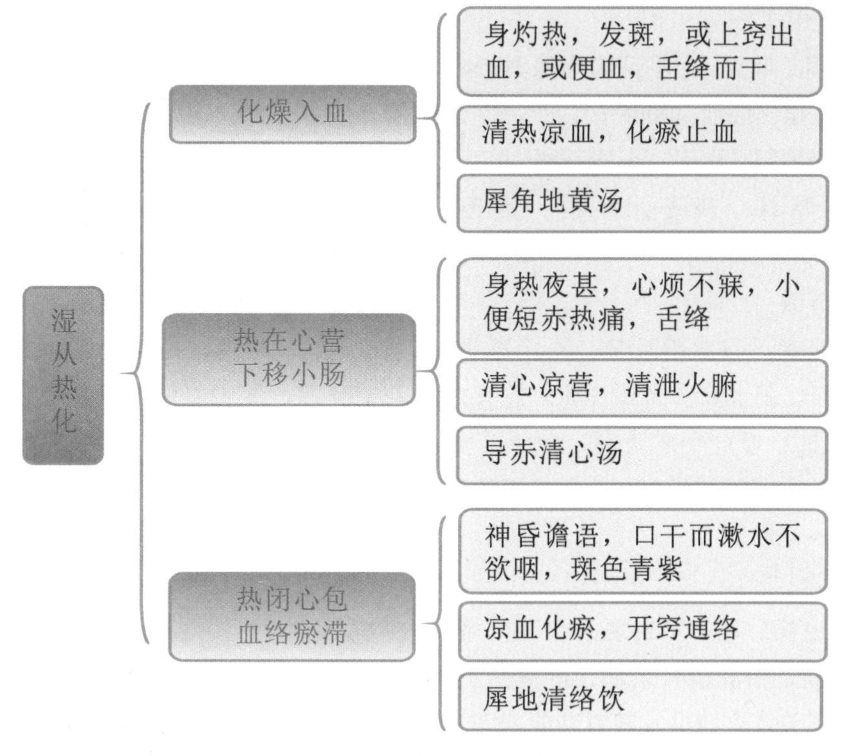

图 8-15　湿从热化证治

藿香梗二钱　广皮一钱五分　茯苓块三钱　厚朴二钱　大腹皮一钱五分　谷芽一钱　苍术二钱

上两方均系吴鞠通《温病条辨》所创之方，是五首加减正气散中的两首，均以藿香梗、厚朴、陈皮、茯苓为主药，理气燥湿，温运脾阳。四加减正气散加草果苦温燥湿化浊；加楂肉、神曲健脾开胃。五加减正气散则以苍术、大腹皮温运燥湿，理气畅中；谷芽升脾和胃。

【临床运用】两方虽功效相近，但四加减正气散长于温运脾阳、燥湿化浊，适用于寒湿蕴中而苔白腻或白滑，脉缓较明显者；五加减正气散则长于健脾化湿、理气畅中，适用于脘闷、便溏、腹胀较明显者。若阳虚明显者，可附子、干姜温补中阳；腹胀者，可加木香、槟榔理气和中；便溏者，加薏苡仁、山药利湿健脾。

藿香正气散临床常用于治疗腹泻、痢疾、胃溃疡、十二指肠溃疡、慢性结肠炎、肠易激综合征、溃疡性结肠炎、小儿厌食症等消化系统疾病，感冒、咳嗽、变异性哮喘、支气管哮喘等呼吸系统疾病，由寒湿所致者。亦可用于治疗失眠、中暑、眩晕、复发性口腔溃疡、荨麻疹。见图 8-16。

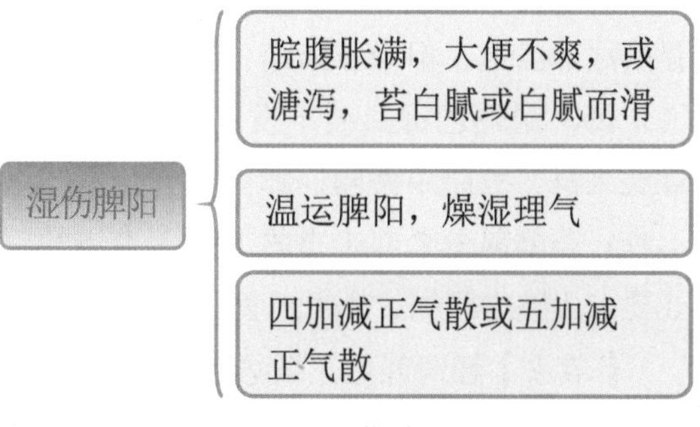

图 8-16　湿伤脾阳证治

【医案举例】

湿伤脾阳（叶天士.临证指南医案[M].北京：人民卫生出版社，2006）

周 湿伤脾阳，腹膨，小溲不利。

茅术、厚朴、茯苓、泽泻、猪苓、秦皮。

又 五苓散。

按：本证属于湿热病后期，湿从寒化，伤及脾阳之证。腹膨，为湿困中焦，脾胃升降失司，气机不畅；小溲不利，为湿伤脾阳，或及膀胱气化不利所致。故用五苓散温阳化气，利水逐湿。

六、后期证治

湿热类温病后期，多表现为余湿留滞，气阴两伤之候，治宜清涤余邪，醒胃扶正。由于湿邪黏腻淹滞之特性及脾胃功能未完全恢复，故应注重善后调理及饮食调摄，防止“死灰复燃”。若在治疗过程中过用苦寒凉药，或误用攻下，或素体阳虚，或感受湿邪过重，湿从寒化，损伤阳气，则可出现湿胜阳微，肾虚失固等阳虚证候，治宜温补扶正，兼以祛湿。

（一）余湿未尽

【证候】身热已退，脘中微闷，知饥不食，苔薄腻。

【病机】本证多见于湿热类温病后期，湿热之邪虽退，但余邪未净，胃气未舒，脾气未醒。湿热已退，故不发热；余湿未净，胃气未舒，故脘中微闷；脾气未醒，则知饥不食；苔薄腻是余邪未净的征象。本证的辨证要点为脘中微闷，知饥不食，苔薄腻。

【治法】轻清芳化，涤除余邪。

【方药】薛氏五叶芦根汤（《湿热病篇》）

藿香叶 薄荷叶 鲜荷叶 枇杷叶 佩兰叶 芦根 冬瓜仁

方中藿香叶、佩兰叶、鲜荷叶芳香化湿，醒脾舒胃；薄荷叶、枇杷叶轻清透泄余热，芦根、冬瓜仁清化未尽余湿。全方轻清灵动，芳化余湿，鼓舞中气。

【临床运用】本证邪热已衰，但正气尚未恢复，故治疗只宜轻清宣化，不可再滥施重剂尅伐。湿重，可加茯苓、薏苡仁、扁豆花以化湿；脘中胀闷，可加厚朴花以行气；食欲不振加生谷麦芽、鸡内金以运脾。

薛氏五叶芦根汤临床用于治疗厌食、功能性消化不良、伤寒、小儿夏季热、神经性耳聋等由湿热之邪闭阻中焦所致者。见图8-17。

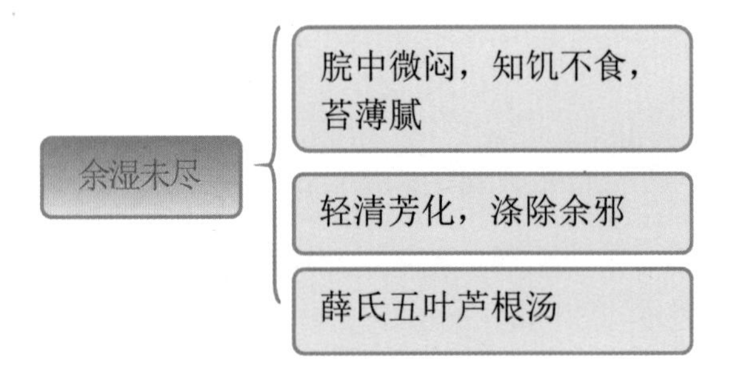

图8-17 余湿未尽证治

（二）暑湿未尽，蒙扰清阳

【证候】低热未除，头目不清，昏眩微胀，口渴不甚，舌淡红，苔薄腻。

【病机】此为暑湿余邪未净之证。暑湿余邪留滞气分，故仍见低热起伏；暑湿余邪蒙扰清阳，故见头目不清，昏眩微胀；阴伤未复，故口虽渴而不甚；舌淡红、苔薄腻为微有余湿，病变轻浅之象。本证的辨证要点为低热，头目不清，昏眩微胀，苔薄腻。

【治法】清化暑湿余邪。

【方药】清络饮（《温病条辨》）

鲜荷叶边二钱　鲜金银花二钱　西瓜翠衣二钱　鲜扁豆花一枝　丝瓜皮二钱　鲜竹叶心二钱

方中鲜金银花、西瓜翠衣、丝瓜皮清暑泄热，其中西瓜翠衣尚能生津止渴，导暑热由小便而去；鲜荷叶边、扁豆花清暑化湿；鲜竹叶心清心利水，令暑湿从下而泄。全方共奏清化暑湿，祛除余邪之功。

【临床运用】本方能清暑利湿，但利湿之力较弱，若尿少而黄，苔腻者，可加薏苡仁、滑石、甘草梢以泄热利湿；若兼见干咳无痰，咳声清高者，为暑湿余邪伤及肺络，可加杏仁、桔梗、麦冬、知母、甘草等以宣肺润燥。由于本方有清暑化湿之效，所以在夏暑季节如感受暑湿之邪，见发热，头目不清，胸痞，纳差等症状时，亦每可投用本方，不必拘于只用在暑温的后期。

清络饮临床用于治疗慢性肝炎肝纤维化、类风湿性关节炎、系膜增生型紫癜性肾炎、小儿夏季热、结节性红斑等由暑湿夹热所致者。见图 8-18。

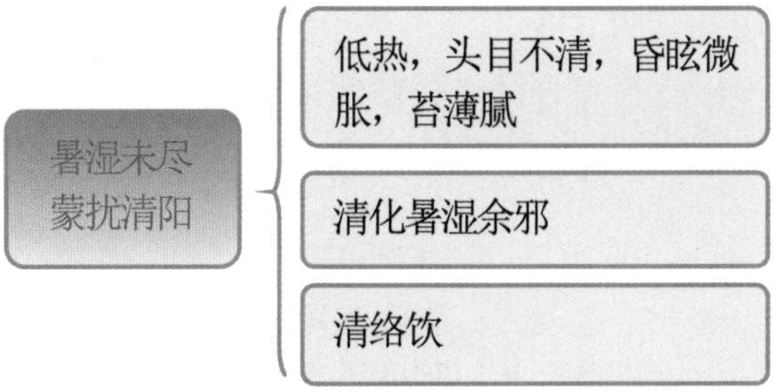

暑湿未尽
蒙扰清阳
低热，头目不清，昏眩微胀，苔薄腻
清化暑湿余邪
清络饮

图 8-18　暑湿未尽，蒙扰清阳证治

（三）暑湿未尽，痰瘀滞络

【证候】低热不退，心悸烦躁，手足颤动，神情呆钝，默默不语，甚则痴呆、失语、失明、耳聋，或见手足拘挛，肢体强直，瘫痪等。

【病机】本证见于暑温后期，尤其多见于病程中有动风、闭窍等危候，并持续时间较久者。由于病势迁延，余热夹痰、夹瘀留滞络脉，导致气钝血滞，机窍阻闭所致。余热未净，阴虚内热，故低热不退。肾阴亏损，心肾不交，虚风内动，则心悸，烦躁，手足颤动。痰热阻滞包络，清窍失灵，则见神情呆钝，甚或痴呆，默默不语。痰瘀留滞经络，筋脉失利，则见手足拘挛，肢体强直，瘫痪。如痰瘀留滞日久不去，气血日耗，以上诸症可能难以恢复，从而留下后遗症。本证的辨证要点为神情呆钝，痴呆，失语，失明，耳聋，或手足拘挛，肢体强直。

【治法】清透余热，化痰祛瘀搜络。

【方药】三甲散（《湿热病篇》）

醉地鳖虫　醋炒鳖甲　土炒穿山甲　生僵蚕　柴胡　桃仁泥

本证为热、痰、瘀阻滞经络，灵机失运而致，故治用薛生白仿吴又可三甲散而创制的加减方，涤除余热，破滞通瘀，化痰通络以灵动心机。方中柴胡配鳖甲以透散阴分邪热，桃仁配地鳖虫破瘀活血，僵蚕配山甲片入络而搜邪。全方共奏通络和脉，清热化瘀之效。

【临床运用】如余热未清而低热难退者，可酌加青蒿、地骨皮、白薇等。如痰浊蒙敝清窍而致意识不清，神呆，失语，失聪，舌苔腻浊而无热者，可酌用苏合香丸以豁痰开窍。如见痰瘀阻络而肢体拘急，强直或手足震颤，不时抽动者，除可加止痉散、白附子、陈胆星、桃仁、红花、白芥子等化痰祛瘀通络止痉，或用华佗再造丸等以加强活血通络之效，同时还应注意选用生地、当归、赤白芍等养血活血之品，既有行血息风之效，又有养血护正之功。如肝肾阴亏而致虚风内动者，可用大定风珠滋补肝肾，潜镇息风。

三甲散受到现代医家的关注，其治疗适应证也大大扩展，比较广泛的应用与久病气滞血瘀、痰湿内阻，瘀久虚滞更甚等病理表现的难治性疾病、慢性疾病，如血管性痴呆、慢性乙型、丙型病毒性肝炎急性发作、肝纤维化、脂肪肝、口腔黏膜白斑等。见图8-19。

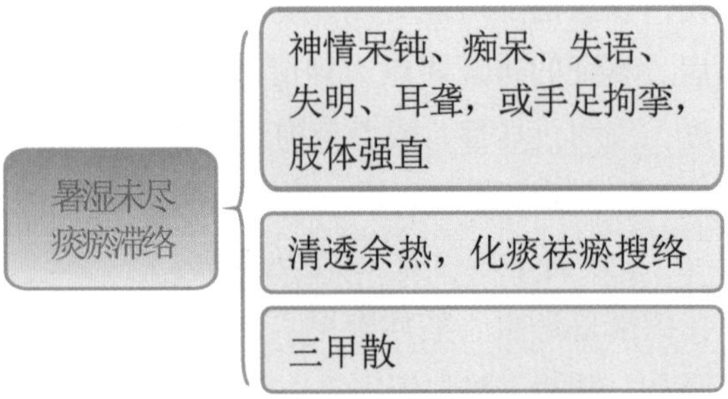

暑湿未尽痰瘀滞络
- 神情呆钝、痴呆、失语、失明、耳聋，或手足拘挛，肢体强直
- 清透余热，化痰祛瘀搜络
- 三甲散

图8-19　暑湿未尽，痰瘀滞络证治

（四）暑湿伤气

【证候】身热自汗，心烦口渴，胸闷气短，四肢困倦，神疲乏力，小便短赤，大便溏薄，舌苔腻，脉大无力或濡滑带数。

【病机】本证系暑温夹湿证后期，出现暑湿犹盛，元气已耗之候。暑热迫津外泄，则身热自汗；暑热扰心，津液受损，故心烦口渴；暑热伤中，元气亏损，则胸闷气短，四肢困倦，神疲乏力；暑热夹湿蕴阻于下，水道清浊不分，大肠传导失司，则小便短赤，大便溏薄；苔腻，脉大无力或濡滑带数为暑湿内蕴兼有气虚之象。本证的辨证要点为身热自汗，心烦口渴，胸闷气短，四肢困倦，神疲乏力。

【治法】清暑化湿，培元和中。

【方药】东垣清暑益气汤（《脾胃论》）

黄芪一钱　苍术一钱　人参五分　升麻一钱　橘皮五分　白术五分　泽泻五分　黄柏二分或三分　麦门冬三分　青皮二分半　葛根二分　当归身三分　六曲五分　五味子九枚　炙甘草三分

本证一般见于病之后期，此时暑湿病邪渐去，暑邪耗气之象渐显。故方中用人参、黄芪、甘草益气固表，扶正敛汗；苍、白术健脾燥湿；泽泻利水渗湿；麦冬、五味子养肺生津；黄柏清热泻火以存阴；当归养血而和阴；升麻、葛根升举清气；青、陈皮理气和中；六曲和胃消食。全方药味精当，药力平和，在清化暑湿的同时，又助运和中，补益气阴以治本。

【临床运用】若暑热较重，可加金银花、竹叶、荷叶、青蒿等清涤暑热；湿象明显，可加藿香、佩兰等化湿理气；如津气耗伤较甚，则益气生津之品可重用。

东垣清暑益气汤临床用于治疗多种内伤杂病，如甲状腺功能减退症、2型糖尿病、慢性肾炎、小儿夏季热、慢性病毒性肝炎、慢性疲劳综合征、过敏性紫癜、围绝经期综合征等。见图8-20。

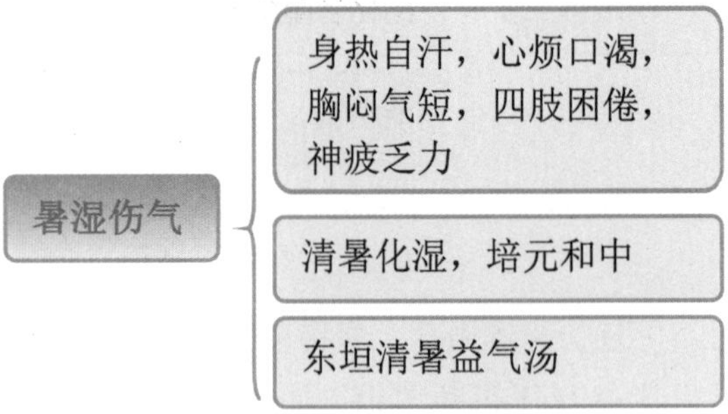

暑湿伤气
- 身热自汗，心烦口渴，胸闷气短，四肢困倦，神疲乏力
- 清暑化湿，培元和中
- 东垣清暑益气汤

图8-20　暑湿伤气证治

（五）肾气亏损，固摄失职

【证候】小便频数量多，甚至遗尿，口渴引饮，腰酸肢软，头晕耳鸣，舌淡，脉沉弱。

【病机】此为病变后期，邪气已退，肾虚不固之证。肾不固摄，膀胱失约，故小便频数量多，甚至遗尿；肾阳虚弱，气化失司，津液不能上承，故口渴引饮；腰为肾之府，肾又主骨，肾气亏虚，故腰酸肢软；肾气不足，不能上奉脑髓及清窍，故头晕，耳鸣；舌淡，脉沉弱为肾虚之象。本证的辨证要点为小便频数量多，甚至遗尿，腰酸肢软。

【治法】温阳化气，益肾缩尿。

【方药】右归丸合缩泉丸

右归丸（《景岳全书》）

大怀熟地八两　山药（炒）四两　山茱萸（微炒）三两　枸杞（微炒）四两　鹿角胶（炒珠）四两　菟丝子（制）四两　杜仲（姜汤炒）四两　当归三两（便溏勿用）　肉桂二两（渐可加至四两）　制附子二两（渐可加至五六两）

方中熟地、山药、萸肉、枸杞滋补肾阴；肉桂、附子温养肾阳；鹿角胶、菟丝子、杜仲、当归强肾益精。诸药合用，共奏补肾气，滋肾阴，温肾阳之效。

缩泉丸（《魏氏家藏方》）

天台乌药（细锉）　益智仁（大者，去皮，炒）　山药各等份

方中益智仁温补脾肾，固精气，涩小便；乌药助膀胱气化而止小便频数；山药健脾补肾。共起固肾缩尿之效。

两方合用，以治伏暑伤肾，肾气不固，肾阳虚而不能气化之尿频、尿量过多之证。

【临床运用】本证为肾综合征出血热多尿期常见证型，其他病少见此型。临床上两方皆可变丸为汤，证情稳定之后，再改为丸剂服用，以巩固疗效。

右归丸临床用于治疗卵巢功能低下所致的女性不孕症、多囊卵巢综合征、月经过少、围绝经期综合征、老年男性夜尿频数、阴茎勃起功能障碍、骨折延迟愈合、骨质疏松症、退行性膝关节炎、心血管疾病、老年皮肤瘙痒症、艾滋病、老年甲状腺功能减退症、肾阳虚型阿尔茨海默病、肾癌等疾病，取得较好疗效。缩泉丸在各种遗尿症的治疗中得到广泛应用。见图 8-21。

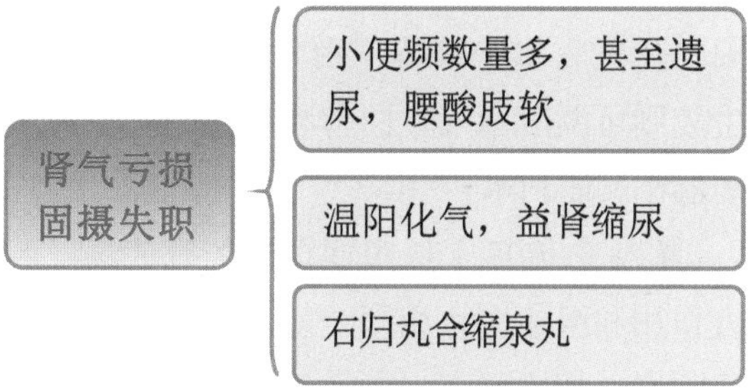

肾气亏损 固摄失职	小便频数量多，甚至遗尿，腰酸肢软
	温阳化气，益肾缩尿
	右归丸合缩泉丸

图 8-21　肾气亏虚，固摄失职证治

（六）湿胜阳微

【证候】身冷，汗泄，胸痞，口渴，苔白腻，舌淡，脉细缓。

【病机】本证为湿温类温病后期，湿从寒化，寒湿损伤脾胃阳气，即叶天士所谓“湿胜阳微”之候。此属湿温之变证，多因素体中阳不足，湿从寒化更伤其阳，日久脾虚及肾所致，亦可因清热化湿不得法，伤及阳气而引起。阳气虚衰，寒从中生，故身冷，舌淡，脉细缓；阳虚卫外不固，故汗泄；阳虚蒸化无力，津不上承故口渴，但不欲饮，或喜热饮；寒湿内阻则见舌苔白腻、

胸痞等症。本证的辨证要点为身冷，胸痞，苔白腻，舌淡。

【治法】补气扶阳，运脾逐湿。

【方药】扶阳逐湿汤或真武汤

扶阳逐湿汤（《湿热病篇》）

人参　白术　附子　茯苓　益智仁

本方出自薛生白《湿热病篇》，但原无方名及剂量。方中以人参、附子、益智仁补气温阳，以扶脾肾阳气之虚衰；白术、茯苓健脾助运，以化内阻之湿。

真武汤（《伤寒论》）

茯苓三两　芍药三两　生姜三两（切）　白术二两　附子一枚（炮，去皮，破八片）

本方属温肾利水之剂。方中附子温补肾阳，化气利水；茯苓、白术健脾渗湿利水；生姜则可温散水气，白芍和里益阴。全方既能温阳又能利水。

【临床运用】扶阳逐湿汤与真武汤，两方作用和组成大致相同，前者亦是从后者化裁而来。相比而言，真武汤的温阳利水作用较强，临床运用时，剂量较大，功用较专，故肾阳衰微、水湿内盛较甚者，宜选用真武汤。临床应用时可加桂枝、椒目温阳利水；加大腹皮消胀除满；合冬瓜皮、车前子、薏苡仁淡渗利湿。

真武汤临床应用较为广泛，可治疗充血性心力衰竭、高血压、2 型糖尿病微血管病变、肺源性心脏病、雷诺病等心血管系统疾病；慢性阻塞性肺病、哮喘、过敏性鼻炎等呼吸系统疾病；慢性结肠炎、肠易激综合征、隐孢子虫感染性腹泻、肝硬化腹水等消化系统疾病；慢性肾炎、慢性肾功能衰竭、肾病综合征、前列腺肥大等泌尿系统疾病；帕金森病、眩晕（美尼尔综合征）等神经系统疾病。见图 8–22。

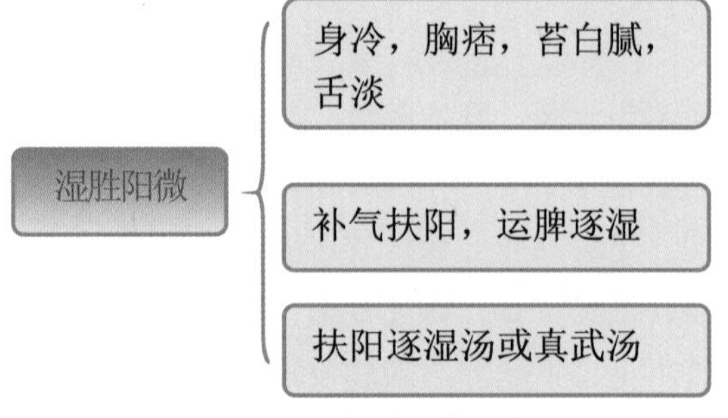

图 8–22　湿胜阳微证治

【医案举例】

湿邪伤阳（叶天士 . 临证指南医案 [M]. 北京：人民卫生出版社，2006）

韩三一　冷酒水湿伤中，上呕食，下泄脂液。阳气伤极，再加浮肿作胀则危。酒湿伤阳，郁生胃痛。

人参　茯苓　熟附子　生白术　生白芍　生姜

按：此例因为患者过度饮用冷酒，伤及脾胃之阳，脾失于运化，酿生痰湿。胃失和降，则在上为呕；脾失运化，清浊不分，则在下为泄。脾阳不足，终及肾阳，火不暖土，水液代谢失司，则发为水肿，水湿内蕴，阻滞气机，则作胀。水湿泛滥，终是危急之候。故用人参、白术、茯苓益气健脾渗湿利水，附子、生姜温散水气，白芍和里益阴。全方既能温阳又能利水。本方与薛生白扶阳逐湿汤有异曲同工之妙，而又合真武汤之意。

小　结

湿热类温病包括湿温、暑湿、伏暑、湿热疫等。此类温病四时可见，但多发生于气候炎热、雨湿较盛的夏秋季节。因湿性氤氲黏滞，所以此类温病较之温热类温病传变缓慢，缠绵难愈，病情复杂多变，病程较长，病理特征既有湿象又有热象，病理演变特点是湿邪逐渐化热化燥，病理变化既可伤阴又易伤阳。湿温与暑湿发病季节相同，但湿温初起湿象明显，阻遏卫气，湿中蕴热，化热缓慢；而暑湿则暑热内盛与湿邪内阻均较明显。伏暑发于深秋或冬月，发病急骤，病情较重，初起即见暑湿或暑热内蕴见证。湿热疫具有强烈的传染性和流行性，起病急，病情重，病初多见邪伏膜原证候，病程中易见脾胃、大小肠，或流连三焦气分证候。湿热类温病的治疗当以化湿清热为主，并注意分解湿热，顾阴护阳。

湿热郁阻上焦，多见湿遏卫气、暑湿在卫等证，以恶寒少汗，身热不扬，胸闷脘痞，苔腻脉缓等湿遏卫气见症为多，治疗以芳香透表为主，尤当注重宣肺，流气以化湿。若湿热酿痰，蒙蔽心包，表现为神识昏蒙，似清似昧，或时清时昧，又当清热化湿，豁痰开窍。

中焦湿热证候在湿热类温病中最为多见，常见湿困中焦，邪阻膜原，湿热困阻中焦，湿热蕴毒，暑湿郁阻少阳，热炽阳明、湿困太阴，热结阴伤等证候。临床应把握湿与热的主次、轻重，细辨湿重于热、湿热并重与热重于湿的不同，治疗以清热化湿为原则，依据湿热的变化而灵活遣方用药。

下焦湿热证多为湿浊阻于膀胱或肠道所致，表现为小便不利，便溏不爽或大便不通，治宜清化湿浊，淡渗利湿。由于湿邪下趋，故常可通过淡渗之品利小便而渗湿于下。若暑湿弥漫三焦，治当清热利湿，宣通三焦。

湿热类温病的病情变化与湿热之邪的转化密切相关。在湿热类温病病程中湿热之邪大多缓慢化热化燥，当湿邪完全化热之后，其致病特点与温热类温病相同，可入营动血，闭窍动风，治疗当清营凉血，开窍息风。但部分患者，由于素体阳气不足，湿热之邪反从寒化，导致寒湿内阻，损伤脾阳，治当温化寒湿。

湿热类温病后期，多表现为余湿留滞，气阴两伤之候，治宜清涤余邪，醒胃扶正。若出现湿胜阳微，肾虚失固等阳虚证候，治宜温补扶正，兼以祛湿。

复习思考题

1. 试述湿温、暑湿与伏暑的区别。
2. 试述上焦湿热证湿遏肺卫的辨治。
3. 试述湿重于热、湿热并重、热重于湿的辨治。
4. 湿热类温病出现大便异常应如何辨治？
5. 试述湿热类温病后期的辨治。

第九章

叶天士《温热论》选

导　学

《温热论》是温病学的奠基之作，通过学习《温热论》原文前10条，能够加深对温病卫气营血辨证理论体系的理解，有助于临床辨证思维能力的提高。

叶桂，清代著名医家，字天士，号香岩，晚号上津老人，清代吴县（今江苏苏州）人，祖籍安徽歙县。生于康熙六年（1667），殁于乾隆十一年（1746），享年79岁。其祖父及父亲皆业医，天士幼承家学，14岁其父去世后，师从其父的门人朱某，勤勉好学，据传其在18岁时已求教过17位老师。叶天士广纳百家，融会贯通，医术精湛，精于内科、儿科、妇科，尤善治温病时疫痧痘等证。其学术思想颇为后人推崇，尤其对温热病的理论证治甚多发挥，基本奠定了温病学的理论体系。

现存的叶天士著作《温热论》《临证指南医案》《幼科要略》（又名《三时伏气外感篇》）《叶氏医案存真》等反映了其温病学学术思想和诊疗经验。《温热论》为“先生游于洞庭山，门人顾景文随之舟中，以当时所语信笔录记”而成，全篇37段，3700余字，文字质朴，内容丰富，意蕴深厚，内容涉及温病的病因、感邪途径、病机、分类、诊法、辨证、治法、预后等，为世人公认的温病学奠基之作。其主要学术贡献概括为以下几个方面：第一，阐明了温病的发生发展规律，并进一步辨明温病与伤寒的区别。第二，创立了卫气营血辨证理论，奠定了温病学辨证论治的理论体系。第三，丰富和发展了温病诊断学的内容，突出了舌诊在温病诊断中的重要地位。第四，论述了妇人温病的证治特点。本教材仅选取《温热论》原文的前10条进行阐释。原文后括号内数字为《温热论》原文顺序编号。

一、温病大纲

【原文】温邪上受，首先犯肺，逆传心包。肺主气属卫，心主血属营，辨营卫气血虽与伤寒同，若论治法则与伤寒大异也。（1）

【提要】温病证治总纲。

【释义】概括了新感温病的病因、感邪途径、发病部位、传变趋势，指出温病治法与伤寒有别。

对于温病的病因，历来认识不同，如从《黄帝内经》的“伏寒化温”说，刘河间的“六气皆从火化”，吴又可的“杂气说”等。叶天士总结前人关于病因的论述，明确提出了温病的病因是“温邪”，突出了温病病因的温热特性，包括了风热病邪、暑热病邪、湿热病邪、燥热病邪、“伏寒化温”的温热病邪，以及疠气、温毒病邪等。

温病的感邪途径为邪从“上受”，即由口鼻而入，侵犯人体。鼻气通于肺，口气通于胃，“上受”很好地解释了大多数温病初起见肺卫表证的特点，但“上受”之说不能包括所有温病的发病部位，如华岫云说：“邪从口鼻而入，故曰上受，但春温冬时伏寒，藏于少阴，遇春时温气而发，非必上受之邪也。”“首先犯肺”指出温病的初发部位在肺卫。但主要是指风温、秋燥等发病而言，而春温、暑温、伏暑、湿温等初起发病部位各有特征。

温病病机传变有顺传、逆传两种趋势。“逆传”是指肺卫邪热不传气分，直接内陷心包，病情急剧转变，病势凶险。逆传是相对顺传而言，条文中虽未明言顺传，但从论述里结阳明的其他条文及《三时伏气外感篇》“盖足经顺传，如太阳传阳明”来看，应为手太阴肺的病变不解传至阳明气分，称为“顺传”。

“肺主气属卫，心主血属营”以卫气营血与脏腑的生理、病理联系，探讨用卫气营血病理变化来分析温病的发展规律，即卫气分病变为功能失调为主阶段，营血分为脏腑实质损害阶段，创立了能很好反映温病发展规律的独特辨证纲领。

伤寒与温病同属外感热病，叶天士提出“辨营卫气血”与“伤寒同”，是指其发展传变均具由表入里、由浅入深的一般规律，伤寒虽以六经分证，亦影响到卫气营血的病机变化。如《伤寒论》中有“卫气不和”“卫气不共荣气谐和”“卫强荣弱”“血弱气尽”“荣气不足，血少故也”，并论述了各种吐血、衄血、便血病变和蓄血证、热入血室证等，故言“同”。但是，此“同”并非完全相同。温病初起邪在肺卫，治以辛凉解表；若有湿浊兼夹，邪在少阳时多见少阳三焦病变，治以分消上下，里结阳明，除了阳明热结外，还有湿热积滞交结胃肠，治宜轻法频下；病程中易伤津液，重视养阴生津；病至后期多见虚热证，多用滋养肺胃或肝肾之阴之法。伤寒初起寒邪束表，治以辛温解表；邪在少阳多见足少阳胆经病变，治以和解表里；里结阳明时多见实热燥屎结于肠腑，多用猛下之法；病程中易伤阳气，重视顾护阳气；病至后期多见虚寒证，每需补脾肾之阳气。故叶天士说：“若论治法则与伤寒大异也。”

【原文】大凡看法，卫之后方言气，营之后方言血。在卫汗之可也，到气才可清气，入营犹可透热转气，如犀角、玄参、羚羊角等物，入血就恐耗血动血，直须凉血散血，如生地、丹皮、阿胶、赤芍等物。否则前后不循缓急之法，虑其动手便错，反致慌张矣。（8）

【提要】温病卫气营血病机的浅深层次及其治疗大法。

【释义】“卫之后方言气，营之后方言血”，进一步阐释如何以卫气营血的病理变化来反映温病发展过程中的病位浅深、病情轻重及病程的先后阶段。一般而言，温病初起多在卫分，病情轻浅；继之表邪入里传入气分，病情较重；进而深入营分，病情更重；邪陷血分，病情最为深重。这是新感温病由表入里，由浅入深，由轻转重的一般演变过程。但并不是所有温病的演变都是按此固定的顺序而变化，如有的温病初发气分或营分，营血分之邪也可外达气分。另外，卫气营血之间并不是截然割裂的，又有卫气、卫营同病者，也有气营、气血两燔者，有的病变甚至可同时波及卫气营血。

叶天士根据卫气营血不同阶段病变机理和证候表现，提出各自的治疗大法：

“在卫汗之可也”，是指邪在卫分，治宜辛凉透达之剂，疏泄腠理，透邪外达。如华岫云言“辛凉开肺便是汗剂，非如伤寒之用麻桂辛温也”，亦提示了此阶段的用药特点。

“到气才可清气”，是指表邪入里，气分里热已炽，治疗应以清气泄热为主。叶氏用“才可”二字，是强调清气之品不可早投滥用，须在温邪入气之后方可用之，防寒凉早投遏邪不解。由于气分证涉及病位广泛，感邪轻重及病证性质有别，“清气”只言其要，而临证具体治法则较为复杂。

“入营犹可透热转气”，是指邪热入营，治宜清营泄热，透热外达，使营分邪热转出气分而解。治疗可用犀角（水牛角代）、玄参、生地等清营泄热药物，配合金银花、连翘、竹叶等清泄之品，以达透热转气的目的。

入血“直须凉血散血”，指出了针对血分证热毒炽盛，耗血动血，热瘀互结的病机特点，当用凉血养阴、活血散血之法，该法具有清、养、散三方面的作用。

二、邪在肺卫

【原文】盖伤寒之邪留恋在表，然后化热入里，温邪则热变最速，未传心包，邪尚在肺，肺主气，其合皮毛，故云在表。在表初用辛凉轻剂。夹风则加入薄荷、牛蒡之属，夹湿加芦根、滑石之流。或透风于热外，或渗湿于热下，不与热相搏，势必孤矣。（2）

【提要】伤寒与温病传变的区别，温邪在表及其夹风、夹湿的不同治法。

【释义】伤寒是外感寒邪所致，寒邪阴凝，故初起邪恋在表，郁遏卫阳而呈现表寒证候，必待寒郁化热始内传入里而转化成里热证候。而温邪为阳邪，故初起邪在肺卫即出现表热证候，且热邪传变迅速，所以温邪在肺，每易逆传心包，或内陷营分、深入血分而致病情骤然加剧，故曰“热变最速”。

温为阳邪，病邪在表，治宜辛凉之剂轻清宣透，以疏散肺卫之温邪。切不可误用辛温之剂助火化燥，反生他变；也不可过用寒凉之品，以免遏伏病邪而不易外解。温邪易与风邪、湿邪相兼夹，夹风者可在辛凉轻剂中加薄荷、牛蒡子等轻清疏散，使风从外解；夹湿加芦根、滑石等甘淡渗湿，使湿从下泄。风从外解，湿从下泄，不与热相合，温邪之势孤立，病易解除。

【原文】不尔，风夹温热而燥生，清窍必干，为水主之气不能上荣，两阳相劫也。湿与温合，蒸郁而蒙蔽于上，清窍为之壅塞，浊邪害清也。其病有类伤寒，其验之之法，伤寒多有变证，温热虽久，在一经不移，以此为辨。（3）

【提要】进一步阐明温热夹风、夹湿的证候特点，以及与伤寒的鉴别要点。

【释义】风与温热俱属阳邪，两阳相合，化热化燥，必耗劫津液，津液一伤，则邪火愈炽，因无津液上荣，必然会出现口鼻等头面清窍干燥之象。

湿与热合，则湿热相搏，热蒸湿动，蒙蔽于上，清阳之气被阻遏，必然出现耳聋，鼻塞，头目昏胀，甚或神识昏蒙等症，即叶天士所说“浊邪害清”之候。

温热夹湿证初起往往有头痛，恶寒，身重疼痛等症状，似与伤寒初起相类，但两者病情传变特点有异。伤寒初起留恋在表，然后化热入里，循六经传变，病情多变。而温热夹湿证，因湿邪淹滞黏腻，病位以中焦脾胃为主，流连气分时间较长，相对来说传变较慢，变化较少。

三、流连气分

【原文】若其邪始终在气分流连者，可冀其战汗透邪，法宜益胃，令邪与汗并，热达腠开，邪从汗出。解后胃气空虚，当肤冷一昼夜，待气还自温暖如常矣。盖战汗而解，邪退正虚，阳从汗泄，故渐肤冷，未必即成脱证。此时宜令病者，安舒静卧，以养阳气来复，旁人切勿惊惶，频频呼唤，扰其元神，使其烦躁。但诊其脉，若虚软和缓，虽倦卧不语，汗出肤冷，却非脱证；若脉急疾，躁扰不卧，肤冷汗出，便为气脱之证矣。更有邪盛正虚，不能一战而解，停一二日再战汗而愈者，不可不知。（6）

【提要】温邪流连气分的治法；战汗形成的机理、临床特点、护理措施、预后及与脱证的鉴别。

【释义】温邪始终流连于气分者，说明机体正气尚未虚衰，邪正相持于气分，可希望通过“益胃”法，宣通气机，补足津液，借战汗来透达邪热外解。所谓“益胃”，即以轻清宣透之品，疏通气机，并灌溉汤液，促使正气来复，热达于外，腠开汗泄，邪随汗解。

温病中出现战汗是正气驱邪外出的佳兆，临床见全身战栗，甚或肢冷脉伏，继而身热大汗。战汗的转归有三：其一，战而汗解者，脉静身凉，倦卧不语，这是大汗之后，卫阳外泄，肌肤一时失却温养所致，虽“肤冷一昼夜”，一俟阳气恢复，肌肤即可温暖如常。此时，应保持环境安静，让患者安舒静卧，以养阳气来复，切不可见其倦卧不语，误认为“脱证”，以致惊慌失措，频频呼唤，反扰其元神，不利于机体恢复。其二，战汗后脉象急疾，或沉伏，或散大，或虚而结代，神志不清，躁扰不卧，肤冷汗出者，为正气外脱、邪热内陷，预后不良。其三，临床上还可见一次战汗后病邪不能尽解，须一二日后再次战汗而痊愈的情况，其原因主要是邪盛而正气相对不足，一次战汗不足以驱逐全部病邪，往往须停一二日，待正气渐复后再作战汗而获愈。

【原文】再论气病有不传血分，而邪留三焦，亦如伤寒中少阳病也。彼则和解表里之半，此则分消上下之势，随证变法，如近时杏、朴、苓等类，或如温胆汤之走泄。因其仍在气分，犹可望其战汗之门户，转疟之机括。（7）

【提要】邪留三焦的治疗和转归。

【释义】温邪久羁气分，不内传营血分，多见邪留三焦。三焦属手少阳，总司人体气化功能，是元气与津液运行之通道。若邪热留滞三焦，气机郁滞，水道不利，常形成温热夹痰湿之证。

邪留三焦与伤寒少阳病均属半表半里之证，但伤寒为邪郁足少阳胆经，枢机不利，症见寒热往来，胸胁苦满，心烦喜呕，默默不欲食，口苦咽干，目眩等，治宜小柴胡汤和解表里；邪留三焦为湿热阻遏三焦，气化失司，症见寒热起伏，胸满腹胀，溲短，苔腻等，治宜分消走泄、宣通三焦，用杏仁、厚朴、茯苓，或用温胆汤宣通三焦气机、化痰清热利湿，此即“分消上下之势”。邪留三焦者应辨清热与湿的孰轻孰重，邪滞上中下三焦的部位，“随证变法”。

邪留三焦外解的途径有：治疗得法，气机宣通，痰湿得化，邪气分消而愈；也可通过战汗，令邪与汗并，战汗驱邪而出；或通过转为寒热往来的如疟状，逐渐达邪外出而愈。

四、里结阳明

【原文】再论三焦不得从外解，必致成里结。里结于何，在阳明胃与肠也。亦须用下法，不可以气血之分，就不可下也。但伤寒邪热在里，劫烁津液，下之宜猛；此多湿邪内搏，下之宜轻。伤寒大便溏为邪已尽，不可再下；湿温病大便溏为邪未尽，必大便硬，慎不可再攻也，以粪燥为无湿矣。（10）

【提要】湿热里结的病位和治法，湿热病与伤寒运用下法的区别。

【释义】湿热邪留三焦，经分消上下，泄化痰湿，随证变法治疗仍不能外解者，可里结于阳明胃和肠，形成湿热积滞胶结于胃肠之证，治疗也须用运用下法。

伤寒阳明里结证为里热炽盛，劫烁津液，燥屎搏结于肠腑，临床以大便秘结为特征，故下之宜猛，以期急下存阴。湿温病里结阳明多系湿热与积滞胶结肠腑，临床以大便溏而不爽，色黄如酱，其气臭秽等为主要表现，故下之宜轻宜缓，反复导滞通便，才能祛除胶结于肠中的湿滞，故曰“轻法频下”。伤寒里结由燥热所致，攻下后见大便溏软为燥结已去，腑实已通，不可再用攻下法；湿温病里结为湿热积滞胶结肠腑，轻法频下后须见大便成形方为湿热积滞已尽，慎不可再用下法。

五、论湿

【原文】且吾吴湿邪害人最广，如面色白者，须要顾其阳气，湿胜则阳微也，法应清凉，然到十分之六七，即不可过于寒凉，恐成功反弃，何以故耶？湿热一去，阳亦衰微也；面色苍者，须要顾其津液，清凉到十分之六七，往往热减身寒者，不可就云虚寒，而投补剂，恐炉烟虽熄，灰中有火也，须细察精详，方少少与之，慎不可直率而往也。又有酒客里湿素盛，外邪入里，里湿为合。在阳旺之躯，胃湿恒多；在阴盛之体，脾湿亦不少，然其化热则一。热病救阴犹易，通阳最难。救阴不在血，而在津与汗；通阳不在温，而在利小便，然较之杂证，则有不同也。（9）

【提要】湿邪致病的特点及其治疗大法和注意点。

【释义】湿邪致病具有地域性的特点。而湿邪伤人又有“外邪入里，里湿为合”的特点。由于脾为湿土之脏，胃为水谷之海，湿土之气同类相召，故湿热病邪致病多以脾胃为病变中心，且随着人体体质的差异而有不同的病机变化：如在“阳旺之躯”，脾阳不虚，胃火偏旺，水湿易从热化，归于阳明，多见热重于湿之证候；在“阴盛之体”，脾气亏虚，脾胃运化失职，水湿不化，湿滞太阴，多见湿重于热之证候。可见，不同体质感受湿热病邪病位有所不同，湿热各有偏重，初起表现亦不相同，但随着病程的发展，湿邪逐渐化热化燥，则是其病机发展的共同趋势。

湿热交蒸于中焦，其病理演变既能化燥伤阴，亦可损伤阳气，往往取决于患者的体质。凡面色㿠白而无华者，多属素体阳气不足，再感湿邪易更伤阳气，后期可致湿胜阳微，治疗时应注意顾护阳气，即使湿渐化热，需用清凉之法，也只能用至十分之六七，以免寒凉过度，重伤阳气，造成湿热虽去而阳气衰亡。凡面色青苍而形体消瘦者，多属阴虚火旺，再感受湿热病邪，每易湿从燥化热化而更伤阴液，治疗时应注意顾护阴液，用清凉之剂到十分之六七，患者热退身凉后，切不可误认为虚寒证而投温补，须防余邪未尽，而导致“炉灰复燃”。

温邪最易伤津耗液而致阴液亏虚，温病治疗总以清热保津、滋养阴液为基本原则，且清热滋阴之品性偏甘凉，正合“热者寒之”，“燥者润之”的原则，容易掌握运用。然而，湿热病邪易困遏清阳，阻滞气机，阳气不得宣通，而成湿阻气郁之证，治疗既要分解湿热，又要宣通气机；而化湿之品，多芳香苦燥，可助长热势；清热之药多苦寒，苦寒太过又可凉遏气机，损伤脾气而助湿。因此，临证时要掌握好清热、祛湿、宣通之药的合理配伍，才能达到祛邪不伤正的目的，否则非但邪气不解，反而加重病情，阳气愈加闭阻不通。

温病救阴的目的不完全只在于滋补阴血，而在于生津养液与防止汗泄太过，损伤津液；通阳并不是用热性药物温补或温通阳气，而在于淡渗利湿，通利小便，使湿邪得以从小便而去，故温病救阴与通阳与一般杂病治法明显不同。

六、邪陷营血

【原文】前言辛凉散风，甘淡驱湿，若病仍不解，是渐欲入营也。营分受热，则血液受劫，心神不安，夜甚无寐，或斑点隐隐，即撤去气药。如从风热陷入者，用犀角、竹叶之属；如从湿热陷入者，犀角、花露之品，参入凉血清热方中。若加烦躁，大便不通，金汁亦可加入，老年或平素有寒者，以人中黄代之，急急透斑为要。（4）

【提要】温病邪入营血分的证治。

【释义】温邪在卫，病久不解则可邪陷营血。其成因在于邪热炽盛或正气抗邪能力不足，导致正不胜邪，病邪进一步深入而陷入营血。

心主血属营，热入营血，必耗伤营阴，而营气为化血之源，营阴不足必然致阴血受损。故邪入营分，血分亦受波及。营气通于心，心营有热，心神受扰，临床可见心神不安，夜甚无寐。营血同行脉中，营热窜扰血络，则见斑点隐隐。

营分证的治疗，叶天士提出“撤去气药”，强调治疗的重心应转移到清营泄热透邪方面，根据陷入营分的温邪性质而随症加减。营分热盛，以水牛角（代犀角）为主药，如从风热陷入者，加竹叶之类透泄热邪；如从湿热陷入者，加花露之类芳香宣化；若腑气不通，热毒锢结于内，宜加入金汁以清火解毒；老年阳气不足或素体虚寒者金汁当慎用，可用人中黄代之。

邪入营分而见斑点隐隐者，病虽深入，但邪热尚有外泄之势，治疗用药应以泄热外达为原则，即所谓“急急透斑为要”。

【原文】若斑出热不解者，胃津亡也，主以甘寒，重则如玉女煎，轻则如梨皮、蔗浆之类。或其人肾水素亏，虽未及下焦，先自彷徨矣，必验之于舌，如甘寒之中加入咸寒，务在先安未受邪之地，恐其陷入易易耳。（5）

【提要】斑出热不解的病机、治法，提

出治未病理念。

【释义】温病发斑因阳明胃热内迫营血所致。斑疹外发则邪有透解之机，故斑出之后，热势应逐渐下降。若斑出而身热不解者，是为邪热消烁胃津，致津伤不能济火，水亏火旺而热势燎原。治疗当以甘寒清热生津。病情较轻者，用梨皮、蔗浆之类甘寒滋养胃津，重者可用玉女煎加减，清气凉营，退热生津。

若患者素体肾阴不足，邪热最易乘虚深入下焦，劫烁肾阴则热势更难外解。叶天士提出“必验之于舌”，若见舌质绛而枯痿，即提示为肾水不足之体，虽未见到明显肾阴被灼的症状，也应于甘寒之中加入咸寒之品兼补肾阴，肾阴得充则邪热不易深入下焦，起到未病先防的作用。

小 结

《温热论》前10条内容涉及温病的病因、感邪途径、病机、分类、诊法、辨证、治法、预后等，阐明了温病的发生发展规律，创立了卫气营血辨证理论，奠定了温病学辨证论治的理论体系。

复习思考题

1. 如何理解“温邪上受，首先犯肺，逆传心包”？
2. 如何理解叶天士的卫气营血治则？
3. 素体阳虚、阴虚而感受湿热病邪者，治疗时应注意什么？为什么？
4. 热病为什么“救阴犹易，通阳最难”？
5. 如何理解“先安未受邪之地”？

第十章

薛生白《湿热病篇》选

导　学

《湿热病篇》是湿热病辨治的专著，通过节选的18条原文的学习，能够加深对湿热病的发病机理及病理演变规律的理解，掌握湿热病三焦辨治的方法及湿热病后期的调理方法，提高临床辨治湿热类疾病的能力。

薛雪，字生白，晚年自号一瓢，又号扫叶老人。江苏吴县人（今苏州市），生于清康熙二十年（公元1681年），卒于乾隆三十五年（公元1770年）。薛生白出身于书香门第，家学渊源，自幼刻苦攻读。成年后博学多才，精诗画，通医学，尤其擅长湿热病的治疗。薛生白所著甚丰，主要医学著作有《湿热病篇》《医经原旨》《扫叶庄医案》《自讲日记》,《三家医案合刻》中的《薛氏医案》等。

《湿热病篇》约成书于1770年之前，初刊于1831年。本书以自述自注的形式，全面论述了外感湿热病发生发展规律和辨证论治，内容以湿温、暑湿等夏秋季节的常见病为主，兼及痢疾、夏日感冒、寒湿等病证。主要论述了湿温病在病程演变过程中的湿热转化以及后期化热伤阴、余邪留滞的各种证治，提出湿热病的病机中心是阳明太阴两经，主张三焦分治。在治疗中既重视养阴保津，又注意顾护阳气，尤其对湿热痉厥、湿热内结等变局的证治亦有精辟的论述。本篇的问世，为后世将温病明确分为温热、湿热两大类奠定了理论基础，特别是薛生白提出的对湿热进行三焦辨治的方法，具有很高的学术价值，起到了承前启后的作用。本教材仅选取其中的18条原文进行阐释。原文后括号内数字为《湿热病篇》原著条文编号。

一、湿热病提纲

【原文】湿热证，始恶寒，后但热不寒，汗出胸痞，舌白，口渴不引饮。（1）

自注：此条乃湿热证之提纲也。湿热病属阳明太阴经者居多，中气实则病在阳明，中气虚则病在太阴。病在二经之表者，多兼少阳三焦，病在二经之里者，每兼厥阴风木。以少阳厥阴同司相火，阳明太阴湿热内郁，郁甚则少火皆成壮火，而表里上下充斥肆逆，故是证最易耳聋、干呕、发痉、发厥。而提纲中不言及者，因以上诸证，皆湿热证兼见之变局，而非湿热病必见之正局也。始恶寒者，阳为湿遏而恶寒，终非若寒伤于表之恶寒，后但热不寒，则郁而成热，反恶热矣。热盛阳明则汗出，湿蔽清阳则胸痞，湿邪内盛则舌白，湿热交蒸则舌黄，热则液不升而口渴，湿则饮内留而不引饮。然所云表者，乃太阴阳明之表，而非太阳之表。太阴之表四肢也，阳明也；阳明之表肌肉也，胸中也。故胸痞为湿热必有之证，四肢倦怠，肌肉烦疼，亦必并见。其所以不干太阳者，以太阳为寒水之腑，主一身之表，风寒必自表入，故属太阳。湿热之邪，从表伤者，十之一二，由口鼻入者，十之八九。阳明为水谷之海，太阴为湿土之脏，故多阳明太阴受病。膜原者，外通肌肉，内近胃腑，即三焦之门户，实一身之半表半里也。邪由上受，直趋中道，故病多归膜原。要之湿热之病，不独与伤寒不同，且与温病大异。温病乃少阴太阳同病，湿热乃阳明太阴同病也。而提纲中不言及脉者，以湿热之证，脉无定体，或洪或缓，或伏或细，各随证见，不拘一格，故难以一定之脉，拘定后人眼目也。

湿热之证，阳明必兼太阴者，徒知脏腑相连，湿土同气，而不知当与温病之必兼少阴比例。少阴不藏，木火内燔，风邪外袭，表里相应，故为温病。太阴内伤，湿饮停聚，客邪再至，内外相引，故病湿热。此皆先有内伤，再感客邪，非由腑及脏之谓。若湿热之证，不夹内伤，中气实者，其病必微，或有先因于湿，再因饥劳而病者，亦属内伤夹湿，标本同病。然劳倦伤脾为不足，湿饮停聚为有余，所以内伤外感孰多孰少，孰实孰虚，又在临证时权衡矣。

【提要】湿热病提纲。

【释义】湿热病的病因为湿热病邪。湿热病邪一年四季均可形成，但以长夏尤为多见，因夏秋气候炎热，雨水较多，天暑下迫，地湿上蒸之际，容易形成湿热病邪；东南沿海地区，临海傍水，气候温暖潮湿，湿气偏重，故湿邪致病较多。湿热之邪伤人，多从口鼻而入。

湿热病的发病特点为内外湿邪相引为患。薛生白强调“太阴内伤，湿饮停聚，客邪再至，内外相引，故病湿热。”恣食生冷、肥甘厚味、饥劳失度等均可伤及脾胃，脾胃失职，湿自内生，则容易感受湿热病邪而为病。

湿热病的病位为以中焦脾胃为病变中心。脾为湿土之脏，胃为水谷之海，湿性属土，同气相求，内外相引，故湿热病邪易犯阳明、太阴。在病程中湿热交蒸而自始至终都有轻重不等的胸闷，脘痞，呕恶，腹泻等脾胃气机阻滞的症状。湿热为患，素体中阳偏盛者，病位多在胃，多表现为热重于湿；素体中阳不足者，病位多在脾，多表现为湿重于热，正如薛生白所说“中气实则病在阳明，中气虚则病在太阴”。若感受湿热秽浊之气较甚，则“邪由上受，直趋中道，故病归膜原”，临床可见寒热往来，寒甚热微，舌苔白腻如积粉等湿浊郁伏膜原的症状。

湿热病病机演变的一般规律如下：初期湿困太阴、阳明之表；继则邪传中焦，湿热困阻脾胃，郁滞气机；亦可传入手少阳三焦或足少阳胆经，出现湿热困阻胆腑、三焦之候，导致干呕、耳聋等病症；湿热交蒸于中焦脾胃可传入手足厥阴经，出现湿浊蒙蔽心包证、湿滞肝经动风证，导致发痉、发厥。

湿热病初起证候为始恶寒，后但热不寒，汗出胸痞，舌白，口渴不引饮，表明湿热病初起湿邪较盛。始恶寒为湿困肌表，阳为湿遏；后但热不寒系湿郁化热，邪在气分；汗出为湿热郁蒸之象；胸痞为湿蔽清阳，气机阻滞所致；舌白为湿邪内盛的表现；口渴不引饮为湿热内阻，津不上承的表现；脉或洪或缓或伏或细，说明湿热病变过程中，证候演变较为复杂，故脉象不定。此外，湿邪困阻肌表，还可见四肢倦怠，肌肉烦疼等临床表现。湿热病表证与伤寒表证均可有恶寒发热等表证的表现，但二者在病位和病理性质方面有一定的差异，伤寒表证为太阳之表，病位在皮毛，病理性质为寒邪束表，经气郁滞，腠理闭塞，故头痛，身痛，无汗，脉浮紧等症状较为显著；湿热病表证为太阴阳明之表，病位在四肢、胸中，病理性质为湿邪困阻，气机不畅，故四肢倦怠，肌肉烦疼，胸痞等症状较为明显。

薛生白认为“湿热之病，不独与伤寒不同，且与温病大异。”这里所说的“温病”主要是指伏气温病的春温。春温为少阴太阳同病，由邪伏少阴，少阴之水不足而厥阴风火内盛，又感受外邪，邪犯太阳之表而发病。湿热病则是太阴阳明同病，即湿热之邪犯于脾胃而发病。所以在临床上的表现两者虽都有发热恶寒，但春温病初起里热亢盛，湿热病初起则表湿困遏症状明显，所以并不难区别。薛生白通过对温、湿的辨异，使湿热病自成体系，从而为温病证治明确分为温热、湿热两大类奠定了基础。

二、湿在上焦

【原文】湿热证，恶寒无汗，身重头痛，湿在表分。宜藿香、香薷、羌活、苍术皮、薄荷、牛蒡子等味。头不痛者，去羌活。（2）

自注：身重恶寒，湿遏卫阳之表证。头痛必夹风邪，故加羌活，不独胜湿，且以祛风。此条乃阴湿伤表之候。

【提要】阴湿伤表证治。

【释义】阴湿是指湿邪尚未化热者。湿邪伤表，卫阳郁闭则见恶寒，无汗；湿着肌腠，气机阻遏则见身重头痛。因湿未化热，病位在表，里湿不著，故治宜芳香辛散，宣化湿邪。药用藿香、苍术皮、香薷等芳香辛散之品，佐以羌活祛风胜湿，薄荷、牛蒡宣透卫表。羌活药性温燥，易于助热化燥，头不痛者，说明夹风之象不明显，故去之。

【原文】湿热证，恶寒发热，身重，关节疼痛，湿在肌肉，不为汗解。宜滑石、大豆黄卷、茯苓皮、苍术皮、藿香叶、鲜荷叶、白通草、桔梗等味。不恶寒者，去苍术皮。（3）

自注：此条外候与上条同，惟汗出独异，更加关节疼痛，乃湿邪初犯阳明之表。而即清胃脘之热者，不欲湿邪之郁热上蒸，而欲湿邪之淡渗下走耳。此乃阳湿伤表之候。

【提要】阳湿伤表证治。

【释义】阳湿与阴湿相对而言，指湿已化热，湿热蕴滞于肌表，热象较为明显。其临床表现除了湿滞肌表之恶寒，身重，关节疼痛外，同时见发热，汗出，不为汗解等湿中蕴热之症。治宜宣化湿邪的同时，配合泄热之品，药用藿香、苍术皮芳化辛散为主药，配合滑石、大豆黄卷、茯苓皮、通草、荷叶等渗湿泄热。因蕴热已成，故香薷、羌活等辛温燥烈之品不宜使用，更不可误用辛温发汗。若不恶寒者说明表邪已解，或湿邪化热，热象转甚，故不宜应用苍术。

阴湿伤表与阳湿伤表病位虽同而病性却异。阴湿为湿未化热，临床以恶寒无汗为特点，治宜芳化透邪为主；阳湿为湿中蕴热，临床以恶寒发热，汗出热不解为特点，治宜芳化透散配合淡渗凉泄。

【原文】湿热证，胸痞发热，肌肉微疼，始终无汗者，腠理暑邪内闭。宜六一散一两，薄荷叶三四分，泡汤调下即汗解。(21)

自注：湿病发汗，昔贤有禁。此不微汗之，病必不除。盖既有不可汗之大戒，复有得汗始解之治法，临证者当知所变通矣。

【提要】暑湿郁表证治。

【释义】暑湿郁于肌表，不得外泄，故发热无汗，肌肉微疼；湿热蕴结，气机不宣，故胸痞不适。治宜疏解肌表，清利湿热为主，药用薄荷、六一散。取滑石解肌清热、滑窍利湿，甘草清热和中，薄荷透解风热。薛生白提出泡汤调服，以取其轻清宣透之妙，达到轻可去实的目的。其原理有二：一为薄荷不宜久煎，泡汤服有利于保持药性；二为本证属病变早期，且病势较轻，治疗时药力不宜过猛，采用泡服之法，以轻宣透邪。

湿热病初起禁辛温峻汗，若误用有伤阴助热之弊，治宜开泄腠理，微汗而解。湿温初起的表证乃脾胃之表，治宜表里双解，非单纯发汗可解。

【原文】湿热证，初起壮热口渴，脘闷懊侬，眼欲闭，时谵语，浊邪蒙蔽上焦。宜涌泄，用枳壳、桔梗、淡豆豉、生山栀，无汗者加葛根。(31)

自注：此与第九条宜参看，彼属余邪，法当轻散；此则浊邪蒙蔽上焦，故懊侬脘闷。眼欲闭者，肺气不舒也。时谵语者，邪郁心包也。若投轻剂，病必不除。《经》曰："高者越之。"用栀豉汤涌泄之剂，引胃脘之阳而开心胸之表，邪从吐散。

【提要】湿热浊邪蒙蔽上焦的证治。

【释义】湿热病见壮热口渴，为热炽在气分；脘闷懊侬，为湿郁上焦胸膈，气机不畅；眼欲闭，时谵语，为湿热浊邪上蒙清阳，扰及神明。故本证属湿热浊邪蒙蔽上焦气分，治宜清宣上焦气机，透化湿热之邪，药用枳壳、桔梗、淡豆豉、生山栀等轻开上焦之气，使气化则湿亦化。可酌情佐以石菖蒲、郁金等增化浊开闭之力，加黄芩、竹茹增清热之功。无汗加葛根，不如藿香更为贴切。

本证治疗选用方药乃仿栀子豉汤之意，但并无涌泄之作用，况且本证为无形邪热在上焦，不比上焦痰涎、宿食可吐而去之，谓本法为"涌泄"，似不妥当。

三、湿在中焦

【原文】湿热证，寒热如疟，湿热阻遏膜原。宜柴胡、厚朴、槟榔、草果、藿香、苍术、半夏、干菖蒲、六一散等味。(8)

自注：疟由暑热内伏，秋凉外束而成。若暑月腠理大开，毛窍疏通，安得成疟？而寒热有定期，如疟证发作者，以膜原为阳明之半表半里，热湿阻遏，则营卫气争，证虽如疟，不得与疟同治，故仿又可达原饮之例。盖一由外凉束，一由内湿阻也。

【提要】湿热阻遏膜原的证治。

【释义】湿热邪伏膜原，病在半表半里，故常见恶寒发热交替，或寒热起伏似疟状，并伴见脘腹痞闷，苔白腻甚至满布垢浊而舌质红绛或紫绛等湿热秽浊郁闭之象。治宜疏利透达膜原之邪，用药仿吴又可"达原饮"。以柴胡和解枢机，透邪外达；苍术、厚朴、草果、槟榔、半夏理气燥湿；藿香、菖蒲芳化湿浊；六一散清利湿热。本方清热之力较弱而燥湿之性较强，用于寒甚热微之证较为适宜。

【原文】湿热证，初起发热，汗出胸痞，口渴舌白，湿伏中焦。宜藿梗、蔻仁、杏仁、枳壳、桔梗、郁金、苍术、厚朴、草果、半夏、干菖蒲、佩兰叶、六一散等味。（10）

自注：浊邪上干则胸闷，胃液不升则口渴。病在中焦气分，故多开中焦气分之药。此条多有夹食者，其舌根见黄色，宜加瓜蒌、楂肉、莱菔子。

【提要】湿热阻于中焦，湿重于热的证治。

【释义】湿热蕴阻中焦，湿重于热或湿尚未明显化热，临床表现为发热、汗出、口渴、胸痞、舌白等。治疗当宣气化湿为主，药用杏仁、桔梗、枳壳轻宣肺气；苍术、厚朴、草果、半夏燥湿化浊；郁金、菖蒲、藿梗、佩兰、蔻仁芳香化湿；六一散清利湿热。

湿热蕴阻中焦，脾胃运化功能失常，易于导致饮食停滞。若湿热兼夹食滞，除可见舌根黄腻外，还可出现嗳腐吞酸、不思饮食、便溏不爽等湿热夹滞阻于胃肠的表现，治疗时可佐以山楂、瓜蒌、莱菔子等消食导滞之品。

【原文】湿热证，舌遍体白，口渴，湿滞阳明。宜用辛开，如厚朴、草果、半夏、干菖蒲等味。（12）

自注：此湿邪极盛之候。口渴乃液不上升，非有热也。辛泄太过即可变而为热，而此时湿邪尚未蕴热，故重用辛开，使上焦得通，津液得下也。

【提要】湿浊阻滞中焦脾胃证治。

【释义】本证湿浊阻于中焦脾胃，且以湿在太阴脾为主，因无下利之症，故称之为"湿滞阳明"。湿邪极盛而尚未化热，则舌遍体白，即舌上满布白腻之苔；湿浊阻遏，津液不升则口渴；本证尚可有脘痞，呕恶，腹胀等湿浊内阻见症。治宜辛开理气，燥化湿浊。药用厚朴、草果、半夏、干菖蒲等辛开之品使上焦得通，津液得以上输下布。

【原文】湿热证，舌根白，舌尖红，湿渐化热，余湿犹滞。宜辛泄佐清热，如蔻仁、半夏、干菖蒲、大豆黄卷、连翘、绿豆衣、六一散等味。（13）

自注：此湿热参半之证。而燥湿之中，即佐清热者，亦所以存阳明之液也。上二条凭验舌以投剂，为临证时要诀。盖舌为心之外候，浊邪上熏心肺，舌苔因而转移。

【提要】湿渐化热，余湿犹滞证治。

【释义】本条所述"舌根白，舌尖红"，提示湿渐化热，薛生白虽称之"湿热参半"，实仍属湿重热轻之证。此外临床还可见胸痞，恶心呕吐，身热汗出不解，脉濡数等症状。治宜化湿与清热并施，以半夏燥湿，蔻仁、干菖蒲芳香化湿，豆卷、绿豆衣、连翘、六一散清热利湿。湿热分解，祛邪以存津液。

上三条原文（12）、（10）、（13）同属中焦湿热而湿重于热，而以舌遍体白、舌白及舌根白、舌尖红，作为判断湿热偏胜的辨识关键，足见验舌对于湿热病辨治的重要性。

【原文】湿热证，初起即胸闷不知人，瞀乱大叫痛，湿热阻闭中上二焦。宜草果、槟榔、鲜菖蒲、芫荽、六一散各重用，或加皂角，地浆水煎。（14）

自注：此条乃湿热俱盛之候。而去湿药多清热药少者，以病邪初起即闭，不得不以辛通开闭为急务，不欲以寒凉凝滞气机也。

【提要】湿热秽浊阻闭中上二焦证治。

【释义】湿热证突然出现胸闷不知人事，神志昏乱而大叫痛，乃湿热秽浊邪气阻闭上中二焦，浊邪害清，导致清阳闭阻不行，机窍闭塞不通所致。是湿热病的一种特殊类型，俗称“发痧”，每伴见头胀，头重，恶心欲呕，腹胀，苔白腻垢浊等症。治宜辛开理气化湿，芳香辟秽解毒。药用草果、槟榔辛开理气，菖蒲、芫荽芳香辟秽，六一散清利湿热，皂角、地浆水辟秽解毒。

临床治疗此“发痧”证，传统治疗方法有用刮痧法、针刺法或服用灵验痧丸、玉枢丹、紫金锭等。

【原文】湿热证，壮热口渴，自汗，身重，胸痞，脉洪大而长者，此太阴之湿与阳明之热相合，宜白虎加苍术汤。(37)

自注：热渴自汗，阳明之热也；胸痞身重，太阴之湿兼见矣；脉洪大而长，知湿热滞于阳明之经，故用苍术白虎汤以清热散湿，然乃热多湿少之候。白虎汤仲景用以清阳明无形之燥热也，胃汁枯涸者，加人参以生津，名曰白虎加人参汤；身中素有痹气者，加桂枝以通络，名曰桂枝白虎汤，而其实意在清胃热也。是以后人治暑热伤气身热而渴者，亦用白虎加人参汤；热渴汗泄，肢节烦疼者，亦用白虎加桂枝汤；胸痞身重兼见，则于白虎汤加入苍术以理太阴之湿；寒热往来兼集，则于白虎汤中加入柴胡，以散半表半里之邪。凡此皆热盛阳明，他证兼见，故用白虎清热，而复各随证以加减。苟非热渴汗泄，脉洪大者，白虎便不可投。辨证察脉，最宜详审也。

【提要】热重于湿证治。

【释义】湿热病壮热口渴，自汗，脉洪大而长者，为阳明热盛之象；胸痞，身重，为太阴脾湿未化之征。治宜白虎加苍术汤，清泄阳明胃热，兼化太阴脾湿。薛生白提出：“苟非热渴汗泄，脉洪大者，白虎便不可投。”强调白虎汤适用于阳明无形邪热炽盛者。若阳明热盛，兼津气两虚，见身热而渴，背微恶寒者，用白虎加人参汤以清阳明胃热，兼以益气生津；若阳明热盛，兼经脉痹阻，见热渴汗泄，肢节烦疼者，用白虎加桂枝汤以清阳明胃热，兼通络行痹；若阳明热盛，兼表里失和，兼见寒热往来者，用白虎加柴胡汤以清阳明胃热，兼和解表里。临证时灵活加减。

四、湿在下焦

【原文】湿热证，数日后自利，溺赤，口渴，湿流下焦。宜滑石、猪苓、茯苓、泽泻、萆薢、通草等味。(11)

自注：下焦属阴，太阴所司。阴道虚故自利，化源滞则溺赤，脾不转津则口渴。总由太阴湿盛故也。湿滞下焦，故独以分利为治，然兼证口渴胸痞，须佐入桔梗、杏仁、大豆黄卷开泄中上，源清则流自洁，不可不知。

湿热之邪不自表而入，故无表里可分，而未尝无三焦可辨，犹之河间治消渴亦分三焦者是也。夫热为天之气，湿为地之气，热得湿而愈炽，湿得热而愈横。湿热两分，其病轻而缓，湿热两合，其病重而速。湿多热少则蒙上流下，当三焦分治，湿热俱多则下闭上壅而三焦俱困矣。犹之伤寒门二阳合病、三阳合病也。盖太阴湿化、三焦火化，有湿无热止能蒙蔽清阳，或阻于上，或阻于中，或阻于下，若湿热一合，则身中少火悉化为壮火，而三焦相火有不起而为虐者哉？

所以上下充斥，内外煎熬，最为酷烈。兼之木火同气，表里分司，再引肝风，痉厥立至。胃中津液几何，其能供此交征乎？至其所以必属阳明者，以阳明为水谷之海，鼻食气，口食味，悉归阳明。邪从口鼻而入，则阳明为必由之路。其始也，邪入阳明，早已先伤其胃液，其继邪盛三焦，更欲资取于胃液，司命者可不为阳明顾虑哉？

【提要】湿流下焦，泌别失职证治。

【释义】湿热流注下焦，大肠传导失司，则大便下利；膀胱气化失司，泌别失职，则小便短赤。治宜淡渗分利，通调水道。以茯苓、猪苓、泽泻导水下行，通利小便；滑石利水通淋；萆薢分利湿浊；通草清热利水。小便通利则便泄自止，湿邪一去则口渴自愈。佐入桔梗、杏仁、大豆黄卷意在宣开上焦肺气，因肺为水之上源，宣开上焦肺气有助于下焦水道的通利。

薛生白提出“热得湿而愈炽，湿得热而愈横”，指出湿热证以湿蕴热蒸为主要病理变化。湿热交蒸有上蒙清窍、下蕴膀胱的特点，湿多热少可蒙上流下，弥漫三焦；湿热俱盛则可下闭上壅而三焦俱困；湿热化燥化火可内陷营血，深入手足厥阴，出现斑疹，窍闭神昏，动风抽搐等重证；湿从热化，亦常可损伤阴液。治宜清热化湿并举，清热化湿，使湿热两分。

“下焦属阴，太阴所司”指出了位于下焦的大小肠、膀胱与太阴脾在生理病理上密切相关。“阴道虚故自利”中的“阴道虚”主要是指肠道的功能失调，湿胜则濡泄，并非指虚证。“湿热之邪不自表而入，故无表里之分”，强调湿热之邪多从口入，以脾胃为病变中心，初起多湿热困阻卫气分，不单纯为表证或里证，故曰“无表里之分”。

【原文】湿热证，四五日，忽大汗出，手足冷，脉细如丝或绝，口渴，茎痛，而起坐自如，神清语亮。乃汗出过多，卫外之阳暂亡，湿热之邪仍结，一时表里不通，脉故伏，非真阳外脱也。宜五苓散去术加滑石、酒炒川连、生地、芪皮等味。(29)

自注：此条脉证，全似亡阳之候，独于举动神气得其真情。噫！此医之所以贵识见也。

【提要】湿热蕴阻下焦，卫阳暂亡证治。

【释义】湿热病忽见大汗出，手足冷，脉细如丝或绝之症，证似阴盛阳亡之象，但患者起坐自如，神清语亮，全无真阳外脱当见的精神衰惫，倦卧欲寐，语声低微等象，可知并非亡阳虚脱之征，而是湿热蕴结下焦，一时表里不通，又因汗出过多，卫表阳气发泄过度而致。口渴，茎痛，为湿热阻于下焦，阴液耗伤之征。治宜清热利湿，兼以固表、滋阴，药用茯苓、猪苓、泽泻、滑石、黄连以清热利湿，通利小便；桂枝、芪皮固卫气以止汗；生地滋养阴液。

五、瘥后调理

【原文】湿热证，数日后脘中微闷，知饥不食，湿邪蒙绕三焦。宜藿香叶、薄荷叶、鲜荷叶、枇杷叶、佩兰叶、芦尖、冬瓜仁等味。(9)

自注：此湿热已解，余邪蒙蔽清阳，胃气不舒。宜用极轻清之品，以宣上焦阳气。若投味重之剂，是与病情不相涉矣。

【提要】湿热病后期余湿未尽，胃气未醒证治。

【释义】湿热病后期，余湿蒙蔽清阳，胃气不舒，故脘中微闷，知饥而不喜饮食。

治宜轻宣芳化，清泄湿热，醒脾舒胃，用薛氏五叶芦根汤。以枇杷叶清宣肺气，薄荷叶、鲜荷叶清泄余热，藿香叶、佩兰叶芳香化湿，醒脾舒胃，芦尖、冬瓜仁淡渗利湿。不可使用浓浊味厚质重之品，恐腻滞不化，反生变证。

【原文】湿热证，十余日，大势已退，唯口渴，汗出，骨节痛，余邪留滞经络。宜元米汤泡于术，隔一宿，去术煎饮。(19)

自注：病后湿邪未尽，阴液先伤，故口渴身痛。此时救液则助湿，治湿则劫阴。宗仲景麻沸汤之法，取气不取味，走阳不走阴，佐以元米汤养阴逐湿，两擅其长。

【提要】湿热病后期余邪留滞经络证治。

【释义】湿热病后期，患者热退神清，但仍有骨节痛，口渴，汗出等临床表现，此乃湿热损伤阴液，余湿留滞经络所致。治用元米汤泡于术，养阴而不碍湿，化湿而不伤阴。于术用汤泡而不用煎，是取其气而不取其味，亦轻可去实之意。若湿滞经络较甚，骨节疼痛明显，可酌情加入防己、薏苡仁、络石藤、丝瓜络、秦艽等化湿通络之品。

【原文】湿热证，按法治之，数日后，或吐下一时并至者，中气亏损，升降悖逆。宜生谷芽、莲心、扁豆、米仁、半夏、甘草、茯苓等味，甚则用理中法。(22)

自注：升降悖逆，法当和中，犹之霍乱之用六和汤也。若太阴惫甚，中气不支，非理中不可。

【提要】湿热病后期中气亏损，升降悖逆证治。

【释义】湿热病后期，湿热邪气损伤脾胃之气，中气亏损，升降悖逆，出现吐下一时并至的表现。治疗当轻补中虚，降逆和胃，药用生谷芽健脾开胃；扁豆和中化湿，补脾止泻；米仁、茯苓利水渗湿，健脾补中；甘草补脾益气，调和诸药；莲心清心祛热；半夏和胃降逆。吐泻若属中焦脾胃虚寒者，可用理中汤温中散寒。

【原文】湿热证，按法治之，诸证皆退，惟目瞑则惊悸梦惕，余邪内留，胆气未舒。宜酒浸郁李仁、姜汁炒枣仁、猪胆皮等味。(27)

自注：滑可去着，郁李仁性最滑脱，古人治惊后肝系滞而不下，始终目不瞑者，用之以下肝系而去滞。此证借用，良由湿热之邪留于胆中，胆为清虚之府，藏而不泻，是以病去而内留之邪不去，寐则阳气行于阴，胆热内扰，肝魂不安，用郁李仁以泄邪而以酒行之，酒气独归胆也。枣仁之酸，入肝安神，而以姜汁制，安神而又兼散邪也。

【提要】湿热病后期胆热内扰，神魂不宁的证治。

【释义】湿热病后期，湿热未尽留滞肝胆，胆热内扰，神魂不宁可见目瞑则惊悸梦惕。治疗宜清泄胆经余邪，安神定惊。药用酒浸郁李仁泄邪下行，用酒制引药至胆以助肝胆之邪外泄；姜汁炒枣仁，养肝宁心安神且有散邪之意；猪胆皮清泄肝胆余邪。

【原文】湿热证，曾开泄下夺，恶候皆平，独神思不清，倦语不思食，溺数，唇齿干。胃气不输，肺气不布，元神大亏，宜人参、麦冬、石斛、木瓜、生甘草、生谷芽、鲜莲子等味。(28)

自注：开泄下夺，恶候皆平，正亦大伤，故见证多气虚之象。理合清补元气，若用腻滞阴药，去生便远。

【提要】湿热病后期肺胃气阴两虚证治。

【释义】本证曾有恶候，经开泄下夺，后期邪气虽去而正已大伤。神思不清，神倦而不欲言语，为病后元气亏虚之象；胃之气阴两虚，故不思饮食；胃津亏虚不能上承则唇齿干；溺数为肺阴不足，肺气不得通畅所致。治宜“清补”元气，补而不腻，益气而生津。药用人参益气生津；麦冬、石斛、木瓜、甘草酸甘化阴而滋养肺胃阴液；生谷芽、鲜莲子健脾和中醒胃，后世称此方为薛氏参麦汤。

小　结

《湿热病篇》是湿热病辨治的专著，本章从湿热病提纲、湿在上焦、湿在中焦、湿在下焦及瘥后调理5个方面，节选了18条原文进行阐释，揭示了湿热病的病因、发病特点、以中焦脾胃为病变中心的病位以及湿热病病机演变的一般规律，确立了湿在上焦、中焦、下焦的辨治方药，及湿热病后期瘥后调理方法。为后世将温病明确分为温热、湿热两大类奠定了理论基础，特别是薛生白提出的对湿热进行三焦辨治的方法，具有很高的学术价值。

复习思考题

1. 论述湿热病的发病及病机特点。
2. 何谓“阴湿”“阳湿”？如何治疗？
3. 中焦湿热证如何治疗？
4. 湿热病“湿流下焦”何为主症？治用何法？
5. 湿热病后期如何调理？

索 引

一、温病证候名索引

二、温病常用方剂索引

G

H

J

L

M

N

P

Q

S

T

W